자연에서 배우는 음식 공부

◇ 당신은 언제나 옳습니다. 그대의 삶을 응원합니다. – **라의눈 출판그룹**

자연에서 배우는 음식 공부

초판 1쇄 | 2021년 12월 6일

지은이 | 최철한 고화선 장중엽
펴낸이 | 설응도   편집주간 | 안은주
영업책임 | 민경업   디자인 | 박성진

펴낸곳 | 라의눈

출판등록 | 2014 년 1 월 13 일 (제 2019-000228 호)
주소 | 서울시 강남구 테헤란로 78 길 14-12(대치동) 동영빌딩 4층
전화 | 02-466-1283   팩스 | 02-466-1301

문의 (e-mail)
편집 | editor@eyeofra.co.kr
마케팅 | marketing@eyeofra.co.kr
경영지원 | management@eyeofra.co.kr

ISBN 979-11-92151-00-7   03510

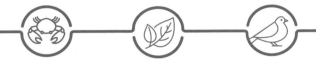

자연에서 배우는
음식 공부

최철한 고화선 장중엽 지음

생태치유의 힘을
당신에게 선사합니다

흙길을 걷다 보면 흔하게 눈에 띄는 풀이 질경이다. 질경이는 길을 오가는 사람들에게 매일같이 밟히지만, 실상은 일부러 택한 나름의 생존전략이다. 키도 작고, 꽃도 눈에 잘 띄지 않아 곤충을 유인하기보다 나름의 틈새시장을 노린 것이다. 사람들이나 수레바퀴에 밟혀서 꽃가루나 씨앗을 멀리 전파하는 전략을 택한 것이다. 수레바퀴에 밟힌다 하여 한약명은 차전초車前草다. 밟혀도 쉽게 잘리지 않도록 잎사귀는 탄력 있고 유연하다. 잎맥은 잎사귀 일부가 잘려나가도 줄기에 최대한 연결되어 있도록 질기다.

길가의 질경이 씨앗이 수레바퀴에 달라붙어 먼 해안가까지 이동하게 되면, 길 위에 살 때와는 다른 생존전략을 택한다. 해안가 강한 햇빛으로부터 수분을 보호하기 위해 잎사귀 겉면을 코팅한다. 또, 강한 자외선 아래서 수분이 증발되지 않도록 잎사귀는 통통해진다. 강한 자외선과 바람으로부터 몸을 보호하기 위해 몸 전체에 솜털도 촘촘하게 만들어내고 키 높이를 낮춘다. 길가 질경이와 사뭇 달라진 형태여서, 사람들은 이를 '개질경이'라 부른다.

생명체들은 매순간 각자에게 주어진 척박한 환경을 극복하고 살아남기 위해 고군분투한다. 서로 다른 환경에서 살아남기 위해 다른 노력을 기울인 결과는 다른 약효로 나타난다. 길 위의 질경이와 해안가의 개질경이는 약효가 다르다. 해풍을 이겨내려고 고군분투한 개질경이는 길가의 질경이보다 풍을 이겨내는 효능이 강화된다. 또한, 염분으로부터 수분을 지켜내야 하기에 수분을 머금는 힘도 개질경이 쪽이 훨씬 강해진다.

사는 곳에 따라 생김새와 효능이 달라지는 것은 질경이뿐이 아니다. 설악산 대청봉에 사는 눈잣나무는 강한 바람에 살아남기 위해 옆으로 누워 자란다. 그래서 누운잣나무, 즉 '눈잣나무'라 불린다. 그런데 이 나무를 캐어 저지대에 심으면 그때부터는 연필심처럼 곧게 자란다. 봄나물의 대명사인 쑥은 내륙에서는 잎 뒷면에 흰 털이 약간 있는데, 강화도 같은 해안가에서는 강한 해풍에 견디기 위해 흰 털이 촘촘해져서 새하얗게 보일 정도다. 강화도 쑥이 좋다고 하는 이유가 여기에 있다.

그늘을 좋아하는 인삼을 양지에서 재배하거나, 고산식물을 저지대에서 재배하거나, 습지 식물을 사막에서 재배한다고 해보자. 물론 본래 적응해온 환경이 아니기에 잘 자라지도 못하겠지만, 혹 비료를 줘서 그럭저럭 자란다 해도 약효는 바뀐다. 비료를 먹고 자란 인삼이 과연 좋을까? 자연에서 홀로 자란 산삼은 100년이 지나도 새끼손가락 크기에 불과하다. 비료를 줘서 재배한 인삼은 산삼보다 체구는 크지만 약효는 그에 훨씬 못 미친다. 약효의 관점에서 보면, 자생自生 환경에 맞게 자라는 것은 종種이 확실한 것보다 더 중요한 셈이다.

동충하초 같은 티베트 약재는 4000m 이상의 공기 희박 지역에서 살아남기 위해, 산소를 포함한 공기를 빨아들이는 힘이 매우 강하다. 따라서 산소 결핍증의 결과로 발생하는 암에 좋은 것이다. 버섯 및 기생식물 역시 다른 생명체에 기생해서 영양분과 산소를 빨아들여야 하기에 산소 및 영양분을 흡입하는 능력이 대단히 뛰어나다. 항암 성분이란 바로 이런 능력에 기인한다.

사막에서 자라는 선인장은 물을 저장하는 능력이 뛰어나다. 그래서 동그란 구 형태를 갖는다. 맛도 수렴하는 효능을 높이도록 약간 시큼하거나 짭짤하다. 수분 저장고와 다름없는 선인장은 인체가 건조한 것을 적셔준다. 알로에도 선인장처럼 건조한 사막이나 바닷가에서 자라기 때문에, 살아남기 위해 진액을 많이 머금게 되었다. 그래서 진액을 보충하고 열을 내리며 대변을 잘 통하게 하는 효능이 있다.

우리의 주식인 쌀도 다 같은 쌀이 아니다. 동남아에서 재배되는 안남미는 홀쭉하면서 다이어트에 좋다. 이 역시 무더운 환경에서 체지방은 줄이고 열을 발산해서 살아남으려는 전략의 결과이다. 반면 추운 겨울을 보내야 하는 우리나라 쌀은 통통한 모양이고, 수렴성이 강해 사람을 살찌운다. 즉, 종種이 같다고 효과까지 동일한 것이 아니다.

우리나라 내에서도 재배 지역에 따라 쌀의 효능은 달라진다. 간척지에서 재배한 간척지 쌀은 높은 염도에서 살아남기 위해 미네랄 함량이 높아져 약한 짠맛을 띠고 맛이 달다. 반면, 고랭지 쌀은 냉해가 잦은 환경에서 살아남기 위해 기름을 많이 머금어 차지고 맛이 좋다. 생태환경이 달라지면 맛과 효능이 달라지는 것이다.

동물도 다르지 않다. 한국인은 한국에서 살아온 결과 한국인처럼 생겼고, 북유럽인은 북유럽에서, 아프리카 사람은 아프리카에서 살았기에 아프리카인처럼 생겼다. 자신이 처한 생태환경에서 살아남기 위해 각자 조금씩 노력한 결과 다른 형태와 특성을 갖게 되었다.

사람 또한 자연의 일부이기에 사는 곳에 따라 기능과 건강이 달라진다. 도시의 미세먼지 속에서는 얕은 호흡을 하게 되지만, 한계령이나 대관령에서는 몸이 알아서 깊은 심호흡을 한다. 의식적이 아니라 본능적인 반응이다. 열대에서는 쉽게 땀을 흘리고 몸이 늘어지는 데 비해, 한대에서는 땀구멍이 닫히고 살찌기 쉽다. 바닷물에 몸을 담그면 몸에 고인 물이 빠져나가고, 소금 동굴에 들어가면 폐와 기관지, 피부질환에 효과를 볼 수 있다. 사람도 환경에 따라 몸 상태가 변화되는데, 이러한 힘을 잘 이용하면 치유가 가능하다.

유럽은 오래전부터 치유에 좋은 지역을 중심으로 휴양의학이 발달했고 의료 영역에 포함되었다. 모든 생명체는 자연에서 살아남기 위해 최선을 다하는데, 이런 노력이 약효로 나타난다. 생태환경에서 살아남으려는 약초의 노력과 생태환경에 따른 사람의 치유 노력이 더해지면, '생태치유 공간'이라는 새로운 영역이 만들어진다.

한의학은 애초부터 생태의학이다. 사람과 질병에 따라 적합한 생태환경이 다르다. 어떤 사람이나 어떤 병증에는 고산이 좋고, 또 다른 사람이나 병증에는 사막이 적합하다. 앞으로는 환자에게 맞는 생태환경을 처방하는 시대가 올 것을 기대한다.

필요한 생태환경에 직접 가거나 거주할 수 없다면, 그 산지의 약재나 식재료를 먹는 것도 가능하다. 이른바 생태기능 식품이다. 넘쳐나는 건강 정보로 저마다 건강기능식품 하나쯤 복용하는 세상이 되었지만, 그 어디에도 제대로 된 정보는 부족하다. 생태치유 관점에서는 천편일률적으로 누구에게나 좋고 동일한 효과를 나타내는 건강기능식품이란 없다. 같은 증상이라도 어떤 체내 환경에 더 잘 맞는지, 같은 건강기능식품으로 보여도 어떠한 환경에서 재배되었는지를 세세하게 따져서 복용한다면 제대로 된 생태기능 식품이 된다.

이 책은 특정 환경에서 살아간다는 것이 생명체에게 어떠한 의미를 갖는지 알리고자 했다. 이를 잘 이해하면 자신에게 필요한 환경, 도움이 되는 음식, 부수적으로 복용하면 좋은 건강기능식품까지 각자에게 맞게 선별하는 안목을 갖출 수 있다.

더불어 저마다 처한 환경을 극복해내는 강인하면서도 놀랍도록 지혜로운 생명력을 통찰함으로써 척박한 인간 사회 환경을 극복하고 살아가는 혜안까지 얻을 수 있기를 바란다. 자연에는 놀라운 치유의 힘이 있다. 우리는 그것을 '생태치유'라 부른다. 부디 이 책을 통하여 생태치유의 이치를 깨닫고 실천하여 더욱 건강한 몸과 마음을 회복하기를 진심으로 기원한다.

이 책을 쓰면서 많은 분들의 도움을 받았다. 우선, 추천사를 써 주신 경기도문화재단 강헌 대표이사님, 한국요리와문화연구소 윤옥희 소장님, 대한형상의학회 김진돈 회장님께 감사드리며, 늘 많은 도움을 주시는 생태치유학교 '그루' 가족들께도 진심으로 감사드린다. 『사람을 살리는 음식 사람을 죽이는 음식』에 이어 이번에도 이 책의 편집과 출판을 맡아주신 라의눈출판사 설응도 사장님께도 늘 고마움을 표한다.

— ① —

　　　　　　　　인간의 질병 치유에 대한 이야기는 많은 사람들의 관심사 중 하나입니다. 저 또한 2004년에 대동맥박리로 거의 죽음의 문턱까지 갔다 온 경험이 있기에 건강에 대해 늘 주의를 기울이게 됩니다. 이 책은 제가 몇 년 전부터 함께 교류하고 있는 세 명의 총기 넘치는 한의사들이 생태치유를 알리기 위해 쓴 책입니다.

　이들은 작년에 제가 다리 봉와직염에 걸려 출근조차 하지 못할 때 치료해 준 고마운 의사들이기도 합니다. 당시 수차례의 왕진과 한약 처방으로 심각했던 봉와직염의 증세가 빠르게 호전되자 저는 중도에 치료를 중단하였습니다. 알아서 회복될 줄 알았던 피부는 원래 상태로 돌아가지 않고 꽤 오랫동안 그대로 머물러 있었습니다. 그러던 중 여름휴가에 갯벌치유를 받았는데, 다리 부기가 금세 빠지고 피부가 아무는 신기한 체험을 했습니다. 원래 저는 잘 걷지 않는 편인데, 갯벌을 3~4km 맨발로 걸었는데도 오히려 몸이 한결 가벼워지는 느낌이었습니다.

　이 책은 우리 주변에서 쉽게 접할 수 있는 다양한 식재료뿐 아니라 한 번쯤 들어봤을 법한 한약재들에 대해 입체적으로 설명하고 있습니다. 또한 제가 경험한 갯벌 치유 외에도 햇빛치유, 동굴치유, 숲치유 등이 우리 몸에 어떻게 작용하여 어떤 효능을 낼 수 있는지 소개하고 있습니다. 무엇보다 이 책을 숙독하면 독자 스스로 건강을 지키기 위해서 어떤 환경에서 재배한 어떤 식재료를 먹으면 좋을지, 그리고 내 몸에 맞는 환경은 무엇인지에 대한 질문에 실마리를 발견할 수 있습니다.

척박한 땅과 거친 기후를 견뎌낸 포도로 만든 와인은 그 한 모금에 포도가 살아온 생명의 역사가 깃들어 명품이 됩니다. 온라인 환경이 나날이 확장되면서 종이책 출판은 쉽지 않은 분야가 되었지만, 보다 건강한 세상을 꿈꾸는 이 책은 명품 와인과 같은 깊이 있는 풍미와 아름다운 향취로 독자들에게 특별한 감흥을 남길 것으로 보입니다. 특히 코로나19로 환경 문제와 개인 건강에 대한 관심도가 커진 이 시점에서 더욱 의미 있게 다가오는 책입니다. 의학을 넘어서는 남다른 인류애로 선구적인 분야를 개척하고 널리 알리기 위해 고군분투하는 최철한 박사와 고화선 원장, 장중엽 원장의 노력에 건투를 빕니다.

강헌 | 음악평론가, 경기도 문화재단 대표이사

저는 한국 전통음식을 오랫동안 연구하고 강의하면서 '한국 음식은 약식동원 음식이다'라는 것을 어떻게 설명해야 할까 늘 고민해 왔습니다. 그 방법을 알고자 최철한 원장님의 강의를 듣고 동의보감을 공부하고, 본초를 공부하러 함께 다니며 지낸 지도 10년이 훌쩍 넘었습니다. 원장님의 생태본초 이야기는 늘 재미있고 흥미로웠습니다. 제게 최원장님의 강의와 설명은 전통음식을 이해하는 기틀이 되었습니다.

우리가 먹고 마시는 일상의 음식들이 한의사의 관점에서 보면 약초이지만, 음식을 연구하는 사람의 관점에서 보면 식재료입니다. 이것은 약이고 저것은 식품이라고 딱 잘라서 구분하기 어렵습니다.

최원장님은 약초를 형形, 색色, 기氣, 미味, 성性, 시時, 산産, 용用의 8가지 관점으로 관찰하면 그 약효와 특징을 추론할 수 있다고 합니다. 한국 전통음식도 이 8가지 관점에서 바라보면 약식동원 음식을 설명할 수 있을 것 같았습니다. 전통음식은 약을 짓듯이 잘 만들어진 조리법이 전해지고 있어서 새로운 개발의 필요성보다는 옛것을 찾아내는 일을 먼저 해야 한다고 생각합니다. 오랜 기간 동안 이어져 온 전통음식은 그 지역 환경과 사람에 맞게 발달하였으므로 한때 유행하다 사라지는 음식과는 다릅니다.

이 책에는 다음과 같은 내용이 나옵니다. '현대인은 과식으로 인한 성인병이 문제이므로 해조류와 염생식물이 더욱 중요하다. 피가 맑지 않아 생긴 만성 피로에도 해조류와 염생식물이 좋고, 대변을 잘 나가게 해서 얼굴과 피부를 곱게 해주기도 한다. 약한 짠맛은 염증을 빨리 가라앉혀 주므로 관절염, 기관지염, 위염, 피부 질환 등에도 좋다. 미역과 다시마, 매생이, 붕어, 잉어, 가물치, 낙지, 홍합 등 물속 생물을 많이 먹는 것은 이들의 물을 배제하는 힘을 활용한 것이다.' 이러한 원리로 해조류와 해산물을 이용한 음식을 전통 방식으로 만들면 약식 동원음식이 됩니다.

최원장님의 저서를 읽다 보면 사물을 볼 수 있는 새로운 눈이 조금씩 열리면서, 자연과 인간이 하나임을 깨닫고 조화롭게 살아야 할 이유가 있다는 생각이 듭니다. 한겨울이면 얼음 과자처럼 얼어 있던 대파가 봄이 오면 새싹이 자라면서 움파가 되어 부드러운 단맛을 느끼게 해줍니다. 이렇게 생태환경은 계절을 알려주고 약성을 결정합니다. 음식 전문가뿐만 아니라 일반인들도 한국 음식이 약식동원 음식임을 알고 생태치유 요리를 쉽게 활용할 수 있게 되기를 희망합니다. 최철한 원장님의 생태본초 연구 업적의 발전에 진심으로 감사드립니다.

윤옥희 | 한식 명장, 한국요리와문화연구소 소장

한의학도로서, 저자의 본초 연구에 대한 사랑과 애착은 1만 시간의 법칙을 훨씬 뛰어넘는 항심의 결과입니다. 널리 배우고, 자세히 묻고, 신중히 생각하고, 분명하게 판단하며, 행동을 돈독하고 철저하게 실행하고 실천하는博學之, 審問之, 愼思之, 明辨之, 篤行之『중용』의 구절을 몸소 실천해온 사람이기도 합니다. 또, 다른 사람이 한 번에 잘할 수 있으면 나는 백 번을 하고, 다른 사람이 열 번에 잘할 수 있으면 나는 천 번을 시도하며人一能之, 己百之, 人十能之 己千之 끊임없이 정진하는 존경스러운 사람입니다.

『동의보감』 신형장부도에 소우주인 인간이 대우주인 천지자연을 닮았기에 자연의 변화에 상응하여야만 건강한 삶을 살 수 있다고 했습니다. 여기에서 '사람마다 형색形色이 이미 다르면 오장육부 역시 다르기 때문에 외증外證이 비록 같더라도 치료법은 판이하게 다르다形色既殊, 藏府亦異, 外證雖同, 治法逈別'라는 구절은 동의보감의 생리 및 병리와 더불어 진단의 핵심입니다. 또한 형상의학形象醫學과 사상의학四象醫學의 출발점이 됩니다.

저자는 형상의학의 관점에서 자연을 격물치지로 공부한 끝에 생태 본초를 창안해냄으로써 한의학계에 새로운 돌풍을 몰고 온 바 있습니다. 같은 종이라도 생태환경에 따라 다른 효능이, 분류학적으로 관련이 없는 동식물도 생태환경에 따라 공통된 효능이 나타난다고 하는 것은 끊임없는 사유와 통찰력을 갖고 즐기는 자만이 가능한 결론입니다. 『주역』에서 '일음일양지위도

一陰一陽之謂道'라고 하듯이 자연은 늘 변합니다. 사람 얼굴도 동식물도 환경도 변합니다. 그래야만 살아남을 수 있기 때문입니다. 진화론에서 '힘센 자가 살아남는 것이 아니라 적응을 잘하는 자가 살아남는다'라고 하는 이치와 일맥상통합니다.

생긴 대로 살아야 건강하다는 형상의학적 관점을 뒤집어보면, 그런 조건 속에 살기 위해서 그런 형상을 나타낸다고 볼 수 있습니다. 자연의 약초들도 시간, 장소, 공간, 방위에 따라 살아남기 위한 생존의 최적화가 현재의 모습이며, 그런 환경에서 자신의 흠을 배제하며 자신을 보호하기 위한 노력의 결과물이 결국 약효로 발현됩니다.

환경에 잘 적응하는 동식물만이 살아남을 수 있습니다. 고로 생태환경에서 생존하려면 사는 환경에 따라 생김새가 달라질 수밖에 없는 이유입니다. 형상의학의 치료 방식처럼 주조어갑류走鳥魚甲類에 따라 사는 환경이나 놀이터는 다른데 거기에 맞춤 치료를 한다는 것과 같습니다.

'아는 만큼 보인다, 자세히 보아야 보인다'는 말처럼, 이 책은 현장을 수없이 답사하며 살아 있는 생태본초에 대한 생생한 경험과 해박한 지식을 담고 있습니다. 형상의학뿐 아니라 체질의학과 음식에 관심이 있거나 생태환경이나 자연치유에 관심 있는 모든 독자들에게 큰 도움이 되리라 확신합니다. 저자의 그간 소중한 땀방울의 결과가 고스란히 녹아 있는 처절하고도 눈물겨운 생태시詩 한편으로 책 추천을 갈음하겠습니다.

기다림의 미학, 얼레지꽃

고산 습지대 칠흙 같은 어둠 속에서 찬 이슬, 눈비 맞으며
7년 침묵의 세월 고개 숙인 얼굴에 드디어 햇살이 비춘다

세월의 풍파를 견디며 유록색 짙어 가는 봄을 알리는 전령인가
가녀린 듯 당당한 대궁 끝 인고의 연보랏빛 잎사귀 하나

도도한 자태로 품격을 갖추며
햇살 향해 날렵한 꽃 치마 펼치자
허공 향해 비상할 태세에 봄바람이 분다

빛에 따라 변신하는 꽃의 얼굴
화려하고 우아하게 날아갈 새의 자태처럼
긴 시간을 날자구나 높이 날자구나
또 다른 생을 향해 피어오르는 가뿐함이여!

김진돈 | 시인, 대한형상의학회 회장

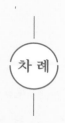

차 례

| Chapter 02 |

척박한 환경이 약효로, 고산 식물

| Chapter 03 |

무한한 생명 에너지, 햇볕

| Chapter 10 |
미래 치유의 키워드, 생태

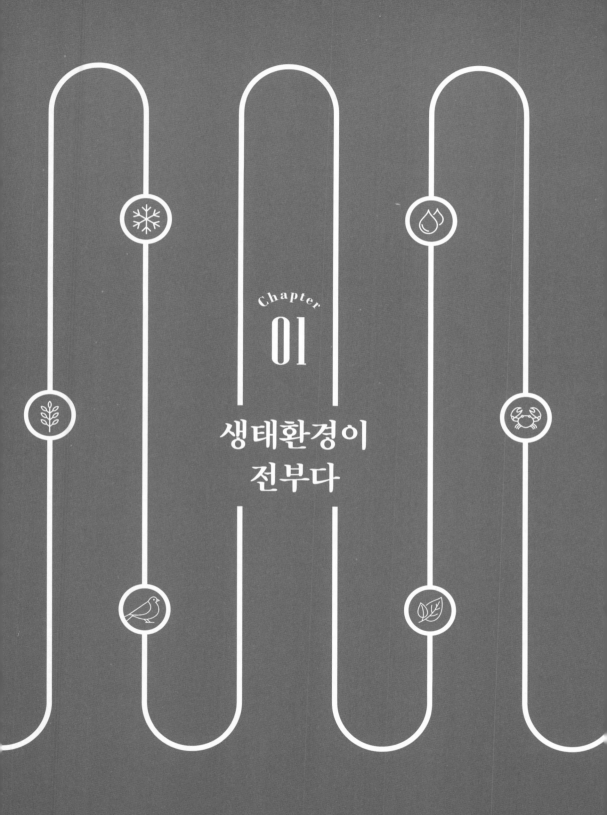

Chapter

01

생태환경이
전부다

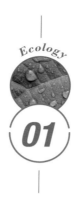
똑같은 물은 없다

생명의 탄생과 건강 유지에 가장 중요한 것은 물이다. 어떤 물은 몸에 좋고, 어떤 물은 몸을 해친다. 우리는 '어떤 약초나 성분이 내 몸에 좋으냐'를 따지지만, 그에 못지않게 '어떤 물을 마시느냐'는 건강에 중요하다. 약을 하루 3번 1년 동안 꾸준히 먹는 경우는 매우 드물지만, 물은 매일 1리터를 마시지 않는 경우가 드물다. 물은 몸에 매우 중요하고, 몸에 더 많은 영향을 더 지속적으로 미친다.

에모토 마사루江本勝 선생은 자신의 책 『물은 답을 알고 있다』에서 만물의 근본인 물 입자는 H_2O라는 이름으로 표준화될 수 없다는 것을 보여주었다. 하나하나의 입자가 살아 있는 개성적인 존재임을 사진으로 입증했다.

동일한 장소, 동일한 온도에 존재하더라도 물 입자는 각각 다른 모양, 각

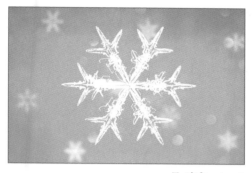 

물 입자1, Ffang⒟   물 입자2, Ffang⒟

각 다른 운동성을 띤다. 세상에 똑같은 사람이 없듯 똑같은 물 입자는 없다.
화학 구조식이 똑같이 H_2O라고 해서 같은 운동성, 같은 약효를 나타내는 것
이 아니란 말이다. 물 입자 하나하나가 사람처럼 생명과 개성이 있는 존재라
할 수 있다.

　사랑한다는 말을 들려주었을 때와 미워한다는 말을 들려주었을 때의 물
입자 모양이 다르다. 에모토 마사루 선생은 물은 정보를 복사하고 기억한다
고 말한다. 그렇다면 바닷물은 바다에서 일어난 모든 생명의 이야기를 기억
하고 있을 것이고, 빙하는 수백만 년에 걸친 지구의 역사를 기억하고 있을
것이다.[1] 봄철에 솟는 고로쇠 약수는 겨울을 이기고 줄기 끝까지 뻗어 올라
가는 힘을 간직하고 있을 테고, 선인장의 수액은 뜨거운 태양 아래서 수분을
저장하려는 힘을 간직하고 있을 테다.

　『물은 답을 알고 있다』에 소개된 실험이다. 갓 지은 밥을 3개의 병에 넣고

하나에는 "고맙습니다"라고 말하고, 다른 하나에는 "멍청한 놈"이라고 말하고, 나머지 하나는 아예 무시했다. 그랬더니 "고맙습니다"라고 말한 밥은 발효되어서 좋은 향기가 났고, "멍청한 놈"이라고 말한 밥은 검게 썩어 버렸으며, 아예 무시한 밥에서는 코를 찌르는 악취가 났다. 사람이 전달한 감정이 물에 기억되어 밥에 변화를 일으킨 것이다.

물은 자신이 경험한 에너지, 파동을 머금었다가 인체 내에서 그 기운을 재현하는데 이것이 약효로 나타난다. 물은 에너지의 전달 매체, 운반자라 할 수 있다. 우리가 약재를 달이거나 음식을 끓여 먹는 것도 물을 통해 약재나 음식의 정보를 전달받으려는 것이다.

프랑스 국립의학연구소의 쟈크 벵베니스트Jacques Benveniste 박사는 1988년 『Nature』지에 기고한 「IgE에 대한 항원을 극도로 묽게 한 희석액으로 유도한 항원항체 반응」이라는 논문에서 아래와 같은 결론을 얻었다.

바소필(basophil: 호염구)은 항원이 침범하면 히스타민을 방출해서 항원항체 반응을 일으킨다. 그런데 항원을 10^{120}배까지 희석시켰을 때에도 항원항체 반응이 일어났다. 10^{120}배까지 희석시키면 태평양에 물 한 잔 부은 정도이고, 화학적으로는 항원이 검출되지 않는다. 즉 항원 분자가 단 1개도 없는데도 항원항체 반응이 일어난 것이다. 그런데 신기한 것은 이 항원항체 반응이 희석할 때마다 흔들어 준 경우에만 일어난 것이다. 이는 이 반응이 물질적이라기보다는 에너지 파동적이라는 것을 말해 준다.

물 박사로 유명한 『생명의 물, 우리 몸을 살린다』의 저자 김현원 박사는 비타민C를 10^{120}배까지 점차 희석하면서 생체정보 수치를 측정했다. 상식적으로는 비타민C의 농도가 희석되면, 생체정보 수치도 그에 따라 줄어야 한다. 그런데 이상하게도 생체정보 수치는 '줄었다 늘었다'를 반복하는 패턴을 보였다. 김 박사 역시 물이 정보를 기억한다고 결론 내렸다. 정보가 옮겨지기 전이나 옮겨진 후나 물의 성분은 똑같이 H_2O이지만 효능은 달라진다.

인슐린 성분 없이 인슐린 정보만 기억시킨 물을 쥐에게 마시게 했더니, 일반 물을 마신 쥐보다 물을 현저하게 적게 마셨을 뿐만 아니라 혈당 수치도 매우 낮게 유지되었다. 이러한 실험들은 물질의 성분, 농도와는 다른 차원의 성질이 있다는 것을 보여준다. 이런 실험은 'Like cures like'라는 동종요법의 개념과 관련 있다. 성분은 희석되어 사라지지만 정보는 남아서, 즉 기억되어서 전달된다. 약초의 효과 역시 화학성분이나 농도가 아니라 에너지 파동으로 해석해야 한다. 물이라고 해서 같은 물이 아니다. 성분으로는 모두 H_2O이지만, 각각의 입자는 각각의 생명성을 갖고 자신의 일생과 감정을 기억한다는 말이다.

한의학은 늘 이 개념에 충실해 왔다. 생태환경에 적응하는 과정에서 약초의 약효가 발생하기 때문이다. 약초는 자신이 생태환경에 적응하고 극복하는 과정에서 기울인 노력, 에너지, 벡터vector를 기억하고 있다가, 사람의 몸속에서 그 노력을 재현한다. 약초의 성분이 아니라 약초의 살아남으려는 노력이 약효로 나타나는 것이다.

그렇다면 우리가 약초를 먹는 대신, 그 생태환경에 가서 스스로 살아남기 위해 노력한다면 똑같은 효과가 나타나지 않을까? 사막에 가면 몸은 수분을 잃지 않으려고 선인장이나 낙타와 비슷한 노력을 하고 그 효과가 몸에 나타난다. 물론 햇볕이 너무 과하면 열사병이 걸릴 수 있으니 속도를 조절해야 한다. 고산에 가면 고산식물이 그러하듯 산소를 더 받아들이려고 폐활량을 늘리므로 폐 기능이 향상된다. 물론 고산에 바로 가면 고산병에 걸릴 수 있으므로 속도 조절은 필수다.

Ecology

02

물은 모든 것을
다 기억한다

사람의 건강에 가장 중요한 것은 무엇일까? 몸에 좋은 음식이나 약도 중요하지만 몸에 좋은 물과 공기, 주거환경은 더욱 중요하다. 물론 정신 건강은 더할 나위 없이 중요하다. 그렇다면 내 몸에 좋은 물이란 어떤 것일까?

안 좋은 물을 마시게 되면 입이 텁텁하고 목구멍이 좁아지면서 물을 많이 마실 수 없고, 입도 금방 다시 마른다. 하지만 지리산 중턱의 석간수를 마시면 목구멍이 열리면서 물이 술술 들어가고, 한참 동안 입에서 침이 스며 나온다. 좋은 물은 내 몸이 스스로 알아채고 받아들이기에, 부교감신경이 활성화되어 침이 계속 나오는 것이다. 이렇게 모든 물은 다 다르다. 어떤 시간과 공간에서 어떤 운동을 하고 있었느냐에 따라 물의 효능이 달라지는 것이다.

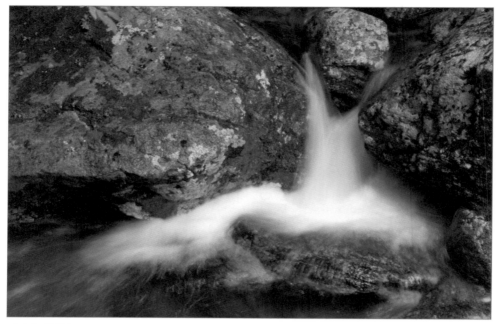

지리산 계곡물

　『동의보감』에서는 물을 33가지로 분류한다. 분명 모두 H_2O인데도 효능이 다르다. 성분만 따져서는 이해가 안 된다. 사람도 살아온 삶에 따라 성격이 달라지듯, 물도 흘러온 환경에 따라 효능이 달라진다. 33가지 물은 저마다의 물 입자가 시간과 공간의 기운 및 운동성을 기억하고 있다가, 사람이 마시면 인체 내에서 그 기억을 재현한다. '물은 기억한다'는 관점에 아주 충실하다.

　『도덕경』에서 '상선약수上善若水'라고 일컬은 것처럼 물은 차별 없이 모든 것을 받아들인다. 우리가 생명체라고 부르는 것들은 추운 환경에 있으면 스스로 열을 내고, 더운 환경에 처하면 스스로 땀을 내어 식히는 경우가 많다. 하지만 물은 그 생태환경을 그대로 머금는 능력, 그 생태환경의 정보를 그대로 기억하는 재주가 탁월하다. 그래서 좋은 약재, 좋은 음식은 대부분 물을 이용해서 맛과 성분을 우려낸다.

시간의 기운을 기억하다

밝은 달밤에 옥이나 조개껍데기에 받은 물을 방제수方諸水라고 한다. 이는 눈을 밝게 하고 마음을 안정시킨다. 또한 어린아이의 답답하고 열이 나면서 목마른 증상을 없애준다. 약한 짠맛을 띤 조개껍데기는 눈을 밝게 하고, 옥 역시 마음을 안정시키고 눈을 밝게 한다. 이들이 밤에 달빛을 받으면 인체의 진액을 보충하는 힘이 강해진다. 물뿐만 아니라 밤에 피는 꽃들에도 이

가을 이슬, 2008년 10월, Karelj ⓦ

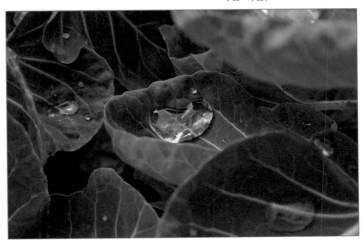

런 효능이 있다. 달맞이꽃, 하늘타리, 흰 나팔꽃은 밤에 피는데, 그 씨앗들은 인체의 폐를 보충해서 진액을 머금게 하거나 폐의 열을 내려준다.

새벽에 처음 길은 물을 정화수井華水라고 하는데, 입냄새를 없애고 얼굴색을 좋게 하며, 머리와 눈을 맑게 하는 데 좋다. 물은 하루 중 기온이 가장 낮은 새벽에 가장 무거워져서 육각수六角水에 가까워진다. 물의 분자량은 18인데, 육각수의 분자량은 108(18×6)이나 된다. 이런 무거운 힘을 기억하는 정화수는 머리와 얼굴, 눈, 입에 뜬 열을 눌러 아래로 내려보내므로, 마음을 안정시키고 기도나 수양에 도움을 준다. 『동의보감』에서 환약을 새벽에 물과 함께 복용하라고 한 것도 이런 무거운 힘으로 인체 아랫부분인 단전을 보충하려는 것이다.

정월에 처음 온 빗물을 말하는 춘우수春雨水는 봄철의 상승하고 자라나는 기운을 간직하고 있다. 그래서 기운이 머리로 올라오지 못할 때, 춘우수로 약을 달여 마신다. 춘우수는 상승하는spring 봄기운을 기억하고 있다. 따라서 위장 기운이 약해서 소화가 안 되고 입맛이 없는 춘곤증을 치료한다. 또한 양기가 부족해서 임신이 안 되는 부부의 양기를 끌어올려서 임신하는 데 도움을 준다.

이와 반대로 가을의 수렴하고 죽이며 가라앉는 기운을 받은 것이 가을 이슬을 뜻하는 추로수秋露水다. 이는 정신질환 약을 달이거나 피부 약을 개어서 환부에 바를 때 쓴다. 피부병은 습열로 인해 생기기 쉬운데, 가을 이슬의 서늘하고 건조한 기운이 습열을 제거해서 피부병을 치료한다. 가을날 아침

이슬이 마르지 않은 때에 받아서 사용한다. 또한 측백나무 잎에 맺힌 이슬은 눈을 밝게 하고, 온갖 꽃 위에 맺힌 이슬은 얼굴색을 좋아지게 한다. 20세기 초 영국의 배치Edward Bach 박사가 개발한 배치플라워bach flower 요법은 아침 꽃잎에 맺힌 이슬을 모아 정신적, 감정적 문제들을 치료하는 것을 말한다. 각각의 꽃에 따라 두려움, 우울, 의기소침, 절망 등을 치료했다.

공간의 기운을 기억하다

국화수는 국화 포기 아래서 샘솟는 물인데, 예로부터 장수에 좋다고 알려져 왔다. 옛날 중국 사천 지방에 국화가 많은 수원지가 있었는데, 사계절 내내 흐르는 물에서 국화 향이 나고 그 물을 마신 주민들은 모두 100세를 넘어 장수했다고 한다. 도연명 같은 이도 국화 가꾸기를 즐겼고 국화 담근 물로 차를 달여 먹었다고 한다.

옥정수玉井水는 옥이 나는 곳에서 샘솟는 물로, 오래 먹으면 몸에서 윤기가 나고 흰머리가 사라진다고 한다. 『동의보감』에서는 '산에 옥이 있으면 그 산의 나무와 풀에서 윤기가 난다. 나무와 풀조차 윤기가 나는데 하물며 사람에게는 어떻겠는가. 산 인근의 사람이 오래 사는 것이 어찌 옥석의 진액 때문이 아니겠는가'라고 했다.

짠 바닷물을 끓여서 목욕하면 피부 가려움증과 옴, 버짐이 치료된다. 한 홉을 복용하면 체한 것을 토하거나 설사를 유도해 배가 부푼 것을 치료한다. 지구상의 짠맛은 모두 빗물에 녹아 바다로 흘러 들어가기에 바닷물에 짠맛이 농축된다.

온천은 온갖 풍병으로 뼈마디가 땅기고 감각이 둔한 것, 손발이 말을 듣지 않는 것과 한센병, 옴, 버짐을 다스린다. 온천 아래에 유황이 있으면 물이 뜨거워지는데, 유황은 양기를 보충해서 냉증을 치료하고 피부질환에도 매우 좋다. 하지만 온천수의 도움으로 양기를 보충할 때 사람의 기운도 함께 소모되므로, 온천을 즐길 때는 꼭 잘 먹어야 한다.

지장수地漿水란 황토를 파서 물을 붓고 휘저은 후, 황토가 가라앉으면 윗물을 떠서 마시는 것을 말한다. 중독된 것, 답답한 것과 온갖 독을 풀어 준다. 만물은 생을 다하면 흙으로 돌아간다. 이 흙은 태양과 빗물에 수천, 수만 년 씻기면서 치우친 성질이 사라지고 무독하고 담백해진다. 특히 땅을 3자(약 90cm) 정도 파서 나오는 황토는 해독하는 힘이 매우 강한데, 지장수는 이러한 황토의 기운을 머금고 있다.

물은 자신이 거한 생태환경의 식물, 동물, 곤충, 미생물, 광물, 흙과 끊임없이 교류한다. 앞서 국화수가 장수에 좋다고 했는데, 물 좋은 수원지에는 의외로 독초가 많다. 예상 외로 이런 독초들과의 교류도 물 맛을 좋게 할 수 있다.

물의 운동성을 기억하다

천리수란 멀리 천리 밖에서 흘러온 물이란 뜻으로, 이미 험난한 것을 많이 거쳐 왔기에 손끝, 발끝 등 신체 말단 부위의 병을 치료하는 약을 달이거나 대소변을 통하게 할 때 쓴다. 이 물은 삿되고 더러운 것을 씻어낸다. 천리수는 산전수전을 다 겪은 사람처럼 천리를 흘러오면서 다양한 역경과 장해를 헤치고 내려온 기억을 갖고 있다. 따라서 어떤 장해와 더러운 것도 휩쓸고 내려가는 힘을 발휘한다.

역류수는 거꾸로 흐르는 물, 즉 천천히 흐르면서 휘돌아 물결치는 물이다. 역해서 거꾸로 흐르는 성질이 있기에 가래를 토하게 하는 약을 달일 때 쓴다. 반대로 순류수는 순순히 아래로 좇아 흐르기에, 허리와 무릎의 병증을 치료하거나 대소변을 통하게 한다.

급류수는 빨리 흐르는 물로, 특히 대소변을 통하게 하는 약이나 정강이 이하의 풍병을 치료할 때 쓴다. 폭포가 대표적인 급류수다. 폭포수는 강하게 아래로 하강하는 기운을 머금고 있다. 폭포에서 발생하는 음이온은 천식과 불안, 불면, 비염 등 열이 상승하는 것을 가라앉혀 안정시켜 주고, 아래로는 대소변을 잘 통하게 한다.

생숙탕生熟湯은 끓인 물과 찬물을 섞은 것인데, 체한 것과 상한 것을 토하게 한다. 끓인 물의 입자는 100℃의 빠른 운동성을 가지고 있고, 찬물은 느린 운동성을 가지고 있다. 끓인 물과 찬물을 섞으면 각각의 물 입자는 물과 기름처럼 섞이지 않고 불안정한 일촉즉발의 상태를 한동안 유지한다. 배탈이 났을 때 생숙탕을 마시면, 불안정한 에너지가 배탈을 자극해서 구토나 설사를 일으켜 치료하는 것이다.

감란수甘爛水는 많이 휘저어서 거품이 생긴 물이다. 물을 1말(약 18리터)

정도 받아 큰 동이에 붓고 자루로 수백 번 휘저어 거품이 5,000~6,000개쯤 생겼을 때, 이 물을 받아서 쓴다. 맛이 달고 따뜻하며 성질이 부드럽다. 토사곽란을 치료하고, 방광에 들어가서 배꼽 아래 복부 대동맥이 툭툭 심하게 뛰는 것을 치료한다. 밥을 오래 씹으면 끝맛이 달아지듯 물을 오래 휘저어도 끝맛이 달아지는데, 이때의 단맛은 소변을 잘 나가게 한다.

감란수는 생숙탕과 반대 개념의 벡터vector를 갖고 있다. 생숙탕은 뜨거운 에너지와 차가운 에너지가 뒤섞인 혼돈의 상태chaos인 데 비해, 감란수는 모든 것이 골고루 뒤섞인 평화로운 상태cosmos다. 따라서 토사곽란이나 배꼽 아래가 툭툭 뛰는 급작스러운 상황을 중화시키고 안정시키는 것이다. 일종의 버퍼buffer, 완충 개념이다.

뜨겁게 끓인 물은 양기를 돕고 경락을 운행시킨다. 찬 기운이 스며들어 손발이 시리고 저린 사람은 열탕으로 다리에서 무릎까지 데워서 땀을 내는 것이 좋다.

내 몸에 좋은 물

몸에 좋은 물이란 무엇일까. 현재 기준으로는 공해나 오염 물질을 화학적으로 거른 물이나 알칼리 환원수 등을 기초로 한다. 한의학적으로 '내 몸에 좋은 물'이란 '내 몸에 부족한 에너지, 운동성, 기억을 머금은 물'이라고 할 수 있다. 『동의보감』 약초편에 물이 가장 먼저 나오는 것은 큰 의미가 있다.

혈액의 운동성이 떨어져 손발이 차다면 온천이나 열탕에 몸을 담가야 하고, 급성 복통인데 토하거나 설사하지 못하는 위급한 상태라면 급히 생숙탕을 만들어 마셔야 한다. 대소변이 시원치 않은 분이라면 상류의 물보다는 많이 흘러온 하류의 물을 마셔야 한다. 아니면 멈춰 있지 않고 계속 흐르는 물을 선택하는 것이 좋다.

간, 위장 등 몸에 독이 많은 분은 지장수가 좋고, 피부병이 있다면 온천욕이나 해수욕 또는 집에서 고농도 죽염수를 만들어 목욕하는 것이 좋다. 피부와 모발을 좋게 하고 싶다면 옥으로 만든 잔에 담아둔 물을 마시면 된다. 봄에 춘곤증을 겪는다면 춘우수가 좋다. 봄기운을 받은 약수터 물이나 봄철에 나오는 고로쇠 약수, 자작나무 약수 등이 여기에 속한다. 늘 머리와 눈이 맑지 않고 정신적 스트레스가 심한 분은 이른 새벽 약수터에서 뜬 정화수가 좋다.

물이 간직한 시간의 기운이란, 물을 '마시는 시간'이 아니라 물을 '뜬 시간'을 의미한다. 자연과 일체이던 물이 자연에서 분리되는 시간 말이다. 정화수는 아침에 떠서 점심 무렵에 마셔도 정화수다. 봄에 채취한 고로쇠 약수를 냉장 보관했다가 여름에 마셔도 춘우수의 효과가 나타난다. 물론 물을 받자마자 바로 마시는 것이 가장 좋다. 반대로 겨울에 뜬 물을 봄에 먹는다고 해서 춘우수가 되지는 않는다.

Ecology

03

사는 곳이 다르면
생긴 모습도 달라진다

『어린 왕자』속의 사막여우는 우리가 알던 그 여우가 아니다. 분명 같은 종이
지만 순백의 북극여우와 큰 귀의 사막여우는 한눈에도 다른 모습이다. 북극
여우는 혹한을 견디기 위해 몸집이 크고, 열을 최대한 보존하기 위해 귀나

북극여우, 그린란드, Algkalv○

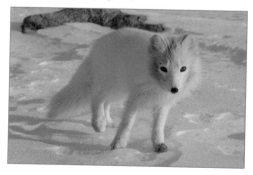

사막여우, 버지니아, Drew Avery○

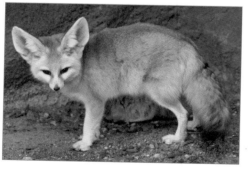

코 등 말초의 크기가 작고 둥글둥글하며, 털은 눈과 비슷한 흰색이다.

　반면 사막여우는 열을 쉽게 발산하기 위해 몸집이 작고 귀는 크고 뾰족하며, 털은 사막의 모래와 비슷한 황토색이다. 사막여우의 귀는 매우 커서 토끼와 비슷할 정도인데 이는 소리를 잘 듣기 위해서다. 즉 자신을 방어하기 위함인데, 실제로 사막여우는 겁이 무척 많다. 공격적인 동물의 경우, 이빨과 발톱이 발달하고 귀와 같은 돌출 부위는 작다. 개과 동물 중에서 덩치가 가장 작고 이빨도 약한 사막여우의 귀가 큰 것은 다 이런 이유 때문이다. 즉 생태환경에 따라 형태도 달라지고 성격도 달라진다.

　곰 또한 그렇다. 극한의 추위를 견뎌야 하는 북극곰은 덩치가 크고 털이 수북해서 열을 잘 보존하도록 진화했으며 털은 흰색이다. 습열이 무성한 환경에서 살아가는 말레이곰은 덩치가 작고 털도 많지 않아서 열을 발산하도록 진화했으며 털 빛깔도 어둡다. 모든 생명체는 주어진 생태환경에서 살아남기 위해, 최적의 형태와 색깔, 행동력을 갖추려고 필사적으로 노력하고 이

북극곰 알래스카, Alan D. Wilson Ⓦ　　　**말레이곰,** 말레이시아, BSBCCⓌ

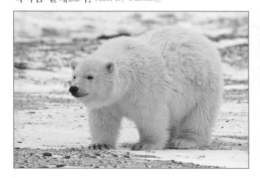
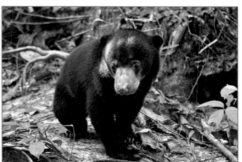

러한 노력이 약효로 나타난다.

생태환경을 보고 형태를 이해할 수도 있지만, 형태를 보고 생태환경을 추론할 수도 있다. 기린을 예로 들어보자. 다리와 목, 턱과 귀가 길고 털은 짧은 것으로 보아 추운 곳에서 살기는 힘들 것이다. 추운 곳으로 갈수록 살이 찌고 몸이 둥글둥글해지고 털이 많아야 하기 때문이다. 목이 긴 기린은 빽빽한 열대우림에서 살기도 어렵다. 집단생활을 하면서 키 큰 나무의 위쪽 잎을 주로 먹는 초식동물이므로, 활동반경 내에 키 큰 나무가 상당히 많아야 한다. 낙타와 마찬가지로 한 달 동안 물을 먹지 않아도 살 수 있다고 하니, 강수량이 많지 않은 건조한 지역에 적응한 것으로 볼 수 있다. 그렇다면 기린이 사는 곳은 강수량이 많지 않은 초원 지대에 키 큰 나무가 제법 무리 지어 자라면서 드문드문 물이 있는 그리 춥지 않은 지역이란 결론이 나온다.

우리가 아는 기린은 늘 서 있는 모습이다. 다리를 접고 누운 기린을 보기는 매우 어렵다. 게다가 누웠다가 일어나는 것이 상당히 느리다. 그렇게 느려서는 맹수의 공격에서 살아남기 힘들 것 같다. 기린 뒷발에 차이면 사자도 죽는다고 하지만, 누워 있을 때 목 부위를 물린다면 치명적이다. 이에 대한 답은 수면 시간에 있다. 기린은 거의 자지 않는다. 보통 선 채로 5분 정도 선잠을 자서 보충하는데 하루 총 수면 시간이 20분이 채 안 된다고 한다.

결국 사바나 초원이라는 환경에서 살아남기 위해 기린은 6m에 이르는 긴 목을 갖게 되었고, 긴 목으로 인해 사자의 공격을 받기 쉬워지자 수면 시간을 줄이는 것으로 대응했다. 자연에는 항상 이유가 있다. 절대 이유 없이 어떤 형태를 취하거나 어떤 행동 패턴을 유지하지 않는다. 자연에 사치란 없다.

식물도 마찬가지다. 뜨겁고 건조한 사막에서 자라는 선인장은 수분이 빠져나가는 것을 막기 위해 구형球形을 선택했다. 선인장은 수분을 보존하려는 힘이 있어 인체가 마른 것을 적셔 주는 효능이 있다. 열성 변비, 열성 기침에 좋고 열로 인해 생긴 위궤양과 헌 곳을 치료하며 보습제로도 사용된다.

반면 습열이 무성한 환경에서 자라는 바나나는 잎을 넓게 펼쳐서 표면적을 넓히고, 기공을 통해 땀을 쉽게 내보내 체온을 내리고, 광합성을 왕성하게 해 빨리 성장한다. 그래서 바나나 잎은 더위를 풀어주고 피부를 통해 몸속의 습열과 독소를 빼내는 효능이 있다.

춥고 건조한 환경에서 자라는 침엽수는 살아남기 위해 세포벽을 두껍게 하고 기공을 깊숙이 숨겨 놓았다. 땀을 내지 않으려고 잔뜩 웅크린 형상이다. 침엽수의 잎은 겨울철 차고 건조한 바람을 잘 견디게 도와준다. 가을 송편, 겨울 떡을 찔 때 솔잎을 넣는 것도 이런 이유 때문이다.

선인구

바나나잎

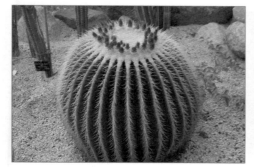

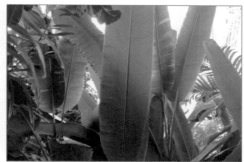

수렴진화의
비밀

우리는 대상을 접할 때 가장 먼저 눈으로 형태를 파악한다. 이는 상대의 형태를 파악하는 것이 생존에 매우 중요하기에 시각을 발전시키는 방향으로 진화했기 때문이다. 만약 내 앞에 나보다 덩치가 크고 뾰족한 이빨과 날카로운 발톱에 눈꼬리가 올라간 생명체가 보인다면 일단 피하고 보는 게 상책이다.

대부분의 생명체는 시각 정보를 통해 생물의 형태를 파악한다. 덩치가 큰지 작은지, 길쭉한지 둥근지, 눈이 큰지 작은지, 이빨이 뾰족한지 뭉툭한지, 털이 많은지 적은지, 꼬리가 있는지 없는지 등은 그 생물이 어떤 생태환경에서 살아남기 위해 어떤 노력을 하고 있는지 가늠할 수 있게 해준다. 예를 들어 이빨이 뾰족하고 날카롭다면 풀을 뜯어먹는 초식동물이라기보다 다른 동물의 살점을 잘라먹는 육식동물일 확률이 높다. 티라노사우루스처럼 이빨이 뾰족하면서 구조적으로 튼튼하고 강한 턱을 지녔다면 상대를 한 번에 물어

서 죽이는 사냥 전략을 취했을 것이다.[2]

환경이나 행동 등 생태적 조건이 비슷하면 다른 종의 생물일지라도 비슷한 형태로 진화하기도 한다. 생물학에는 수렴진화Convergent evolution라는 개념이 있는데, 분류학적으로는 관련이 없는 다른 종species이 비슷한 생태환경에 적응하면서 비슷한 형태를 가지게 된 것을 말한다. 조류인 새와 포유류인 박쥐는 분류학적으로는 먼 존재이지만, 하늘을 날기 위해 날개라는 형태를 갖도록 유사하게 진화했다. 어류인 물고기와 포유류인 돌고래도 물에서 헤엄치기 위해 유선형의 매끄러운 형태로 진화했다.

수렴진화의 다른 예는 사람의 눈과 오징어의 눈이다. 단면도를 보면 사람과 오징어의 눈 구조가 상당히 유사하다. 인간과 오징어는 전혀 다른 종이지만, 각자의 생태환경에 적응한 결과 둘 다 동그란 안구에 수정체와 망막, 시

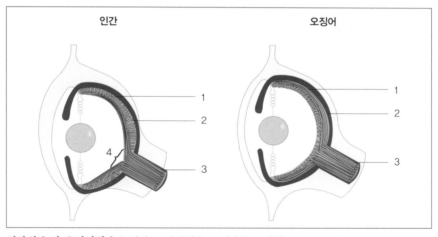

인간의 눈과 오징어의 눈(1: 망막 2: 신경 섬유 3: 시신경 4: 맹점), Caerbannog⑩

신경 등이 비슷한 형태로 구조화되었다. 왜 이들의 구조가 유사하게 진화했는지 명확하게 알려지진 않았지만, 두 종 모두 신경계가 발달했고, 시각을 많이 활용하며 살아간다는 공통점이 있다. 차이점도 있는데, 오징어의 눈은 시신경이 망막의 뒤쪽에서 빠져나가는 데 비해 인간의 눈은 시신경이 망막의 앞쪽에 있다. 따라서 인간은 시신경이 안구를 빠져나가기 위한 통로가 필요하고, 이 통로는 상이 맺히지 않는 맹점이 되었다.[3]

독이 있는 종의 모습을 흉내 내는 경우도 있다. 독침을 지닌 꿀벌의 형태를 모방한 꽃등에가 대표적이다. 꿀벌과 마찬가지로 꽃의 꿀과 꽃가루를 먹고 사는 꽃등에는 독침이 없다. 하지만 그 형태가 꿀벌의 색, 무늬와 유사해 천적들로 하여금 꿀벌로 착각하게 만들어 공격을 피한다.(사진1, 2 참조)

식물에서도 수렴진화의 예를 찾아볼 수 있다. 대극과의 식물인 오베사 *Euphorbia obesa*는 투구선인장 *Astrophytum asterias*과 형태적으로 매우 유사하지만, 분류학적으로는 선인장이 아니다. 두 식물은 분류학상 다른 과에 속하는 종이지만 건조한 환경에서 살아남기 위해 구형의 다육식물이라는 비슷한 형태를 띤다.(사진3, 4 참조)

이처럼 생명체는 자신이 살아가는 생태환경에서 살아남기 위해 최적의 형태를 만든다. 이 과정에서 분류학적 종과는 무관하게 형태적으로 비슷해지는 경향성이 나타난다. 따라서 생물이 지닌 형태는 그 자체로서도 의미가 크다.

자연에서 관찰되는 형태는 현대 공학기술이 발전하는 원천이 되었다. 생

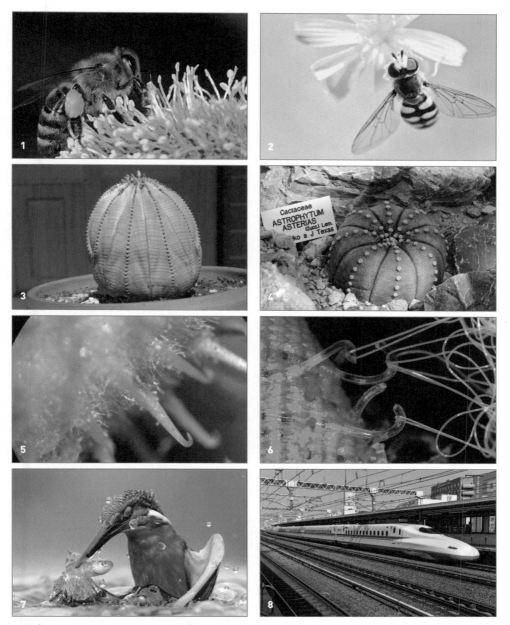

1 꿀벌, Public Domain Pictures(P) **2** 꽃등에, slon_dot_pics(P) **3** 오베사, Petar43(W)
4 투구선인장, Karelj(W) **5** 도꼬마리 열매의 가시, Stefan.lefnaer(W) **6** 벨크로, Trazyanderson(W)
7 물총새, Luca Casale(W) **8** 초고속열차, David Dibert(P)

체모방공학biomimetics은 자연의 구조와 기능을 연구해서 인간에게 유익한 기술로 재탄생시키는 학문이다. 도꼬마리 열매의 가시를 모방해서 벨크로를 만든 것이 대표적 사례다. 도꼬마리 열매의 표면에는 갈고리처럼 생긴 가시가 가득한데, 사람의 옷이나 동물의 털에 잘 붙어서 씨앗을 멀리 퍼뜨린다. 도꼬마리 가시의 특징을 모방해서 만든 것이 우리가 흔히 '찍찍이'라고 부르는 벨크로이며 옷, 신발, 장갑 등 다양한 분야에서 활용된다.(앞의 사진5, 6 참조)

물총새 부리의 구조에서 영감을 얻어 고속열차를 디자인한 사례도 있다. 물총새는 빠른 속도로 내리꽂듯이 잠수하는 것으로 유명하다. 물을 거의 튀기지 않고 조용하게 물속의 먹이를 잡아채는데, 예리하고 길쭉한 부리가 큰 역할을 한다. 이에 착안하여 열차의 모양을 물총새 부리처럼 바꾸었더니 고속열차의 소음과 속도가 개선되었다고 한다.(앞의 사진7, 8 참조) 최근에는 벽을 타고 걸어 다니는 도마뱀붙이의 발바닥 강모剛毛 구조를 연구해 스티키봇sticky-bot이라는 로봇이 개발되었다.

생물은 자신이 살아가는 생태환경에서 살아남기 위해 가장 효율적인 구조와 기능을 끊임없이 디자인해 왔다. 이렇게 진화적으로 검증된 구조와 기능은 외형적으로 그 생물의 형태로 드러난다. 형태는 그 생물이 살아남기 위해 어떤 노력을 하고 있는지, 삶의 히스토리를 말해 준다. 따라서 형태를 자세히 관찰해서 그 의미를 밝히면 지구상의 다양한 생물들을 더욱 깊이 이해할 수 있고, 생명체의 살아남기 위한 노력을 우리 실생활에 응용할 수 있다.

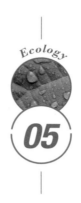

선천적 유전자
vs. 후천적 생태형

만약 질경이를 강원도 금대봉이나 해안면 산악 지역에서 본다면 '쟤는 왜 저렇게 길게 자라지?'라는 생각이 들 것이다. 바람과 자외선이 강한 금대봉 싸리재에서 자라는 질경이는 꽃대가 아주 길다. 익히 알던 질경이와 같은 종이라는 게 믿기지 않을 정도다. 이처럼 유전적으로는 같은 종이지만 가뭄이나 홍수, 염분, 온도, 바람 등 생태환경에 따라 여러 형태가 나타나는 것을 생태형ecotype이라고 한다. 이 생태형이 다르면 효능이 달라진다. 학명은 선천적인 유전자와 관련이 있고, 생태형은 후천적 생태환경과 관련이 깊다. 물론 선천적인 유전자도 생태환경에서 살아남기 위한 선조들의 노력이 쌓이고 쌓인 결과다.

영국 북부 오크니Orkney 섬의 바닷가 절벽에서 자라는 바다질경이Plantago maritima는 해풍을 이기기 위해 잎에 털이 밀생한다. 털은 강한 자외선으로부터 식물을 보호하는 역할을 하기 때문이다. 그런데 이 식물을 캐서 내륙에 옮겨 심으면 털이 바로 사라진다.[4] 우리나라 바닷가에서 자라는 털 많은 개 질경이*Plantago camtschatica*도 내륙에 옮겨 심으면 얼마 뒤 털 없는 질경이로 변해 버린다.

바닷가의 강한 해풍을 맞으며 사는 '털 있는 생태형' 질경이는 풍병을 치료하는 효능이 있지만, 내륙으로 옮겨진 '털 없는 생태형' 질경이는 풍병을 치료하는 효능이 사라진다.

그렇다면 바람風은 왜 만들어지는가? 풍은 급격한 변화에서 생긴다. 기압 차이가 크면 강풍이 불고, 해수의 온도 차가 심하면 조류가 급하게 흐른다. 폭포처럼 경사가 급한 곳에서는 물살이 빨라진다. 즉 심한 기압차, 심한 온도차, 심한 고도차 등 극심한 차이에서 강한 바람, 강한 조류, 급한 물살, 즉 한의학에서 말하는 풍이 생긴다. 얼굴이 뜨거운 상태에서 찬 바닥에 뺨을 대고 자면, 얼굴 피부 내부와 외부의 급격한 온도 차이 때문에 입이 돌아가는

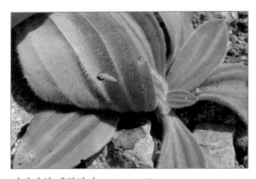

바닷가의 개질경이, Qwert1234Ⓦ

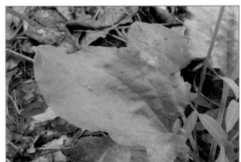

내륙의 털 없는 질경이

데 이를 와사풍이라고 한다. 머리와 몸 사이의 온도나 기운, 감정, 혈압에 급격한 차이가 생기면 중풍이 생긴다.

설악산 대청봉에서 자라는 눈잣나무는 '누워서 자란다'라는 뜻의 '누운 잣나무'를 줄인 말이다. 눈잣나무는 소나무과 식물의 자생지 중 최북단인 북위 72°에서 산다. 대청봉은 1,708m의 높이에 걸맞게 바람이 매우 강하다. 대청봉의 눈잣나무는 광합성으로 얻은 에너지 대부분을 생명을 유지하고 자손을 만드는 데 사용하므로, 1년에 고작 1cm밖에 자라지 못한다. 강한 바람이 불면 줄기가 옆으로 눕는데, 땅과 맞붙게 되면 그곳에서 새로운 줄기가 나와 바람에 날아가는 것을 막아준다. 그렇게 옆으로 기면서 자라는 모습은 마치 덩굴식물 같다. 중국에서는 천리를 기면서 자라는 소나무라는 뜻으로 '천리송千里松'이라 부르고, 서양에서는 키가 작다고 '난쟁이소나무dwarf pine'라고 부른다.

강한 바람 속에서 살아가는 대청봉 눈잣나무는 기관지 질환에 효과가 있다. 바람이 원인인 기침, 천식, 풍습의 저림 증상과 통증을 치료한다. 그런데 이 눈잣나무를 평지에 옮겨 심으면 연필심처럼 곧게 자란다. 놀라울 정도로 환경에 적응한다. 동일한 개체였지만, 옮겨 심은 후에는 곧게 자라면서 고산의 강풍에 버티던 힘도 사라진다. 그와 함께 기관지 질환을 치료하는 효능도 약해진다.(뒤의 사진1, 2 참조) 효능이란 측면에서 종species이라는 '선천적 요소'도 중요하지만, 그 개체가 경험하고 기억한 '후천적 환경'도 못지않게 중

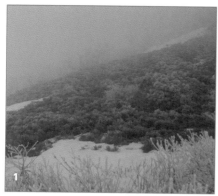
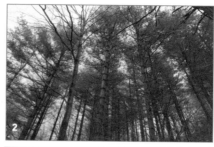
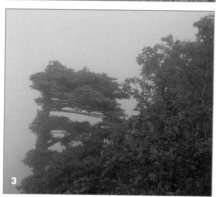
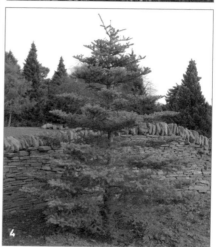

1 눈잣나무, 대청봉 **2** 일반 잣나무, 김현보 **3** 평지의 구상나무, Nick Ⓦ
4 지리산 중봉의 구상나무

요하다.

크리스마스트리로 유명한 구상나무는 정삼각형의 균형 잡힌 몸매를 자랑
한다. 그런데 지리산 중봉을 오르다 만난 구상나무는 직각 삼각형을 거꾸로
뒤집어놓은 듯 동쪽을 향해 있었다. 해발 1,700m의 능선에서 바람, 태양, 수
분 등을 종합적으로 고려해 제일 나은 선택을 한 것이다. 자연은 늘 주어진

환경에서 살아남기 위해 최선을 다한다.(사진3, 4 참조)

　　우리가 식재료를 살 때도 이런 원칙은 그대로 적용된다. 양식한 물고기 회보다 자연산 회가 비싸고, 산삼이 인삼보다 비싸다. 생물학적으로는 같은 종이지만 그 가치가 다르다. 그 개체가 생태환경에서 살아남으려고 기울인 노력이 다르기 때문이다. 막연히 인삼이 몸에 좋다고 하기보다는, 어떤 환경에서 자란 인삼이 어떤 사람의 어떤 병증에 좋다고 하는 것이 바람직하다. 세상에 똑같은 생명체, 똑같은 약초, 똑같은 식재료는 존재하지 않는다. 세상의 모든 인삼은 저마다 다르다. 고랭지 배추와 해남 배추가 다르고, 안남미와 우리 쌀이 다르다. 앞으로는 어떤 생태환경에서 자란 먹거리인지에 따라 효능과 가격이 달라지는 시대가 올 것이다.

백인은 코가 커야 하고, 흑인은 피부가 검어야 한다

거리에서 외국인을 보면 어느 나라 사람인지 대충 가늠할 수 있다. 같은 동양인이라도 중국인, 한국인, 일본인은 다르다. 각자의 생태환경에서 살아남기 위해 적응하면서 사람의 형태도 달라진 것이다.

우리는 동남아 사람보다 덩치가 크지만, 북유럽 사람보다는 작다. 열대에서 사는 사람들은 덩치가 크거나 살이 찌면 생존에 불리하기에, 뼈대가 작고 피부도 얇고 곱다. 열 배출을 쉽게 하기 위함이다. 단순히 적게 먹어서 그런 것이 아니라 몸이 환경에 적응하기 위해 스스로 선택한 것이다. 북유럽 사람들은 추운 겨울을 나기 위해 덩치가 크고 살이 찔 수밖에 없으며, 뼈대가 크고 피부가 두껍다. 북유럽 여성들이 젊을 때는 날씬하다가 출산 후 살이 찌는 것도 추위를 이기기 위해서다. 꼭 많이 먹어서 그런 것이 아니란 말이다.

유럽인이라고 뭉뚱그려 말하지만 체형은 모두 다르다. 이탈리아나 그리

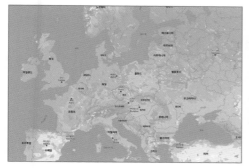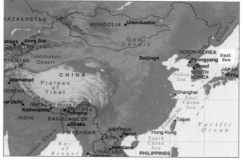

남유럽과 북유럽   중국의 동남과 서북 지형

스 사람들은 체격이 작은 편이고, 스칸디나비아 사람들은 키가 크고 뼈가 굵으며 피부도 두껍다. 유로 2008 시즌에 이런 기사가 나왔다. '러시아 전에서 해트트릭을 기록하며 이번 대회 총 4골을 기록해 득점왕에 오른 비야(175cm)를 비롯해 이니에스타(169cm), 사비(168cm), 실바(170cm) 등 단신 선수들이 많은 스페인이 주전 평균 신장이 185cm에 이르는 독일을 압도했다.'

중국 내부에서도 내몽고와 티베트, 동북 삼성 등 서북방 사람들은 키가 크고, 양자강 이남의 동남방 사람들은 키가 작다. 중국 서남방에 위치한 운남성 내에서도 서북쪽에 사는 티베트족은 덩치가 크지만, 남부에 사는 타이족은 팔다리가 길고 덩치가 작다. 얼굴과 몸매를 보면 대충 어느 지역 출신인지를 알 수 있을 정도다. 히말라야산맥에 사는 셰르파족, 구르카족, 티베트족은 공기가 부족한 고산 지대에서 살아남기 위해 폐활량을 키웠다. 한국인이라면 고산병에 걸릴 환경에서도 그들은 뛰어다닐 정도로 체력이 좋다. 그들의 노래를 들어본 적이 있는데 우리가 흉내 낼 수 없는 목소리였다.

환경에 따른 체형의 차이는 역사에도 영향을 미쳤다. 유럽의 역사는 북유럽(게르만족, 노르만족)의 중남부 유럽 침공으로 전개되었다. 고대에는 체격이 큰 쪽이 전투에 유리했기 때문이다. 중국도 마찬가지다. 서북방 진나라의 전국통일, 북쪽 몽골족의 남쪽 금나라와 남송 침공, 북쪽 청나라의 남쪽 명나라 침공 등 대부분 북쪽이 남쪽을 침략해서 승리했다. 그래서 유럽에서는 고산 출신의 덩치 큰 스위스 용병이 유명했고, 동로마제국은 북유럽 출신의 바랑기안 근위병을 고용했다. 중국 역시 북쪽 오랑캐를 용병으로 고용했는데, 이것이 문제가 되어 5호16국 시대가 시작되었다. 근대 영국은 체력이 뛰어난 고산 민족인 구르카족을 용병으로 고용했다.

우리나라 역시 북방의 말갈족, 거란족, 여진족, 몽골족, 만주족의 침략으로 고난을 겪었다. 우리나라 사람 사이에서도 남북 간에 차이가 난다.『택리지』에 이런 내용이 기록되어 있다. '함흥 이북은 산천이 험악하고 풍속이 사나우며 춥고 토지도 메말라 곡식은 조와 보리뿐이고, 벼는 적고 면화도 없다. 이곳 사람들이 개 가죽을 입고 추위를 막고 굶주림을 견디는 것이 여진족과 같다. 바다에서 생선과 소금이 많이 난다. 그러나 바닷물이 맑고 사나우며 바다 밑에는 바위가 많아 생선과 소금 맛이 서해 것보다 못하다.'

인류의 피부색이 분화한 가장 중요한 요인이 비타민D다. 인류 초기에 피부의 털이 사라진 후, 아프리카 인류는 체온이 지나치게 높아지는 것과 해로운 자외선을 막기 위해 유인원처럼 검은 피부색을 가지게 되었다. 일반적으로 검은 피부가 감염병과 피부암 방지, 엽산 보존 등 건강에 더 유리하다.[5]

그런데 검은 피부는 자외선을 한참 받아도 비타민D 합성이 잘 안 되는 데 비해, 흰 피부는 자외선을 조금만 받아도 비타민D 합성이 잘 된다. 햇빛이 강한 아프리카를 벗어나 유럽과 아시아 등 햇빛이 약한 고위도 지방에서 살게 되면서, 검은 피부가 비타민D 합성을 저해한다는 문제가 대두되었다. 그래서 점차 피부의 멜라닌 색소가 줄어들었고, 지금처럼 비타민D 합성에 유리한 옅은 피부색을 가지게 된 것이다.

멜라닌 색소는 자외선으로부터 피부를 보호하는 역할을 하고 특히 햇빛이 많을 때 증가한다. 멜라닌 색소가 부족하다는 것은 피부가 자외선에 취약하다는 의미다.[6] 온대 지방에서 똑같은 시간 햇빛을 쬐었을 때 흑인종은 비타민D 합성이 부족하고, 황인종은 적당하고, 백인종은 자외선이 과다한 상태가 된다. 살아남기 위해 다른 노력을 해 왔기에 똑같은 환경에서 다르게 반응한다. 흑인들의 코는 넓게 퍼지고 주저앉은 형태인데, 열기를 내보내고 코에서 공기가 데워지는 시간을 짧게 하기 위함이다. 백인들의 코가 좁고 높은 것은 추운 겨울에 들이마시는 차가운 공기가 폐로 들어가기 전에 공기를 따뜻하게 데워서 폐를 보호하려는 것이다.[7]

생태환경에 따라 몸의 형태와 피부색만 변하는 것이 아니다. 오장육부의 기능과 생리, 병리, 성격도 변한다. 그러므로 한의학에서는 병의 증상이 같더라도 체질과 피부색에 따라 다르게 치료한다. 『택리지』에서 경상도의 좌도와 우도를 비교했는데, 동쪽인 경상좌도는 땅이 척박하고 백성이 가난하나 문학하는 선비가 많고, 서쪽인 경상우도는 땅이 기름지고 백성이 부유하나 호사하기를 좋아하고 문학에 힘쓰지 않아 훌륭하게 된 사람이 적다고 했다. 환경에 따라 개인의 성향뿐 아니라 사회 전반의 분위기도 달라진다는 의미다.

몸과 마음이 생태환경의 영향을 강하게 받기에, 환경이 변하면 병이 악화될 수도 있고 호전될 수도 있다. 아토피 환자가 새집으로 이사 가면 증상이 심해질 수 있고, 관절염 환자가 물가로 이사 가면 증상이 악화될 수 있다. 습성 아토피 환자가 사막이나 캐나다 등 건조한 지역으로 이사 가거나, 기관지 환자가 숲 근처로 이사 가면 증상이 호전될 수 있다. 우울증 환자라면 호숫가나 댐 주변 같은 습기 많은 곳을 피하고, 따뜻한 남쪽 바닷가에 사는 것이 좋다. 거주가 힘들다면 그곳에서 자란 식재료를 먹는 것이 좋다. 그곳의 식재료에는 그곳에서 살아남으려는 노력, 즉 약효가 깃들어 있다. 몸에 늘 부기가 있는 사람은 물고기와 조개류, 수생식물, 해조류를 먹는 것이 좋고, 호흡이 약해진 암 환자는 고산식물을 먹어서 도움을 받을 수 있다.

내 몸에 적합한 생태환경에 사는 것은 매우 중요하다. 좋은 물, 좋은 공기, 좋은 음식, 좋은 약, 좋은 주거지 중 환자에게 가장 중요한 것은 무엇일까. 음식과 약보다는 좋은 물과 공기를 포함한 자연환경이다. 예전에는 이동이 자유롭지 못했기에, 죽을 때까지 한 곳에서 살아야 했다. 조선 시대에 내 몸이 아프다고 금강산에 휴양 갈 수 있는 사람은 많지 않았다. 병이 심하면 가다가 죽을 수도 있었다. 지금은 누구나 원하는 곳에 자유롭게 갈 수 있고 이동 시간도 많이 단축되었다. 생태치유 공간이란 개념이 앞으로는 훨씬 보편적인 것이 될 것이다.

하늘을 나는 새는
가볍고 뜨겁다

예로부터 사람들은 하늘을 나는 새를 동경했다. 무수한 사람들이 목숨을 걸고 날기 위해 노력했다. 날기 위해서는 무엇보다 새처럼 가벼워야 한다. 같은 몸집의 개와 닭을 들어보면 닭이 확실히 가볍다. 무게를 줄이기 위해 새의 뼈는 골다공증 환자처럼 비어 있는데, 앞다리가 변한 날개 뼈는 거의 대

갈매기, 석모도　　　　　　　　　　　　　　　　**기러기**, 박명서

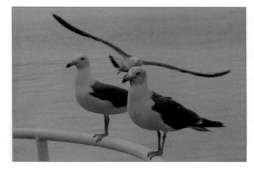
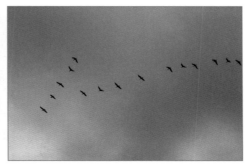

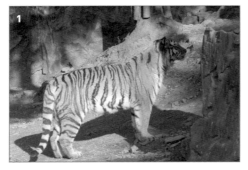
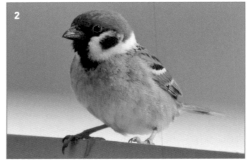
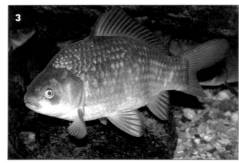

1 호랑이
2 참새, 권경숙
3 붕어, Karelj[W]

롱 수준이다. 감자탕의 돼지 뼈는 단단하지만, 삼계탕의 닭 뼈는 쉽게 부서
진다. 약한 뼈를 먹으면 사람의 뼈도 약해진다. 뼈가 약해지면 허열虛熱이
머리와 피부로 올라올 수 있다.

새는 길짐승보다 피의 양도 적다. 피가 부족하면 허열이 쉽게 뜨기 때문
에 예민하고 잘 놀란다. 새의 고기를 먹으면 이러한 성질이 내 몸속에서 재
현된다. 가벼워야 날 수 있기에 새는 껍질을 제외하면 지방 함량도 적다. 다
이어트를 위해 닭 가슴살을 먹는 이유다. 닭고기, 오리고기, 메추리고기, 꿩
고기를 먹으면 살이 찌기 어렵다. 하지만 많은 사람들이 좋아하는 기름에 튀

긴 소위 '치킨'은 트랜스지방산 등의 영향으로 살이 찔 수 있다.

날기 위해서는 엄청난 에너지가 필요하므로 체온이 높아야 한다. 사람의 체온이 36.5℃인데 반해 소는 38.5℃, 돼지는 38℃, 새는 무려 40~42℃이다. 뼈가 가볍고 피의 양도 적은 새가 체온을 높이기 위해 개발한 전략이 가벼우면서도 체온 보호에 뛰어난 깃털이다. 사람들은 겨울철 보온을 위해 오리털, 거위털 등 새의 털을 이용한다.

길짐승은 몸통이 길쭉하고 팔다리가 발달했다. 물고기는 물의 저항을 최소화하기 위해 유선형 몸체를 갖는다. 즉 붕어처럼 납작하거나 뱀장어처럼 둥글면서 길쭉하다. 이에 비해 새는 높은 체온을 유지하기 위해 머리와 몸통이 공처럼 둥글다. 선인장이 진액을 보존하기 위해 구형을 취한 것과 같은 이치다. 둥근 것은 수렴하는 힘이 강하다.

새가 체온 유지를 위해 개발한 또 하나의 전략은 닭살이다. 날씨가 갑자기 추워지면 사람도 닭살이 돋는다. 땀구멍을 닫아서 땀이 나지 않게 하고 찬 기운이 침범하지 못하게 하려는 것이다. 새는 원래부터 피부가 오톨도톨하기에 체온이 땀으로 새어나가지 않는다. 땀구멍이 열려 땀이 새어나가기 쉬운 여름철에 먹는 음식이 삼계탕이다. 오톨도톨한 닭살의 효능을 이용해 땀구멍을 닫아, 양기 또는 열이 피부를 통해 새어나가지 않게 하려는 것이다. 그래서 삼계탕용 닭은 꼭 껍질째 써야 한다.(뒤의 사진 참조)

우리가 가장 많이 먹는 새는 닭인데, 닭은 거의 날지 못한다. 원래는 날짐승이지만 사실상 길짐승처럼 살아 간다. 그래서 닭은 다른 새와 달리 다리

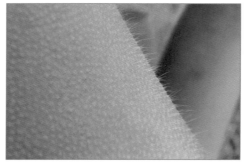
사람의 닭살, Ildar Sagdejev Ⓦ

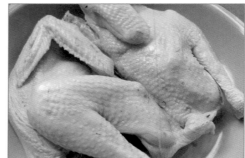
닭의 닭살, Sakurai Midori Ⓦ

가 발달했다. 다리가 발달했다는 것은 하체에 힘이 있다는 뜻이므로, 길짐승처럼 허로虛勞를 보하는 효능이 있다. 몸통이 둥근 닭은 수렴하는 성질이 있어 허약해서 새어나가는 땀과 설사를 틀어막아 준다. 몸통이 둥근 꿩이나 참새, 메추리도 이런 효능을 갖고 있다. 사상의학에서 말하는 소음인은 땀으로 양기가 새어나가기 쉬우므로 양기를 틀어막기 위해 닭을 먹는 것이 좋다. 소음인의 아랫배가 차서 생긴 설사에도 닭이 좋다. 비위 기능이 약한 소음인도 쉽게 소화할 수 있는 음식이 닭죽이다.

한약을 복용할 때 닭고기를 금하라는 얘기를 자주 들었을 것이다. 닭은 중풍이나 구안와사 같은 풍병이 있는 사람, 감기나 체기, 스트레스로 열이 있는 사람, 피부병 환자에게는 좋지 않다. 닭고기를 먹고 피부가 수렴되어 열이 더 나가지 못하면 열병, 풍병, 피부병이 심해지기 때문이다. 치질 환자나 갱년기 여성들도 피하는 것이 좋다.

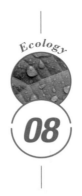

물새는
서늘하다

유황 오리라는 말을 들어본 적이 있을 것이다. 왜 유황 닭이나 유황 소는 없는데 유황 오리만 있을까? 여기엔 생태적인 비밀이 숨겨져 있다. 유황은 예로부터 양기를 강화하는 약으로 유명했는데, 독성 또한 강해서 잘못 복용하면 죽을 수도 있었다. 동양에서는 이천 년 이상, 유황의 독은 없애고 양기는 강화하기 위해 노력해 왔다.

앞에서 새는 가벼우면서 그 성질이 뜨겁다고 했다. 그런데 모든 새가 그런 것은 아니다. 『동의보감』 새 편에서는 새의 기름을 쓸 때 물새의 기름만 쓰라고 한다. 즉 거위 기름, 기러기 기름, 오리 기름, 논병아리 기름 등이다. 물새는 물에 떠서 살아야 하기에 방수 기능과 체온 유지 기능이 절대적이다. 따라서 기름이 필요한데, 다른 새와는 달리 차가운 물에서도 잘 응고되지 않아야 한다. 물새는 물고기와 비슷한 기름 구성, 즉 불포화지방산을 갖고 있

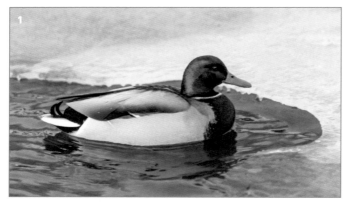

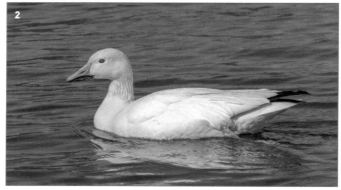

1 청둥오리, Bjørn Hovdal Ⓦ **2** 거위, Rhododendrites Ⓦ

다. 물새의 기름은 동맥경화를 유발하지 않고 피를 정화하는 효능이 있으며, 닭에 비해 콜레스테롤도 적다.[8] 단, 껍질의 경우는 예외다. 외부의 찬 기운을 막기 위해 단단해야 하기에 포화지방산이 많다.

물새는 불포화지방산의 비율이 높아서 일반 새와 달리 성질이 서늘하다. 차가운 물에 살수록 불포화지방산이 많아야 물속에서도 몸이 굳지 않을 것이다. 그래서 겨울에 받은 물새의 기름이 더 서늘하다. 거위, 기러기, 오리 등 물새의 기름은 먹기도 하고 피부에 바르기도 하는데, 약물 중독을 해독하고 염증을 삭이는 효과가 있다.

물고기, 해조류, 조개류, 조류, 포유류에 관계없이 물에 사는 모든 생명체는 체액을 순환시켜 소변으로 배출하는 효능을 갖고 있다. 물새 역시 체액을 순환시켜 소변으로 빼내고 피를 맑게 해 준다. 새이지만 사실상 물고기인 셈이다. 어류인 생선, 포유류인 물개와 고래, 조류인 펭귄의 기름도 체액을 순환시켜 소변을 잘 나가게 하고 피를 맑게 하는 효과가 있다.

물새 중에서는 오리고기를 가장 많이 먹는다. 오리는 다른 생물이 도저히 살기 힘든 더러운 구정물에서도 잘 산다. 염산이나 양잿물을 먹어도 죽지 않는다. 이것은 스스로 공해 독을 해독하기 때문이다. 인산 선생은 이를 보고 집오리의 뇌에 해독제가 있다고 했다. 집오리는 병에 잘 걸리지 않고 다쳐도 잘 곪지 않는데, 이것은 집오리가 짜기 때문이다. 생선을 소금에 절여 놓으면 상하지 않는 것과 같은 이치다.

고기를 삶아 보면 닭고기가 가장 먼저 익고, 그다음이 소고기, 돼지고기, 오리고기 순이다. 즉 닭고기는 성질이 매우 따뜻하고 오리고기는 매우 차다. 성질이 찬 오리에게 뜨거운 유황 독을 먹여도 쉽게 죽지 않는다. 그래서 유황 닭과 유황 소는 없지만 유황 돼지, 유황 오리는 존재한다. 돼지 또한 물을 매우 좋아하기에, 길짐승과 물짐승의 중간에 위치한다.(뒤의 사진 참조)

오리고기는 몸의 부기를 빼고, 허약한 것을 보하며, 몸속 열을 식히고 해

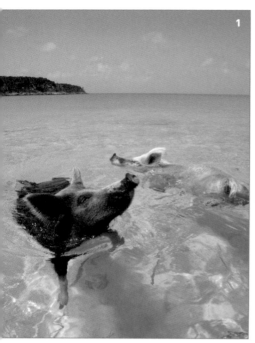
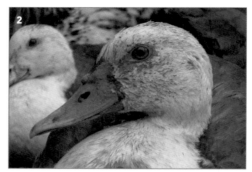
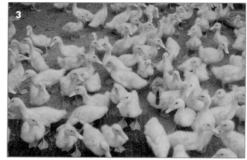

1 수영하는 돼지, cdorobek Ⓦ 2 지저분한 오리, Aleksei Belta Ⓦ 3 유황 오리

독한다. 해독력이 탁월하고 성질이 차가운 오리에게, 독성이 있고 뜨거운 유
황을 먹여서 해독과 보양이 어우러지게 만든 것이 유황오리다. 일종의 동물
포제법炮製法인 셈이다. 그런데 오리에게 유황을 먹이는 것이 쉬운 일은 아
니다. 닭은 유황을 먹이면 열을 받아서 금방 죽는다. 오리는 그나마 잘 버티
기는 하지만, 용량을 조절하지 못하면 오리도 열을 받아서 깃털이 빠지다가
죽어버린다. 따라서 제대로 키운 유황오리는 가격이 비쌀 수밖에 없다. 유황
오리는 화공 약독과 공해 독을 치료해주므로 각종 암과 난치병에 쓰인다.

Ecology

09

땅속 생물은
막힌 것을 뚫어 준다

지구상에 약 180만 종의 동물이 살고 있는데, 그중 곤충이 130만 종을 차지한다. 곤충의 생태계는 놀랄 만큼 다양해서 지구 생태계에 매우 큰 역할을 담당하고 있다. 동물들의 똥을 먹어치우는 쇠똥구리, 썩은 나무를 파먹는 사슴벌레와 썩은 동물의 사체를 먹는 파리와 송장벌레 등등이 그 예이다.

곤충은 이처럼 다양한 환경에서 다양한 형태와 생존 전략을 가지고 살아간다. 한의학에서도 곤충을 약재로 많이 쓰고 있으며 효능도 다양하다. 땅속에 사는 곤충뿐 아니라 다양한 벌레들은 분류학적으로 먼 사이라 하더라도 사는 곳이 비슷하면 약효도 비슷한 경향을 띤다. 땅을 파 보면 온갖 벌레들이 다 있다. 이곳에도 그들 나름의 생태계가 존재한다. 땅속에서 살아남으려면 어떤 특징을 갖고 있어야 할까?

땅속에서 살려면 일단 땅을 잘 뚫어야 한다. 지상의 생물들은 대기압만 버티면 되지만, 땅속 생물들은 흙의 무게까지 버티면서 땅을 뚫어야 하기에 몸이 단단하고 단면은 원형이어야 한다. 단면이 넓으면 압사의 위험이 크다. 흙의 무게를 버티기 위해 이들은 약한 짠맛을 띤다. 약한 짠맛을 띨수록 몸의 비중이 높아져 단단하기 때문이다. 뼈나 조개껍데기가 약한 짠맛을 띠는 것과 비슷한 이치다. 다리와 손발톱은 단단해야 하고, 껍질과 피부도 단단하거나 미끌미끌해야 하며, 뚱뚱하기보다는 길쭉해야 한다. 또한 땅속에서 먹이를 찾고 방향을 찾는 감각이 탁월해야 한다. 땅속은 상대적으로 공기가 통하지 않는데 이에 대한 대비도 필요하다. 햇빛 볼 일은 별로 없으니 시각은 퇴화할 것이다.

땅을 뚫고 다니며 사는 벌레들은 종양, 물혹, 유착과 같이 몸속에 생긴 덩어리를 뚫어주고 피가 뭉친 것(어혈)을 풀어 주는 효능이 있다. 약한 짠맛은 이런 효능을 극대화한다. 소변이 시원하게 나오지 않는 것도 뚫어주고, 생리가 나오지 않거나 산후에 젖이 나오지 않는 것을 뚫어 주기도 한다. 몸속의 기혈 운행이 막히면 열이 생기고 더 나아가 풍병이 발생한다. 뇌혈관이 막힌 것이 바로 중풍이다. 땅속 벌레들은 막힌 것을 뚫어서 열병과 풍병도 치료할 수 있다. 또한 이들의 단단한 피부는 사람의 피부병에도 효험이 있다.

포유류 중에서도 땅을 뚫고 사는 동물이 있다. 그중 천산갑이 가장 유명한데 지금은 국제적으로 사용 및 유통이 금지되어 있다. 딱딱한 비늘로 덮여 있는 야행성 동물인 천산갑은 뛰어난 후각을 이용해 곤충들을 찾아낸다. 천산갑은 3.5m 깊이까지 땅굴을 파서 산다고 한다. 막힌 것을 잘 뚫기 때문에

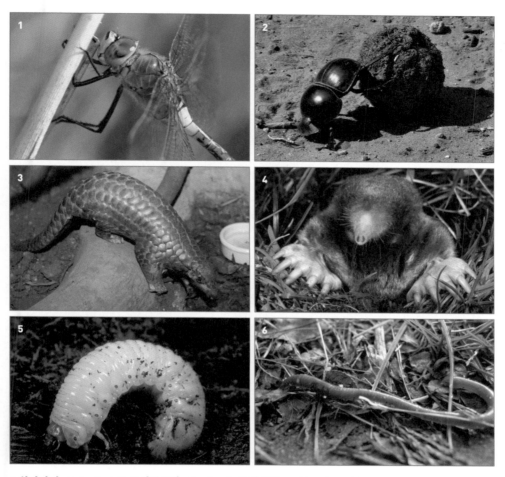

1 왕잠자리, Marina Jacob® **2 쇠똥구리**, Kay-africa® **3 천산갑**, nachbarnebenan®
4 동부두더지, Kenneth Catania Vanderbilt University® **5 굼벵이**, CSIRO® **6 지렁이**, s shepherd®

생리가 나오지 않거나 산모의 젖이 나오지 않을 때 좋다. 어혈과 몸속 덩어
리를 풀어주고, 출산 시 골반이 잘 벌어지도록 도와준다. 두더지는 천산갑처

럼 강한 비늘은 없지만 온몸이 털로 덮여 있다. 두더지는 소변을 잘 나오게 하고, 종양과 몸속의 독소를 배출시킨다. 두더지 기름을 피부에 바르면 피부가 헌 것이 잘 아문다.

'굼벵이도 구르는 재주가 있다', '일할 때는 굼벵이요, 먹을 때는 돼지다'라는 속담에 나오는 굼벵이는 풍뎅이의 유충이다. 평생 땅속에서 사는 벌레들과는 달리 언젠가는 날개를 펴고 하늘을 날 것이므로, 그 준비를 하느라 살이 찌고 느리다. 굼벵이는 누에 번데기와 마찬가지로 단백질의 보고로서 사람의 눈을 좋게 해 준다. 그런데 누에 번데기는 동면 상태인 데 비해, 굼벵이는 천산갑처럼 퇴비나 나무 속을 뚫고 다닌다. 천산갑, 땅강아지, 쥐며느리는 모두 딱딱한 껍질로 덮여 있지만 굼벵이는 부드럽다. 이런 특성은 어혈을 풀어주는 특징으로 나타난다. 굼벵이는 눈을 밝게 하고, 어혈을 풀어 뼈가 부러진 것을 치료하며, 젖을 잘 나오게 한다. 모두 뚫어 주는 힘이 바탕에 있다. 『본초강목』에서도 '부드러운 퇴비보다는 단단한 나무를 뚫고 살던 굼벵이가 더 좋다'라고 한다. 영양 보충이란 면에서는 겨울에 잡은 굼벵이가 최고다.

환형동물인 지렁이는 흙을 먹고 흙을 배출하는 과정에서 흙을 풀어주고 토양을 비옥하게 해주는 아주 이로운 생물이다. 지렁이가 배설한 흙을 분변토糞便土라고 하는데, 이는 인류가 얻을 수 있는 가장 깨끗하고 안전한 비료라 일컬어진다. 지렁이가 많이 사는 땅은 산성화되지 않은 아주 건강한 땅이다. 지렁이가 없었다면 인간의 농업 역사가 어떻게 되었을지 짐작하기 어렵다. '지렁이'라는 말은 지룡地龍이라는 한자에서 유래했으니, 정말 땅의 용이라 할 만하다.

지렁이는 피부가 약해서 인간의 체온에도 화상을 입는데 늘 빛과 반대 방향으로 움직인다. 지렁이는 몸이 축축하고 낮은 온도를 유지하도록 설정되어 있기에, 열을 내리고 열성 경련과 정신 이상, 몸이 경직된 것을 풀어 주는 약효로 나타난다. 땅속을 뚫고 다니는 성질은 중풍처럼 뇌혈관이 막힌 것, 기관지가 막힌 천식, 소변이 잘 나오지 않는 것, 류머티즘성 관절염으로 부은 것 등을 뚫어 준다.

이처럼 분류학적인 종이 다르더라도 땅속 생물들은 비슷한 생존 전략을 갖고 있으며 비슷한 약효를 나타낸다. 사람이 땅속에 살면 이런 뚫어 주는 효과가 나타날 것이다. 몸속의 풍과 열이 내리고 막힌 것이 뚫린다. 따라서 심혈관계 질환과 호흡기 질환에는 땅속 환경이 효과적이다.

어떤 민들레가
몸에 좋을까?

화려한 장미, 벚꽃과 달리 민들레는 서민적인 분위기를 풍긴다. 어디서나 억척스럽게 잘 자라고, 청초하고 소박한 느낌을 주기 때문이다. 민들레는 '문둘레'에서 유래되었다고 하는데, 사립문 둘레에서도 자주 볼 정도로 흔한 풀이라는 의미다. 어떤 고난에도 꿋꿋하게 일어나는 백성과 같다고 해서 민초로 비유되기도 한다.

방송국에서 민들레에 대한 문의 전화가 가끔 온다. 어떤 민들레가 진짜 민들레냐는 것이다. 시중엔 흰민들레만 진짜(토종)란 얘기가 널리 퍼져 있지만, 사실 가짜 민들레는 없다. 민들레는 국화과 민들레*Taraxacum*속 식물인데, 우리가 주위에서 접할 수 있는 것으로는 민들레, 흰민들레, 서양민들레, 산민들레, 좀민들레가 있다. 그중 서양민들레만 외래종이고, 나머지 4종은 모두 토종이다.

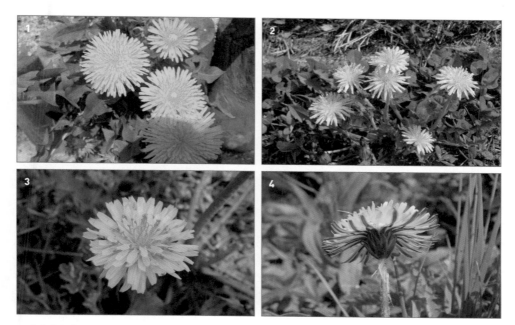

1 서양민들레, 한택식물원 **2 민들레**, 강화도 **3 흰민들레**, 강화도 **4 산민들레**, 곰배령

    서양민들레는 꽃 색깔이 샛노란 데 비해 민들레, 산민들레, 좀민들레는 흰색이 약간 섞인 흐린 노란색이다. 멀리서 봐도 금방 구별이 될 정도이지만, 처음 접하는 사람은 혼동할 수도 있다. 그런데 흰민들레의 꽃은 완전히 흰색이다 보니, 쉽게 흰민들레만 토종, 노란 민들레는 외래종이라 알려진 듯하다.

    토종 민들레와 서양민들레를 쉽게 구별하는 방법이 있다. 꽃잎 아래에 있는 꽃받침의 모양이 다르기 때문이다. 서양민들레는 꽃받침이 아래로 뒤집혀 있는데 비해, 토종 민들레들은 모두 꽃받침이 꽃잎을 떠받치고 있다. 또

서양민들레는 꽃줄기에 털이 거의 없고, 토종 민들레들은 하얀 털이 줄기를 덮고 있다. 서양민들레의 꽃이 큰 경향이 있지만, 크기만으로는 감별하기가 어렵다.

서울에서 만나는 민들레는 대부분 서양민들레다. 올해 봄에 홀씨가 날아가서 뿌리를 내리면 올해 안에 다 자라서 다시 홀씨를 만들 정도로 번식력이 좋기 때문이다. 게다가 서양민들레의 꽃가루는 서양민들레의 암술뿐 아니라 토종 민들레들의 암술과 결합해도 서양민들레가 생긴다. 반면 토종 민들레의 꽃가루는 토종 민들레의 암술과 결합해야 토종 민들레가 생긴다. '일편단심 민들레'라는 노래가 생각난다. 이런 이유로 서양민들레가 한국 땅의 대부분을 점령한 것이다.

토종 민들레를 만날 수 있는 곳은 서해안, 강화도 등지의 염분이 많은 지역, 해풍이 부는 지역이다. 서양민들레가 침범하지 못하는 지역이다. 이런 현상은 민들레의 약성과도 관련이 있다. 백두대간을 따라 자라는 산민들레,

꽃받침이 아래로 뒤집힌 서양민들레

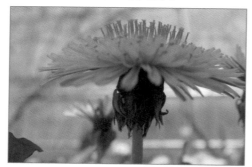

꽃받침이 위의 꽃잎에 붙은 토종 민들레

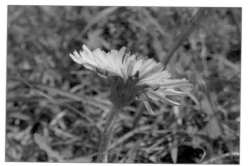

제주도에서 자라는 좀민들레, 서해안 민들레는 모두 강한 바람이라는 환경을 공유한다. 흰민들레는 어디에나 적당히 있는 편이다. 토종 민들레의 꽃줄기에 털이 많은 이유는 이처럼 바람이 많이 부는 곳에서 바람과 강한 자외선을 극복하며 살아야 하기 때문이다. 바람과 자외선이 강한 곳에서는 털을 만들거나, 낮게 자라거나, 잎이 두꺼워진다. 또 해풍이나 강한 바람에 수분을 빼앗기지 않기 위해 스스로 약한 짠맛을 띠는 전략을 취한다.

한의학에서는 민들레를 '포공영'이라고 한다. 옛날에 포 씨 성을 가진 부녀가 고기잡이를 하며 살았는데, 하루는 어떤 처자가 자살하려고 물에 뛰어드는 것을 발견하고 구조했다. 사정을 들어보니, 이 여인은 꽃다운 나이에 유방에 생긴 큰 종기 때문에 고민하다가 자살을 결심했다고 한다. 이를 딱하게 여긴 포 씨 부녀가 약초를 캐어 먹였더니 여인의 유방 종기가 점차 줄어들었다. 여인은 종기가 완치된 후 집으로 돌아가 뜰에 이 약초를 심었고, 포 씨 딸의 이름을 따서 포공영이라 부르게 되었다. 이 설화는 민들레가 유방의 멍울, 염증 질환, 젖몸살에 효과가 좋다는 것을 말해 준다.

민들레는 나물, 김치, 샐러드 등 다양한 먹거리로도 이용되지만 약성도 강하다. 약한 짠맛과 쓴맛을 동시에 갖고 있어 각종 염증에 효과가 좋은데, 특히 위의 이야기에서처럼 유방의 멍울, 염증 질환, 젖몸살에 좋다. 종기로 곪아서 부어오른 것을 삭게 해주기 때문이다.

민들레를 오래 끓이면 약한 짠맛이 나는데, 이는 소금처럼 방부제 역할을 하고 열을 내리며 해독한다. 따라서 간염, 장염, 위염, 편도가 부은 경우, 눈이 충혈된 경우, 열나고 기침할 때도 좋다. 민들레의 약한 쓴맛은 열을 내리고 소화를 잘 되게 하며 체기를 내리고 기운을 끌어올리며 몸을 가볍게 해서 춘곤증을 이기게 한다. 따라서 민들레는 봄나물로 제격이다. 이런 효과를 보려면 바닷가나 능선에서 자라서 약한 짠맛을 띠어야 하므로, 토종 민들레가 서양민들레보다 낫다고 하는 것이다. 생물학적 종도 중요하지만, 어디서 자랐는지가 더 중요할 수 있다. 토종 민들레라도 바람과 염분 없이 내륙에서 자란 것은 효능이 떨어진다.

민들레, 고들빼기, 씀바귀는 모두 국화과에 속한 식물이라서, 먹어 보면 비슷한 쓴맛이 나고 줄기를 꺾으면 흰 즙이 나온다. 예로부터 이 흰 즙을 발라 사마귀를 치료했는데, 소나무의 송진처럼 개체를 보호하는 작용을 하기 때문이다. 벌레 물린 데나 염증 부위에 짓찧어서 나온 흰 즙을 바르면 된다. 성질이 찬 민들레는 몸에 열이 많으면서 멍울이 잘 잡히고 염증이 많은 사람에게 좋다. 몸이 차가운 사람은 적당히 먹어야 한다.

뽕나무에서 얻는 것은
모두 수렴한다

시골 마을 주변에는 뽕나무가 참 많다. 뽕잎으로 누에를 키워 비단을 얻고, 열매도 많이 맺으며 약재로도 쓸 수 있어 예로부터 국가에서 뽕나무 심기를 권장했다. 잠실, 잠원동이라는 지명도 뽕나무와 관련이 있다. 뽕나무는 버릴 것이 없다고 알려져 있는데, 기본적으로 폐를 보하고 풍을 가라앉히며 당뇨에 좋다. 뽕나무는 수렴하는 힘이 대단히 강해서 간이 병들어 열이 치솟는 것을 가라앉히고, 헌데를 아물게 한다.

뽕나무 열매를 오디라고 하는데, 나무 하나에 엄청나게 많은 열매가 맺힌다. 검은 오디는 진액과 피를 보충하고, 머리가 어지럽고 눈이 침침한 것을 치료하며, 머리가 하얗게 세고 귀가 울릴 때도 좋다. 뽕잎은 누에의 먹이로 사용하고 뽕잎차로 먹기도 하는데, 몸의 부기를 빼고 눈과 머리로 뜬 열을 내려주며, 기침을 멎게 하고 진액을 수렴해서 갈증을 가라앉힌다. 가을에 서리를 맞은 뽕잎은 움츠리고 수렴하는 힘이 더 강해진다. 『동의보감』에도 가을에 누렇게 시든 뽕잎을 뜻하는 황상엽黃桑葉이 자주 등장한다.

뽕잎이 나오기 직전의 잔가지를 달인 것을 상지차桑枝茶라고 한다. 팔다리가 붓고 뭉치며 아픈 것을 풀어주고, 배가 부푼 것을 가라앉히고 소화를 돕는 효능이 있으며 당뇨에도 매우 좋다. 잎이 터지기 직전 가지에는 뽕나무의 진액이 농축되는데, 이 농축된 힘을 쓰는 것이다. 뽕나무 뿌리 껍질은 상백피桑白皮라고 하는데, 폐 기운이 허약해져서 폐에 물이 차고 숨이 차며 기침하고 헐떡거리며 몸이 붓는 것을 치료한다.

뽕나무의 학명은 *Morus alba*이다. 속명인 Morus는 켈트어로 '검은색mor'과 '늦다delay'라는 뜻인데, 열매가 검고, 잎이 늦게 핀다는 의미를 담고 있다. 종명인 alba는 '희다'는 의미로 흰색의 누에고치를 가리킨다. 봄에 다른 식물에 비해 뽕나무는 잎이 늦게 핀다. 이는 싹의 솟아오르는 힘을 억누르는 힘, 즉 수렴하는 힘이 강하기 때문이다. 뽕나무의 수액은 상처를 수렴해서 아물게 하는 효능이 강하다. 입 헌데나 상처를 아물게 하며 지혈시킨다. 이러한 뽕나무의 수액을 빨아먹고 사는 뽕나무 기생 생물들은 모두 수렴하거나 가라앉히는 힘이 강하다.

사마귀의 알집을 상표초桑螵蛸라고 한다. 『동의보감』은 '상표초는 뽕나무에 붙어 있는 것이 좋은데, 뽕나무 껍질의 진액을 빨아먹기 때문이다'라고 했다. 정액과 소변이 새는 것을 막고 남자의 발기를 돕는다. 달팽이도 약으로 쓰는데, 특히 뽕나무에 붙어 사는 달팽이를 연상라緣桑螺라고 한다. 소아의 경기를 진정시키고, 부기를 가라앉히고 통증을 멎게 하며, 치질로 헌데를 아물게 하고 항문이 빠진 것을 끌어올려 수렴시킨다.

뽕나무에 기생하는 상이버섯과 상황버섯도 지혈 작용을 한다. 마찬가지로 뽕나무에 기생하는 상기생도 비정상 자궁 출혈을 멎게 하고, 뱃속 태아를 안정시키며, 뼈와 근육을 튼튼하게 한다. 뽕잎을 먹다 죽은 누에를 백강잠白殭蠶이라고 해서 약으로 쓰는데, 간열이 치솟아 목이 붓거나 경련, 정신질환과 뇌 질환을 진정시키며, 여성의 하혈을 지혈시킨다. 『본초강목』에서는 '뽕나무 달팽이와 백강잠, 상표초는 모두 뽕나무의 기운을 먹었기에, 간으로 들어가 풍을 가라앉히고 안정시킨다'라고 했다.

누에는 허물을 4번 벗고 누에고치를 만든다. 처음 알에서 부화한 누에를 1령 누에라고 한다. 2~4일 후에 하루 정도 잠잔 후 다시 허물을 벗는데, 이를 2령 누에라고 한다. 이렇듯 허물을 4번 벗으면 5령 누에가 된다. 5령 누에는 7~8일간 왕성한 식욕으로 뽕잎을 먹은 뒤, 60시간에 걸쳐 쉬지 않고 2.5g 정도의 고치를 짓고 번데기로 변한다. 한 개의 고치에서 풀려나오는 실의 길이는 무려 1,200~1,500m이다.

번데기가 되고 14일쯤 지나면 누에나방으로 변해서 고치를 뚫고 나와 짝짓기를 한다. 수컷 누에나방은 고치를 뚫고 나오자마자 암컷 누에나방을 찾아가 교미하는데, 1979년 중국 길림성 잠업과학연구소 실험에서는 수컷 누에나방이 1회에 17시간씩 총 9회 정도 교미를 한 후 자신의 일생을 마쳤다고 한다. 『본초강목』에서는 '수컷 누에나방은 음탕해서 고치를 나오자마자 암컷 누에나방을 찾아 교미하는데, 말라 죽을 때가 되어서야 그친다. 따라서 정력을 보강할 때 수컷 누에나방을 쓰는 것이다'라고 했다.

수렴하는 뽕잎만 먹어서 몸속 에너지를 끌어모았기에 정력이 강할 수 있다. 『동의보감』에서는 누에나방에 대해 '양기를 돋우고 정액이 새는 것과 소변으로 피가 새는 것을 멎게 하며, 콩팥을 따뜻하게 하고 정력과 기운을 보충해 주며, 음경을 튼튼하게 해서 성교할 때 지치지 않게 한다'고 했다. 당연히 고치를 뚫고 나와 암컷과 교미하기 전의 수컷 누에나방을 써야 효과가 있다.

1 누에고치, Biswarup GangulyⓌ   **2** 교미하는 누에나방, ZivyaⓌ   **3** 가새뽕나무, 윤나라   **4** 뽕나무

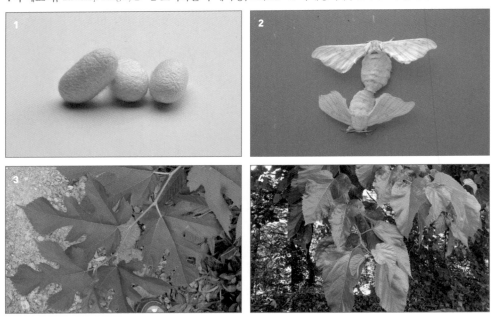

뽕나무에 낀 흰 이끼는 심한 코피, 혈변, 심한 하혈을 멎게 한다. 뽕나무에 사는 하늘소는 칼에 베인 상처를 잘 아물게 하는데, 오래된 뽕나무 속에 집 짓고 사는 하늘소의 효능이 더 좋다.

자연은 모든 것이 연결되어 있다. 나무 하나에도 수많은 곤충과 새, 곰팡이, 세균, 균근이 공생하고 있다. 같은 생물 종이라도 '어떤 나무에서 자라느냐'에 따라 효능이 달라진다. 즉 바닷가, 고산, 사막 등 자라는 지역도 중요하지만 '어떤 나무냐'도 중요한 것이다. 밤나무에서 키운 표고버섯과 떡갈나무에서 키운 표고버섯의 효능이 다른 것은 당연하지 않을까?

그렇다면 뽕나무 자체는 어떤 곳에서 자란 것이 좋을까? 『동의보감』에서는 '잎이 여러 갈래로 갈라진 것을 가새뽕나무라고 하는데, 이것이 가장 좋다'라고 말한다. 뽕나무는 잎의 모양이 다양한데, 척박한 곳에서 낮게 자라면 잎이 여러 갈래로 갈라진다. 척박한 곳에서 살아남기 위해 수분과 영양분을 더 끌어들이려는 노력이 더 강하게 수렴하는 약효로 나타난다.

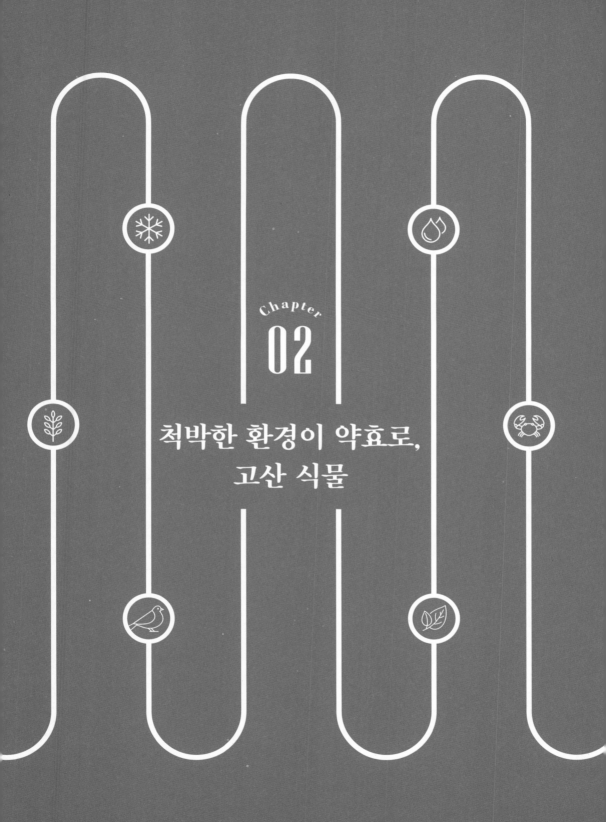

Chapter

02

척박한 환경이 약효로,
고산 식물

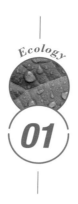
고산 약초가
항암 성분을 갖는 이유

한여름에 높은 산에 올라 보면, 초입에서는 모기에 물리고 무더운 기온에 땀을 삐질삐질 흘리지만, 해발 500m 이상 올라가면 모기가 사라지고 공기도 청량해지는 것을 느낄 수 있다. 산에서 고도가 100m 높아질 때마다 기온이 0.6℃씩 떨어진다. 공기는 희박해지고 자외선은 강해지며, 공기가 맑아져 밤에 열 손실도 커진다. 또한 강한 바람이 불고 공기 밀도가 낮아지면서 수분이 쉽게 증발한다.

고산식물은 추위와 강한 바람, 자외선, 희박한 공기와 같은 척박한 환경에서 살아남기 위해, 수분을 유지하는 힘을 키우고 공기를 더 많이 흡수하는 전략을 개발했다. 고산식물의 이런 노력은 인체의 폐를 도와서 병적인 습기를 없애고 면역력을 키워서 암을 치유하는 약효로 나타난다.

추운 겨울, 땅속이나 눈 속에 오래 파묻혀 있던 고산식물이 봄에 다시 세상 밖으로 나와 산소를 접할 때 산화되기 쉽다. 이에 대비해 고산식물은 저지대 식물과는 달리 초봄에 항산화제인 SODsuperoxide dismutase를 대량으로 만들어 놓는다.

고산의 강한 자외선은 사람에게 암을 일으킬 수 있을 뿐 아니라 동식물에게도 큰 피해를 줘서 DNA 변형을 일으킬 수 있다. 즉 식물에게도 암을 유발할 수 있다. 고산식물은 잎을 빽빽하게 매달아 서로 겹치게 함으로써 강한 자외선에 직접 노출되는 것을 피한다. 고산식물의 짙은 꽃 색은 곤충을 유인하는 한편 자외선을 차단하는 방어 기능도 겸한다.[9] 잎이나 줄기를 왁스나 큐티클cuticle 층으로 덮거나, 작은 털을 수북하게 만들어 자외선을 막기도 한다. 생물의 체표에서 분비된 물질로 만들어진 딱딱한 큐티클 층은 몸을 보호

고산식물의 짙은 꽃 색, 한라산. 해외문화홍보원Ⓦ

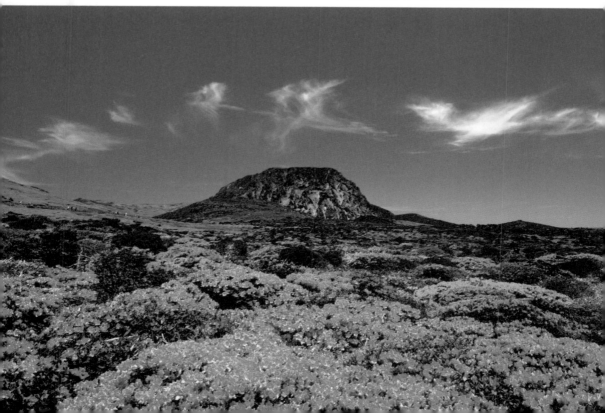

하고 수분의 증발을 막아준다. 잎의 위쪽 표피세포 속에 플라보노이드 색소를 많이 함유해서 자외선을 방어하기도 한다.[10] 고산식물은 이처럼 암에 대해 대비하고 있다.

1931년 와르버그Warburg 박사는 세포 내 산소 호흡이 결핍되어 암이 유발된다는 사실을 밝혀내어 노벨상을 받았다. 호흡 효소들은 산소 호흡을 통해 에너지를 생산하는데, 산소 흡입량이 감소함에 따라 이 효소들이 죽게 된다는 것이다. 세포가 더 이상 산소 호흡을 할 수 없게 되면 살아남기 위해 당분 발효를 통해 에너지를 생산하는데, 이 중 일부는 암세포로 변이된다고 한다. 세포 내 산소가 35% 감소하면 이런 현상이 일어난다. 여기에 충분한 산소를 공급하면 당분의 분해가 이루어지지 않으므로 결국 암세포는 살 수 없게 된다.

산소 결핍증으로 생기는 암을 진단받는 경우, 어느 정도의 자생력이 있는 사람이라면 고산에 있는 병원에서 요양하는 것이 좋다. 초기에는 몸이 더 힘들지만, 고산 환경을 이겨내기 위해 몸이 스스로 복식호흡을 시작하면서 산소를 흡입하는 능력이 높아지기 때문이다. 남미 고산의 케추아족이나 네팔의 세르파족, 구르카족의 폐활량이 엄청난 것처럼,[11] 일반인도 고산에 살면 산소 흡입력이 높아져 암세포에 대한 저항력이 커진다. 일종의 예방주사 같은 개념이다. 그 정도의 자생력이 없는 환자라면 고농도 산소실에서 치료를 받는 것이 좋다. 일종의 혈청주사 개념이다. 자생력이 있는 사람이라면 죽은 병균 내지 약한 병균을 주사해 항체가 생성되도록 하고, 자생력이 없는 상태라면 항체를 가진 혈청을 직접 주사해 치료하는 것이다. 생명체는 늘 주어진 조건에 반응한다. 치료란 이런 반응성을 잘 관찰해 치료제를 적재적소에 이용하는 것이다.

공기가 희박한 곳에 사는 고산 약초는 공기를 빨아들이는 힘이 강해 세포의 산소 결핍증인 암에 효과를 나타낸다. 또한, 강한 자외선에 대비하기에 암을 치료하는 효능을 발휘한다. 동충하초, 아가리쿠스 등 고산 버섯류, 겨우살이, 꼬리겨우살이 등의 고산 반기생식물, 해발 800m 이상에서 자란 적영지 등이 암에 좋다고 하는 이유가 이것이다. 버섯이나 기생식물은 피기생체보다 더 강한 흡인력을 갖고 있다.

고산 약초는 공기 흡입력이 강한 만큼, 폐의 산소 흡입도 도와준다. 따라서 폐로 들어가 면역 기능을 강화하는 효과가 크다. 또한 흡입된 산소는 혈액을 맑게 해준다. 물론 고산 지대의 모든 식물이나 버섯이 이런 특성을 갖는 것은 아니다. 일부는 환경에 동화되어 오히려 산소 결핍 상태를 즐기는데, 이런 식물은 암을 유발할 수도 있다. 동일한 환경에서 살아남기 위해 식물은 저마다 다른 선택을 한다. 고산 식물 중에 항암 효과가 뛰어난 약초가 많다. 중국 육상 선수단과 덩샤오핑이 늘 복용한다고 해서 유명해진 동충하초 외에도 홍경천, 남미 고산의 아가리쿠스, 겨우살이 등이 있다.

이런 고산식물의 독특한 약성 때문에 '티베트 약재'라는 약초 그룹이 형성되었다. 티베트 고산에서 자라는 약초들인 홍경천, 동충하초, 설련화 등은 공기가 희박한 환경에서 공기를 더 잘 흡수하는 전략을 선택한 약재들이다.

같은 종일 경우 고산에서 자라는 식물이 대체로 공기를 더 잘 흡수한다. 이와는 반대로 혐기성을 채택한 종들도 존재한다.

'겨울에는 벌레, 여름에는 풀'이라는 뜻을 가진 동충하초는 티베트 해발 4,000m 이상에서 자생한다. 하지 무렵 눈이 완전히 녹지 않았을 때, 눈밭에 구멍이 파진 곳을 찾아 채취한다. 양기가 강한 동충하초가 위에 덮인 눈을 빨리 녹이기 때문이다. 이런 특성은 면역 기능 증강, 항암과 관련이 있다. 산소가 부족한 높은 고산에서 자라므로, 폐가 산소를 잘 흡입하도록 도와주는 힘이 강하다. 폐 호흡이 원활해지면 아랫배에 힘이 들어가면서 발기가 잘 되고, 허리와 무릎에도 힘이 들어간다.

설련화는 눈 속에서 핀 연꽃을 닮은 식물이라는 뜻이다. 해발 4,000m 티베트 고산의 돌 틈에서 자라는데, 눈이 채 녹지 않은 6~7월 개화기에 채취한다. 남녀의 생식기가 차가운 것을 데워 주고 생리를 고르게 하며 허리와 무릎을 튼튼하게 하고 면역 기능을 높여 주는 효과가 뛰어나다.

곡기생이라 불리는 우리나라의 겨우살이도 높은 산의 참나무 윗부분에 기생한다. 이들은 산소가 부족한 곳에서 자라기 때문에 산소를 잘 빨아들이는 특징이 있다. 그래서 세포의 산소 결핍증인 암을 치료하는 효과를 나타내는 것이다. 곡기생은 고혈압과 신경통, 협심증 등에 작용하고, 독일에서는 미즐토mistletoe라는 이름으로 암 환자에게 복강 주사한다. 기생은 기생에 작용한다. 몸에 기생하는 것이라면 암과 태아가 있다. 그래서 겨우살이는 임신 시 태동 불안이나 피가 비치는 증상에도 사용된다.

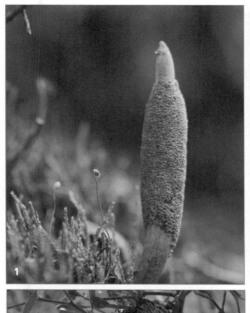

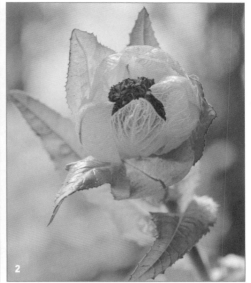

1 동충하초, 티베트 해발 4,200m, 王辰

2 설련화, 티베트 해발 4,500m, 王辰

3 곡기생, 조호경

4 주목, 한라산 해발 1,800m, WSTAY.comⓌ

5 주목, 국립생태원

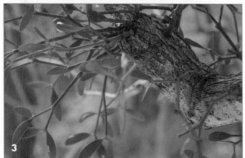

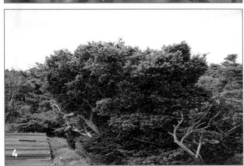

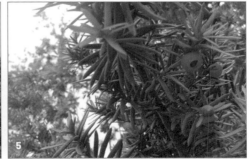

아가리쿠스Agaricus 버섯은 브라질 피에다데Piedade 산악 지역의 특산물인데, 해발 1,100m의 고산 우림지역, 낮과 밤의 일교차가 매우 크고 열대성 소나기가 자주 내리는 습한 곳에서 자란다. 여러 가지 암과 면역 기능 저하에 효과가 좋다고 알려져 있다.

유방암과 난소암, 폐암에 좋다고 알려진 '탁솔taxol'은 주목의 잎과 열매, 껍질에서 추출한다.(앞의 사진4, 5 참조) '살아 천년, 죽어 천년'으로 유명한 주목은 원래 한라산과 지리산, 태백산, 설악산 등의 고산 능선에서 자란다. 따라서 더 높은 산에서 자란 주목일수록 탁솔이 더 많을 것이다. 식물은 자신의 필요에 의해 화학물질을 만든다. 우연히 그 식물에 그 물질이 존재하는 것이 아니다. 식물의 화학물질은 그 생태환경에서 살아남기 위한 노력의 결과물이다.

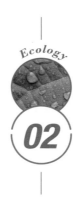

02

뇌에 산소를
공급하는 홍경천

홍경천은 뇌와 폐, 세포에 산소 공급을 원활하게 하고, 몸의 진액을 보충해서 몸과 피부가 마르는 것을 막아주며, 스트레스 환경에 적응하도록 도와준다. 티베트를 첫 방문했을 때 고산병이 가장 걱정이었는데, 그때 티베트 사람들이 권해 준 것이 바로 홍경천이었다. 홍경천은 티베트에서 고산병 예방에 가장 많이 쓰이는 약재로 로디올라Rhodiola라고도 부른다.

돌나물과 식물인 홍경천은 수십 종이 존재한다. 해발 2,000~4,000m의 산소가 부족하고 건조하며 자외선이 강한 고산에서 주로 자란다. 히말라야 산맥과 유럽의 알프스산맥, 피레네산맥, 북미의 로키산맥 같은 고산이나 시베리아나 북유럽처럼 몹시 추운 아북극권亞北極圈에서 서식한다. 우리나라 백두산에 자생하는 좁은잎돌꽃도 홍경천의 일종이다. 티베트 말로는 'Saul Mabel'이라고 하는데, 신약神藥이라는 뜻이다.

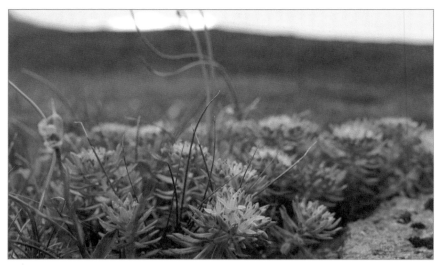

좁은잎돌꽃(홍경천), 백두산. 王辰

　돌나물과 식물이고 돌꽃이라는 이름을 갖고 있는 것으로 보아, 홍경천이
바위에 붙어 자란다는 것을 짐작할 수 있다. 물을 흡수하기 힘든 돌 위에서
자라므로 홍경천은 스스로 물을 저장하는 일종의 다육식물이다. 이렇게 고
산 환경과 바위라는 2가지 특징이 홍경천의 효능을 만들어낸다.

　홍경천은 산소 결핍에 견디는 작용이 강해서 고산 반응, 뇌 산소 결핍, 노
화의 약으로 사용되고 피로를 풀어준다. 두뇌에 대한 작용은 기억력 증강과
뇌혈관 계통 개선, 치매 예방으로 이어져서 홍경천에 관한 많은 연구가 이루
어졌다. 우주 탐사 강국이었던 소련은 1960년대부터 우주비행사의 무중력
상태 적응에 홍경천을 이용했다. 또한 비행기 승무원, 잠수부, 운동선수 등
산소 결핍 환경에 노출된 사람들의 건강 유지에도 효과적이다. 지하상가나

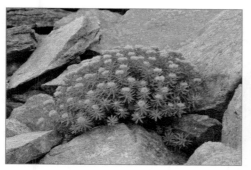
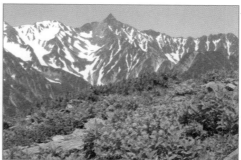

홍경천, 디나르알프스, Apollonio Tottoli Ⓕ　　　　　**홍경천**, 일본 북알프스, Alpsdake Ⓦ

창문 없는 폐쇄 공간에서 근무하는 분들에게 좋다고 할 수 있다.

　환경 스트레스에 잘 적응하게 도와준다고 해서 이런 약재들을 아답토겐adaptogen이라고 부른다. 각종 스트레스 인자에 의한 생리적 평형 이상에 대응해, 방향과 관계없이 생리적 평형을 회복시켜 주는 물질을 말한다. 심장 근육에 산소나 혈액 공급이 부족할 때 보호하는 효과도 있다. 폐호흡을 원활하게 해주어 고산 반응에 좋으며 기운도 보충해 준다. 고산 약재라서 항암약으로도 연구, 사용되고 있다.

　건조한 바위 위에서 자라는 돌나물과 다육식물인 홍경천은 폐가 건조하고 뜨거워져서 기침할 때 폐를 적셔주고 기침을 가라앉힌다. 수렴하는 돌의 정기를 받아 지혈하는 힘도 강해서, 기침과 함께 피 섞인 가래를 뱉는 것을 멎게 한다. 다육식물은 물을 머금는 힘이 강한데, 이런 힘은 약한 떫은맛 내지 약한 시큼한 맛으로 나타난다. 산채 비빔밥에 들어가는 돌나물은 돌 위에서 자라며 약간 시큼하고 진액을 수렴하는 힘이 강해서 설사, 기침, 땀, 냉을

멋게 하고, 헌데를 아물게 한다. 홍경
천도 같은 효능을 보인다. 항암 약초
로 유명한 와송 역시 돌나물과 식물로
바위나 기와 위에서 자라는데, 약간 시
큼해서 각종 출혈과 헌데 좋다.

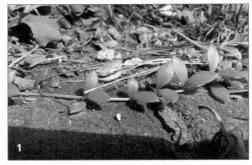

고산 중에서도 척박한 바위 위에서
자라는 힘은 기운과 진액을 회복시켜
주고 지구력을 높여 주며, 부신피질호
르몬이 소모되는 것을 막고 회복시켜
주며, 에너지를 효율적으로 사용하게
해서 체력 소모를 줄여준다. 한랭 자
극을 받으면 인체는 부신피질호르몬

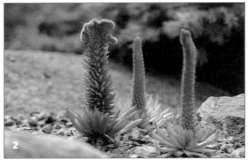

1 돌나물, 이영은 2 와송, Karl Müürsepp Ⓦ

을 분비해서 방어하는데, 홍경천은 이를 도와 추위에 잘 버티게 한다.

고산 바위에 붙어 자라려면 극심한 일교차를 견뎌야 하고, 강한 바람에
도 날아가지 않아야 한다. 따라서 홍경천은 풍에 버티는 힘이 강해서 풍병에
도 좋다. 중풍 질환에 많이 사용하는 것도 이 때문이다. 능선 바위에 자란 소
나무 뿌리를 중풍 약으로 쓰는 것도 같은 이유다. 고산의 강한 자외선에서도
생존해야 하기에, 이런 힘은 강한 항산화 효과로 나타나고 면역력 증강, 피
부 미백 효과로 이어진다. 홍경천의 꽃 색은 매우 강렬하고 다양하다.

홍경천이 자라는 지역과 해발 고도에 따라 사람에게 미치는 약성도 달라

진다. 이를테면 해발 2,000m의 백두산에서 자라는 홍경천은 해발 30m에 사는 서울 사람에게는 산소 공급 효과가 있겠지만, 해발 5,000m에 사는 티베트 사람에게는 효과가 거의 없을 것이다.

폐에 좋은
안데스 고산 식물, 마카

요즘 건강기능식품 한두 가지 먹지 않는 사람이 없을 것이다. 발아현미나 잡곡, 청국장 등의 식재료까지 포함한다면 모든 사람이 먹고 있다고 해도 과언이 아니다. 건강기능식품에는 우리가 예전부터 먹던 것들도 있고, 외국에서 들어온 것도 있다.

페루의 인삼이라 불리는 마카는 페루 안데스산맥이 원산지다. 분류학적으로는 배추, 무, 순무와 같은 십자화과 식물인데, 고산에서 자라기에 그에 맞는 약효가 생긴다. 예전에 전통요리를 하는 선생님이 늘 강화도나 석모도에서 자란 순무만 쓰시는 걸 봤다. 내륙의 순무는 무른 데 비해 해풍 맞고 자란 순무는 아삭아삭하다는 것이다. 이후 석모도를 방문할 때는 늘 순무 김치를 구입했는데 정말 맛이 좋다. 무와는 달리 약간 매운 듯한 향기가 나면서 소화가 무척 잘 되었다.

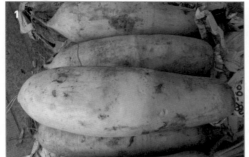
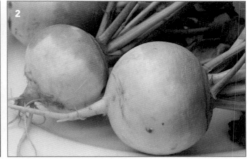
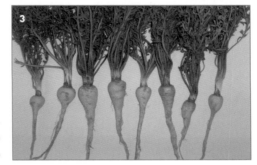

1 무
2 순무, thebittenword.com Ⓦ
3 마카, Vahe Martirosyan Ⓕ

　무, 순무, 마카는 친척이라 생긴 모습도 비슷하다. 지상부는 별로 없고 아래쪽, 즉 땅속의 뿌리 위주로만 자란다. 그래서 약효가 모두 아래로 내려가는 특성이 있다. 폐를 도와서 치솟는 기운을 가라앉히고, 내려가는 기운이 강하기에 소화가 잘 될 수밖에 없다. 무채나 동치미도 소화를 돕고 중국집의 단무지도 소화에 도움이 된다. 『동의보감』에서 '무가 밀가루의 독을 푼다'고 한 것도 소화가 잘 안 되는 밀가루 음식을 무가 소화시키기 때문이다.

　소화를 돕는 힘은 셋 중 무가 가장 강하다. 전체에서 뿌리 비중이 가장 크고, 뿌리가 길쭉하게 아래로 자라며 매운맛도 가장 강하기 때문이다. 대신

무를 너무 많이 먹으면 흰머리가 난다는 속설이 있다. 또한 한약 먹을 때 무를 주의하라고 하는데, 이때는 생무를 말한다. 파, 마늘, 무 같은 매운맛은 보약의 뭉치는 힘을 흩어버리므로 보약 먹을 때는 매운맛을 피해야 한다.

순무는 길쭉하기보다는 옆으로 넓적하게 자란다. 옆으로 둥글넓적하게 벌어지면 몸을 보하는 힘이 강해진다. 『동의보감』에서 무는 오래 먹지 말라고 하면서, 순무는 채소 중에 제일 유익하고 늘 먹으면 살찌고 튼튼해진다고 한 이유가 여기에 있다. 매운맛도 무처럼 강하지 않다. 서해안 해풍을 맞고 자라서 염생식물처럼 수분을 빼앗기지 않으려는 힘, 즉 수렴하는 힘이 강해졌기에 사람에게도 제일 유익한 채소라고 한 것이다. 노인과 회복기 환자, 기운 없을 때 매우 좋다.

마카는 무, 순무와 달리 3,000m가 넘는 고산에서 자란다. 이러한 생태환경의 차이가 효능의 차이를 만든다. 산소가 부족한 환경이기에 다른 고산 식물과 마찬가지로 공기를 더 많이 흡입하려고 한다. 이러한 힘은 폐를 도와 폐활량을 늘려준다. 무, 순무, 마카는 모두 아래로 내려가는 기운이 강한데, 마카는 폐 기운을 끌어내려 호흡을 더 깊게 해준다. 따라서 남자가 아침 발기가 안 되는 것, 호흡이 짧고 기운이 없는 것, 목소리와 기관지가 약한 것을 개선시켜 준다. 그러면 가슴이 답답하고 더부룩한 것도 나아진다. 갱년기에 아랫배가 약해지면서 열이 뜨는 것도 호흡을 끌어내려서 호전시킨다. 높은 고산에서 강한 자외선을 맞으며 자라기에, 항산화 작용이 강하고 항암 효과도 좋다.

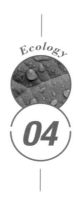

Ecology

04

알프스 고산 병원과
햇빛 치료

고산지역은 지면보다 공기가 맑지만, 산소가 희박하고 바람과 자외선이 강하다. 이로 인해 고산의 여행객들은 종종 고산병으로 고생하게 된다. 하지만 적응 기간을 거쳐 고산에서 살다 보면 몸이 서서히 그 환경에 맞게 변화한다. 희박한 산소를 최대한 흡입하기 위해 호흡이 깊어지고 고산의 햇빛에 적응하기 위해 피부는 검게 그을린다. 이러한 몸의 변화를 이용해 질병을 치료할 수 있다.

1867년 독일 출신의 영국 의사 베버Hermann D. Weber는 고산지역 거주자는 폐결핵에 걸리지 않으며, 저지대의 폐결핵 환자를 고산으로 옮기면 호전된다고 보고했다. 열대지역은 좀 더 높은 고지대여야 하고, 온대 지역은 상대적으로 낮은 고도에서도 효과가 나타난다. 1903년 'Sun Doctor'로 유명한 오귀스트 롤리에Auguste Rollier 박사는 스위스 알프스의 고산지역에 클리닉을

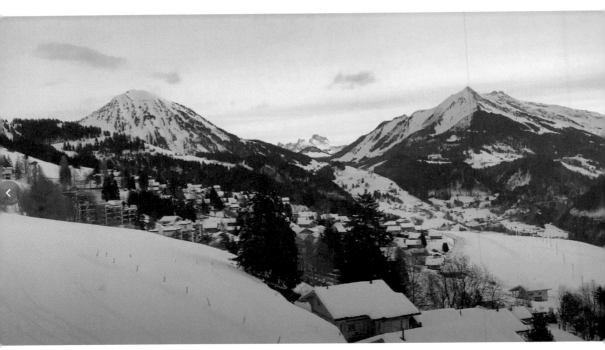

레장 알프스, Valeria.gonzalez-guerra.vazquez(W)

세워 햇빛으로 결핵 환자들을 치료했다.

　당시 유럽에서는 결핵이 유행했고 항생제가 발견되기 전이었으므로 햇빛을 이용해 소독하고 세균 감염을 억제하는 방법이 활용되었다. 롤리에 박사는 소독과 감염 억제뿐 아니라 질병 치료에 더 적극적이고 체계적으로 햇빛을 활용하면서 많은 결핵 환자들을 치료했다.

　롤리에 박사가 햇빛 치료를 시작하게 된 동기는 드라마틱하다. 원래 그는 1909년 노벨 생리의학상을 수상한 외과학 교수 코허Emil Theodor Kocher

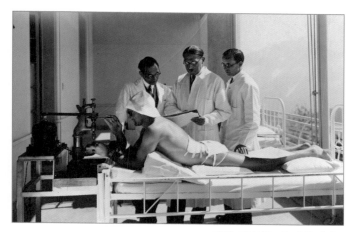
햇빛 치료하는 롤리에 박사ⓦ

의 문하에서 외과 수술로 결핵을 치료하는 방법을 배웠다. 하지만 대가의 밑에서 임상을 하면서 골결핵 치료에 있어서 외과 수술의 한계를 느낀 것으로 보인다. 특히 그의 절친한 친구가 결핵에 걸려 외과 수술을 받았으나 치료되지 않았고, 더욱이 약혼자마저 폐결핵에 걸리면서 외과 수술이 아닌 다른 치료법에 관심을 갖게 되었다. 당시에도 햇빛으로 치료한다는 개념은 있었지만 어디까지나 보조 요법일 뿐이었다. 하지만 롤리에 박사는 약혼자를 고산의 햇빛과 신선한 공기로 치료하겠다는 생각으로 베른Berne을 떠나 해발 1,260m의 알프스 레장Leysin에서 클리닉을 시작했다. 결과적으로 그녀는 폐결핵이 완치되었다.

　롤리에 박사는 그곳에서 햇빛과 신선한 공기로 환자들을 치료했는데, 피부의 상처 또한 빠르고 깔끔하게 아물었다. 그는 꾸준히 결핵 질환에 대해 여러 가지 시도를 했고 40여 년간 연구하며 햇빛 치료법heliotherapy을 완성했다.[12] 당시 롤리에 박사의 치료법은 가장 훌륭한 햇빛 치료법으로 인정받았다. 1차 세계대전 이후, 그의 치료 및 관리를 받은 환자 2,167명 중 약 80%인 1,746명이 건강을 회복했으니, 결핵 치료제가 나오기도 전에 감염성 질환을 잘 치료하고 관리했다고 할 수 있다.[13]

롤리에 박사의 치료법에 대해 좀 더 자세히 알아보자. 상처 소독 정도에만 햇빛을 이용했던 당시의 의사들과는 달리, 그는 상당히 체계적이고 적극적으로 햇빛을 질병 치료에 활용했다.[14]

- 일광욕 시간은 하루에 분 단위로 조금씩 증가시킨다.
- 하루 3~4회 정도로 짧은 시간 햇빛을 쬐는 것이 길게 쬐는 것보다 낫다. 이는 폐결핵 또는 내장기 결핵 환자에게 특히 좋다.
- 아침 햇빛이 더 중요하다. 여름에는 오전 6~9시에만 일광욕을 해야 최상의 결과를 얻을 수 있다. 낮은 고도의 지역에서는 더 일찍 하는 것이 좋다.
- 오전 6~9시에 햇빛 치료를 하는 이유는 햇빛의 열기를 최소화하기 위해서이다. 햇빛의 열에너지는 상처의 감염을 막기 위해서만 활용하고, 다른 질환에는 피한다.
- 차가운 공기에 점진적으로 노출되는 것이 중요한데, 환자의 대사 기능을 올려주고 유지시키며, 전반적 건강과 감염에 대한 저항력을 향상시

킨다.

- 시원한 공기와 더불어 태양의 고도가 낮을 때의 햇빛은 태양 광선에 과다 노출되는 위험을 감소시킨다.
- 섭씨 18도 이상의 온도에서 햇빛을 쬐는 것은 일광욕이라기보다 열풍욕에 가깝기 때문에 피한다.

롤리에 박사는 더운 공기와 햇빛의 조합은 모든 종류의 결핵, 특히 폐결핵에는 좋지 않다고 주장했다. 따라서 더운 계절에는 아침 햇빛을 사용할 것을 권했다. 환자들이 레장의 클리닉에 도착하면 먼저 간단한 의료 검사를 받는다. 이후 일련의 고산 기후 순응 단계를 거치면서 서서히 찬 공기에 노출된다. 1~2주 정도 야외 공기에 대한 적응을 한 후에는 앞에서 언급한 햇빛 치료를 시작한다.

안전한 일광욕을 위해 박사는 몸 아래쪽의 덜 민감한 부분인 발부터 노출시켰다. 이후에는 다리와 팔 그리고 복부와 흉부 등 몸 위쪽 부분을 서서히 노출시켰다. 이렇게 함으로써 햇빛에 대한 충격을 완화시키고, 만약 햇빛에 과하게 노출되더라도 그 영향을 국소에 한정 지을 수 있었다.

첫날, 환자는 발목을 5분 정도 햇빛에 노출시키고, 다음날은 무릎까지 일광욕하는데 발목은 총 10분, 발목에서 무릎까지는 5분 정도 노출시킨다. 이런 식으로 하체에서 상체 쪽으로 점차 노출을 증가시켜서 약 15일 후에는 하루 평균 3시간 일광욕을 하게 된다. 겨울에는 여름보다 1시간 정도 시간을 늘린다. 10일째에는 햇빛 치료에 대한 환자 상태를 평가한다. 만약 피부의 색소 형성이 잘 되어서 검게 잘 그을리면 치료에 양호한 반응을 보이는 것으로, 환자의 피부가 붉어진다면 그 환자는 이후 햇빛 치료 시 주의를 기울여야 한다고 판단했다.

그의 햇빛 치료법은 유럽 전역에서 폐결핵뿐 아니라 골결핵, 관절결핵, 구루병, 상처, 천연두, 심상성 낭창, 관절염, 류마티스 등 다양한 질환에 대한 치료법으로 활용되었다. 과학자들은 연구를 통해 햇빛이 결핵을 비롯한 여러 감염성 질환을 일으키는 세균을 죽인다는 것을 알아냈고, 자외선이 비타민D 결핍으로 생기는 구루병을 치료한다는 것을 증명했다. 이런 분위기로 인해 당시 유럽에서는 검게 그을린 피부가 건강의 상징으로 여겨졌다. 이후 항생제 요법이 시작되면서 햇빛 치료법은 점차 역사 속으로 사라지게 되었다.

그럼에도 불구하고 햇빛 치료에 관한 연구는 계속되고 있다. 한 연구는 햇빛 치료를 2주간 시행한 후 아토피 환자의 피부 증상이 호전되고 비타민D의 전구 호르몬인 칼시디올calcidiol 수치가 유의미하게 향상되었다고 보고했다.[15] 다른 연구는 햇빛 치료가 건선의 단기적, 장기적 치료에 효과가 있다는 사실을 밝혀냈다.[16] 햇빛, 특히 자외선의 하나인 UVB가 충분하면 폐암 및 다발성경화증의 발병률이 낮아지고 치료에 큰 도움이 된다고 한다.[17][18] 또 다른 연구는 자외선을 쬐는 사람이 그렇지 않은 사람보다 감기에 걸릴 가능성이 50% 감소한다는 사실을 입증했다.[19] 이처럼 자외선을 포함한 햇빛을 쬐는 사람의 면역체계는 늘 높은 효율성을 유지하게 되며, 대체로 피부 및 호흡기와 관련된 병증에 좋다.

롤리에 박사의 햇빛 치료의 주안점은 햇빛이었지만, 생태적 관점에서는 그가 세운 클리닉이 고산 지역에 있었다는 사실에도 주목해야 한다. 해발 1,260m의 고산은 평지보다 자외선이 강하고 공기는 더 맑지만, 산소가 부족하다. 따라서 우리 몸은 산소를 더 잘 흡입하기 위해 아랫배까지 깊은 호흡을 할 수밖에 없다. 또한, 피부는 강렬한 햇빛에 적응하기 위해 멜라닌 색소를 형성하고, 고산의 풍부한 자외선은 피부의 비타민D 합성을 촉진한다. 비타민D는 칼슘과 인의 흡수를 도와 뼈가 단단해지도록 한다. 결과적으로 고산이라는 생태환경은 호흡기와 피부, 뼈의 건강에 긍정적 반응을 일으킴으로써 치유 작용을 한다.

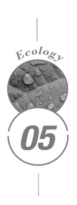

지구촌 장수 마을의
공통점

건강하게 오래 사는 것은 모든 사람들의 꿈이다. 그래서 꽤 오래전부터 장수 마을은 늘 화제가 되어 왔다. 장수 마을에 대해 많은 연구를 해온 댄 뷰트너 Dan Buettner는 블루존blue zone이라는 개념을 만들었다. 어떤 지역에 사는 것만으로도 장수할 가능성이 높아진다는 것이다.

『동의보감』에서는 '고지대 사람은 장수하고 저지대 사람은 수명이 짧다'라

훈자 마을, 카슈미르

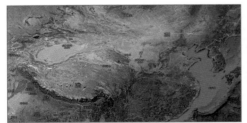

카프카스

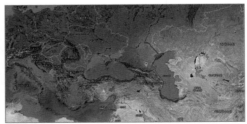

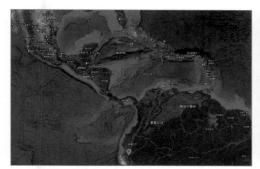

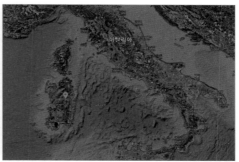

빌카밤바, 에쿠아도르   **누오로**, 이탈리아

고 했다. 실제로 세계적으로 유명한 장수 마을은 카슈미르의 훈자, 러시아의 카프카스, 에쿠아도르의 빌카밤바, 이탈리아의 누오로, 일본 나가노현 같은 고산 지대에 있다. 또는 일본의 오키나와, 이탈리아의 아키아롤리, 그리스의 이카리아섬, 전남 순창군, 제주도 등과 같은 해안가에 위치한다.

훈자Hunza 마을은 북위 36.3°의 파키스탄 카슈미르 지역 내에 있다. 해발 6,000m가 넘는 험준한 히말라야산맥으로 둘러싸여 있는 훈자 마을은 해발 2,500m에 위치한다. 해발 7,388m인 울 타르 사르산의 남서쪽 사면으로, 동에서 서로 흐르는 훈자강의 북쪽 기슭에 해당한다.

카프카스Kavkaz란 해발 4,000~5,000m의 카프카스 산맥으로 이어진 그루지야, 아르메니아, 아제르바이잔, 러시아 체첸 지역을 말하는데, 북위 41.5~43.5° 사이에 위치한다. 그중에서도 그루지야의 압하지아 자치공화국과 그루지야 수도인 트빌리시 동북부에 장수 마을이 많다. 카프카스 산맥에서 보자면 남서쪽 사면이다.

빌카밤바Vilcabamba 마을은 남미 에쿠아도르의 안데스산맥에 있는 장수 마을로 해발 1,500m, 남위 4.26°이며, 북서북 방향으로 뻗은 빌카밤바 계곡에 위치한다. 이곳 사람들은 토마토를 즐겨 먹어서, 토마토가 장수 음식으로 알려지게 되었다.

누오로Nuoro 마을은 북위 40.3°에 위치한 이탈리아 사르데냐섬의 장수 마을인데 해발 1,800m의 젠나르젠투Gennargentu 산맥에 둘러싸여 있다. 해발 955m의 오르토베네 산Monte Ortobene 서쪽 기슭에 위치해, 평균 해발 700m의 산악 지형이 대부분을 차지한다.

나가노현長野県은 일본에서 장수하는 남자가 가장 많은 곳인데, 해발 2,000~3,000m의 고산으로 둘러싸여 '일본의 지붕'이라고 불린다. 그중 해발 700m에 위치한 사쿠시佐久市가 장수 마을로 유명하다. 오키나와현沖縄県은 일본에서 장수하는 여자가 가장 많은 곳으로 따뜻한 해안가에 있다.

아키아롤리Acciaroli는 이탈리아 서남부의 해안가 마을로, 2016년 영국 데일리메일에서 발표한 자료에 의하면 700명의 주민 중 81명이 100살 이상이라고 한다.

이카리아Icaria 섬은 에게해에 떠 있는 작은 섬으로, 인구의 1/3이 90세 넘게 장수하고 암과 치매가 거의 없다. 미국에서 폐암 말기 선고를 받고 고향으로 돌아간 모라이티스Stamatis Moraitis 씨는 이곳에서 40년을 더 살다가 104세에 사망했는데, 이를 계기로 세계적인 주목을 받았다.

2001년 서울대 이정재 교수팀이 국내 장수 마을을 조사했다. 1990년대에는 경상도와 전라도, 제주도의 해안, 평야 지대에 장수 마을이 많았고, 2000년대 들어서는 해발 200~600m의 산간 지대에 장수 마을이 증가하고 있는 것으로 밝혀졌다. 일반적으로 고도가 높으면서도 기온이 따뜻할수록 장수 비율이 높았다. 즉 남부 지방의 고산이 장수에 최적의 장소라 판단된다.

앞에서 언급된 장수 마을들과 종합적으로 살펴보자. 고산의 장수 마을은 북반구에서는 산의 남서쪽 사면이 대부분이고, 빌카밤바처럼 남반구에서는 산의 북서쪽 사면에 위치한다. 모두 서쪽 사면인 셈이다. 바닷가의 장수 마을 또한 해당 지역의 서해안이 많다. 이는 편서풍, 저녁 햇볕과 관련이 있다고 보인다. 편서풍이 부는 지역의 서해안과 서쪽 사면에서는 느슨하게 닫힌 순환 시스템이 형성되기 때문이다.

우리나라의 남성 장수자는 강원도 산간 마을에 많고, 여성 장수자는 전남 해안가와 제주도에 많다. 제주도는 이미 조선 전기 지식인들 사이에서 장수 마을로 유명했다. 불로초의 전설과 장수를 주관하는 별인 노인성을 볼 수 있는 고장이라는 것이다. 이를 종합하면 남자는 산, 여자는 바다. 일본 역시 산악 지역인 나가노현이 남자가 가장 장수하는 지방이고, 바닷가인 오키나와현이 여자가 가장 장수하는 지방이다.

사르데냐Sardegna의 산악 지역인 누오로Nuoro에서는 100만 명당 244명이 백 세 이상이다. 일반적으로 남성보다 여성의 수명이 긴데, 누오로 지역은 특이하게 남성 장수자가 많다. 안데스산맥의 고산 마을인 빌카밤바 역시 남성이 여성보다 더 오래 산다.[20] 높은 산에서 자면 남자들은 새벽 발기가 더 잘 되는 것을 경험할 수 있다. 호흡이 깊어지면서 아랫배와 생식기까지 기운이 잘 내려가기 때문이다. 단전호흡이 저절로 이루어지는 것이다.

바닷가는 해풍이 강하다. 여성들이 '바다를 보고 싶다'는 말을 자주 하는데, 해풍이 기가 뭉친 것을 풀어주고 약한 짠맛이 몸속의 병적인 습기를 제거하기 때문이다. 『동의보감』에서는 '남자는 기가 흩어지기 쉽고 여자는 기가 뭉치기 쉽다'고 했다. 그러므로 남성들에게는 아랫배와 생식기까지 기운을 응집시켜 주는 산이 맞고, 여성들에게는 기가 뭉친 것을 풀어 주는 바닷가가 더 적합하다고 할 수 있다. 또한, 바닷가와 고산은 모두 자외선이 강해서 비타민D 합성 등을 통해 폐와 뼈를 튼튼하게 한다.

Ecology

06

고산에서는
복식 호흡이 저절로

티베트 수도인 라사로 여행한 적이 있다. 해발 고도 3,500미터인 라사에 도착한 후, 처음 며칠은 고산 반응으로 머리가 깨질 듯 아프고 아랫배가 굳으면서 소화도 안 되었고 잠도 제대로 잘 수 없었다. 자다가 심장이 벌렁거려서 수시로 깼고, 차만 타면 멀미와 구토를 했다. 낮은 기압 탓에 배낭 속 사탕과 빵의 포장지가 부풀다가 뻥뻥 터지는 소리가 수시로 들렸다. 그런데 며칠 지나자 굳어 있던 아랫배가 풀리면서 저절로 들쑥날쑥 복식호흡을 하기 시작했고, 그러면서 고산 반응이 서서히 사라졌다. 이때부터 위장 운동이 활발해지면서 소화도 호전되었고 자다가 깨는 일도 사라졌다.

'신선 선仙'자가 '산山'과 '사람人'의 결합인 것은, 등산과 고산 생활이 복식 호흡을 유도해 도를 닦는 데 도움을 주기 때문이다. 그래서 사람이 살기 힘

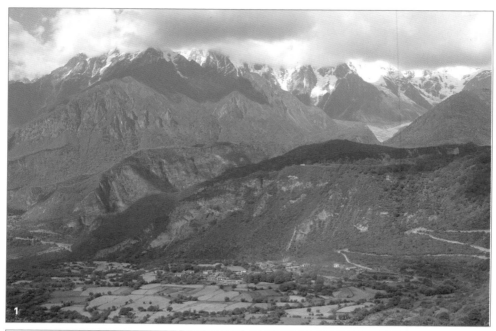

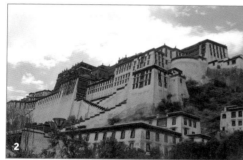 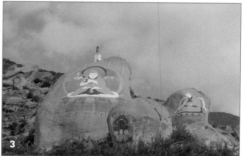

1 티베트 고산마을 2 포탈라궁, 티베트 **3 티베트 드레풍 사원**, 해발 3,800m

든 척박한 땅에서 고차원의 티베트 불교가 번성했던 것이다.

식물은 햇빛을 받아 잎에서 광합성을 하고, 사람은 피부에서 비타민D를 합성한다. 비타민D는 칼슘Ca과 인P의 흡수를 도와 뼈를 튼튼하게 한다. 즉 햇볕은 근골을 강하게 하고 폐와 피부를 활성화시킨다. 즉 사람을 튼튼하게 만들어 준다.

고산 지역은 특히 자외선BUVB가 강하기에, 피부에서 비타민D 합성을 하는 데 최적이다. 해발 1,000미터가 높아질 때마다 UVB는 24%씩 증가한 다.[21] 앞에서 언급했던 오귀스트 롤리에 박사는 알프스 고산의 자외선이 강 한 햇빛을 이용해 폐결핵, 구루병, 천연두, 심상성 낭창, 골결핵 및 관절결핵 등을 치료했다.

이탈리아 볼로냐대학이 중앙아시아의 해발 600~3,200미터 사이에 거주 하는 여러 인종을 대상으로 수행한 연구에서, 햇볕을 쬐는 양과 혈압 사이에 역상관 관계가 있음이 밝혀졌다. 해발 고도가 높은 지역에 사는 사람보다 해 발 고도가 낮은 지역에 사는 사람들에게 고혈압이 더 자주 발생했다. 해발 고도가 높을수록 UVB가 강하므로 피부에서 비타민D가 더 많이 만들어진 다. 여러 독립적인 연구에서는 격렬한 운동 프로그램을 6개월간 수행한 고 혈압 환자들의 혈압이 15% 감소한 반면, 하루에 한 시간씩 자외선을 쬔 환 자들은 단지 5~6일 만에 혈압이 눈에 띄게 감소한다는 사실이 입증되었다.

물론 UVB에 과도하게 노출되면 피부가 화상을 입을 수 있다. 피부암을 두려워해서 야외에 나갈 때는 늘 선크림을 바르는 사람들이 많다. 그런데 안 드레아스 모리츠Andreas Moritz는 『햇빛의 선물』에서 '자외선 조사량이 많은 고도가 높은 지역이나 적도 지역에 거주하는 사람들은 실제로 암 발병이 적다. 특히 피부암에는 잘 걸리지 않는 것이 현실이다. 오히려 햇볕 아래에서 시간을 거의 보내지 않거나, 발암성 화학물질로 가득한 자외선 차단제를 사용하는 사람들에게서 피부암이 발생한다'라고 밝혔다.

피부 손상은 '강한 자외선 환경에 적응했는가, 못 했는가'의 문제다. 고산의 원주민들은 강한 자외선에 적응하면서 멜라닌 색소가 많이 생성되어 피부 화상 등의 부작용이 생기지 않는다. 반면 백인처럼 피부가 흰 사람들은 강한 자외선에 피부가 손상되기 쉽다. 롤리에 박사가 환자의 노출 부위와 시간을 조금씩 늘리면서 햇빛 치료법을 시행했던 이유가 이것이다.

고산 지대란 기본적으로 일교차와 바람이 심하다. 여기서 살아남으려면 북극곰처럼 피부가 야물고 단단해야 한다. 고산 지역 사람들도 몸이 야물고 단단하다. 고산 식물이 자외선을 방어하기 위해 잎과 꽃잎의 색깔을 짙고 선명하게 만들었듯이, 사람도 자외선을 방어하기 위해 멜라닌 색소가 침착되어 피부가 검고 두껍고 단단해진다. 같은 생태환경에서 식물과 사람은 같은 노력을 하고 있다. 피부가 단단한 고산 지역 사람들은 몸의 근본 구성 요소인 정精, 기氣, 신神, 혈血이 잘 갈무리되어 장수하는 것이다.

고산 동식물은 낮은 고도의 동식물보다 공기를 많이 빨아들이려고 노력한다. 이러한 노력은 사람의 폐활량을 늘려서 고산 적응을 도와준다. 또한 강한 자외선에서 살아남기 위해 단단해지는데, 이런 노력은 사람의 면역력을 높이는 효과로 나타난다.

Ecology

07

등산이 특히
더 좋은 사람들

한국인처럼 등산을 좋아하는 민족이 있을까? 우리나라 사람들은 건강해지려면 산에 가야 한다고 생각한다. 또 병을 고치기 위해 산에 들어갔다는 얘기를 종종 듣는다. 정말 등산은 우리 몸에 좋을까? 등산을 할 때 우리 몸에는 어떤 변화가 생길까?

평지에서 조깅을 하면 가슴을 움직이는 흉식호흡으로 거친 숨을 내쉰다. 그런데 오르막길을 오르면 아랫배와 전신을 움직이는 복식 호흡으로 거친 숨을 헉헉 몰아쉬게 된다. 평지에 비해 산소 소모량이 급격히 늘어나면서 숨이 가빠진다. 쓰는 근육도 다르다. 우리 몸은 이러한 수요를 감당하기 위해, 횡격막을 더 아래로 끌어내려서 가능한 한 한 번에 많은 숨을 들이쉬려고 한다. 숨을 더 많이 들이쉬기 위해서는 더 많이 내쉬는 것이 필수다. 단전호흡에서도 내쉬는 호흡이 더 길어야 한다. 무엇이든 얻기 위해서는 먼저 내놓아

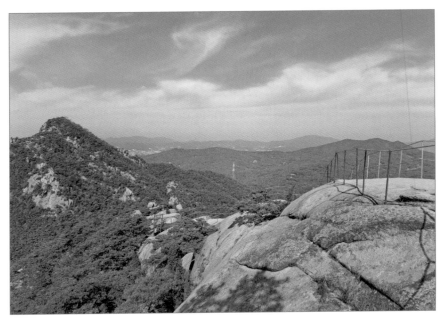

양주 불곡산

야 한다. 더 많이 내쉬기 위해 몸은 가슴을 넘어 아랫배까지 옥죈다. 그래서 단전과 허리에 힘이 들어가는 것이다. 아랫배를 옥죄던 힘을 풀면 호흡이 아랫배까지 깊이 내려가면서 자동적으로 복식호흡이 이루어진다.

이러한 복식호흡은 단전호흡이나 단전에 뜸을 뜬 것과 같은 효과를 나타낸다. 도시 생활을 하면 머리만 쓰고 몸을 쓰지 않기에, 머리는 뜨거워지고 배는 차가워지기 쉽다. 머리가 뜨거워지면 열이 나고 숙면을 취하지 못하며, 눈은 충혈되거나 건조해지고, 어깨와 목덜미가 늘 뭉친다. 아랫배가 차가우면 소화가 안 되면서 배가 나오게 되고, 전립선이 붓고 정력이 떨어지며, 대소변이 원활하지 못하고 다리와 무릎 힘이 약해진다. 또한 손발이 시리고 여자는 자궁 기능이 나빠진다. 이런 사람들은 발바닥을 지압하면 몹시 아파하는 것이 특징이다. 머리와 가슴에 열이 몰린 상태이니 화병과 유사하다. 기분이 좋고 머리가 맑을 리가 없으니, 학생들의 학습 효과도 떨어진다.

그런데 이렇게 좋은 복식 호흡이 등산을 하면 저절로 이루어진다. 인체 상부에 몰린 열이 복식 호흡을 통해 아랫배까지 내려가고, 손발 끝까지 퍼져 나간다. 등산 후엔 잠도 잘 오고 어깨 뭉친 것이 풀리며, 머리와 눈이 맑아지고 입맛이 좋아지고 정력이 강해지며, 다리가 튼튼해지는 것이다. 손발 시림도 완화된다. 머리와 가슴의 열이 내려가니 머리가 맑아지고 기분이 좋아져 화병과 스트레스 증상도 개선된다. 맨발로 걸으면 지압 효과가 있어서 전신

복식호흡이 되는 건강한 상태 vs. 열이 뜬 병든 상태

서늘 ——

뜨거움

따뜻 ——

차가움

건강한 상태

머리에 열이 뜸

이 더욱 이완되고, 접지earthing를 통해 열을 내리는 효과가 더 강해진다.

등산하지 않던 사람이 산을 오르면 처음 만나는 오르막길에서 굉장히 힘들어하며 숨을 몰아쉰다. 하지만 참고 계속 오르다 보면 호흡이 편해지는 순간이 온다. 뭉쳐 있던 배가 풀리면서 흉식호흡에서 복식호흡으로 전환되는 순간이다. 특별한 질환(심장 질환 등)이 없다면 이때까지는 힘들어도 참고 산을 오르는 것이 좋다. 하나 팁을 주자면, 빈속으로 등산했을 때 복식호흡으로의 전환이 더 빠르다. 물론 전혀 산을 오르지 않던 사람이 한 번에 무리해서는 안 된다. 조금씩 시간과 난이도를 높여서 몸이 적응하도록 해야 한다.

가끔 입맛이 없어서 등산을 시작했다는 분들을 만난다. 한의학에서는 섭취한 음식을 비위가 '맷돌처럼 갈아서 소화시킨다'라고 표현한다. 이때 맷돌을 잘 돌리기 위해서는 팔다리를 많이 움직여야 한다. 팔다리를 적극적으로 쓰는 등산을 하면 소화에 좋은 것은 당연한 일이다. 동시에 복식호흡으로 횡격막이 내려가면서 배 운동까지 된다. 더 많은 숨을 내쉬기 위해 아랫배를 옥죄니까 위장의 연동 운동이 잘 되어서, 더부룩한 것이 없어지고 소화도 잘되는 것이다. 몸에 에너지가 충전되어 음식물을 더 잘 받아들이고 결과적으로 입맛이 좋아진다.

현대인들의 질병은 정신적 스트레스에서 기인하는 경우가 많다. 이런 경우, 한의학에서는 기氣를 돌려서 치료하는데 박하, 천궁, 귤껍질, 향부자 같은 향이 나는 약재를 사용한다. 『동의보감』에서는 '몸을 움직이지 않으면 기가 막힌다'라고 했다. 이어서 '한가로운 사람은 몸을 움직여 기력을 쓰는 때

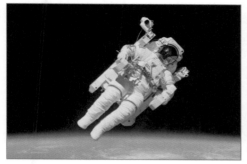

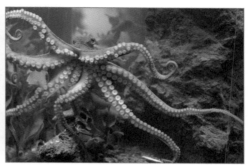

우주비행사, NASAⓌ   문어, PseudopanaxⓌ

가 많지 않고, 배불리 먹고 나서 앉아 있거나 눕는다. 이렇게 하면 경락이 통하지 않고 혈맥이 막혀 몸이 약해진다. 흐르는 물은 썩지 않고 문 지도리는 좀먹지 않으니, 사람도 이처럼 적당히 움직여야 한다.'라고 덧붙였다.

등산하면서 내쉬는 숨과 땀을 통해서 정신적 스트레스가 풀리고 몸이 단련된다. 잘 살펴보면, 등산을 할 때 거친 숨을 내쉬지 들이쉬지는 않는다. 숨을 들이쉴 때 교감신경이 항진되고 내쉴 때 부교감신경이 항진된다는 점을 감안한다면, 등산은 호흡을 통해 부교감신경을 자극해서 스트레스를 풀어준다. 현대인들은 온종일 인공 조명 아래서 살아간다. 더구나 컴퓨터나 스마트폰 등 근거리의 사물만 보기에 시력에 문제가 생기고 마음까지 좁아진다. 등산하면서 가까운 곳과 먼 곳의 자연을 바라보면 눈도 마음도 밝아지는 것이다. 현대인들에게 등산은 매우 적절한 여가 활동이라 할 수 있다.

골다공증은 우주 비행사들의 직업병이라고 알려져 있다. 우주의 무중력 상태에서는 뼈가 해야 할 역할이 그다지 없으므로 몸은 뼈를 발달시키지 않는다. 중력이 없는 바다에 사는 문어와 오징어는 뼈가 없이도 잘 살아간다. 이렇게 자연은 필요 없는 것을 발달시키지 않는다. 어릴 때 뼈에 충격을 많이 가하면 통뼈가 된다는 말이 있다. 뼈는 중력, 즉 압박을 받아야 밀도가 높아진다.

골다공증 환자가 15kg 정도의 배낭을 메고 산을 오른다고 가정해보자. 뼈에 강한 압력이 걸리면서 뼈가 단단하게 다져진다. 우리나라의 어느 산을 가봐도 50~60대 주부들이 많은 것은 등산이 그분들에게 적합하기 때문이다. 다만, 뼈의 상태에 맞춰서 해야 된다는 점을 유의하자.

하산하다가 무릎을 다쳐 내원하는 환자들이 꽤 있다. 대부분은 산을 오를 때보다 내려올 때 무릎을 다치기 쉽고, 오랜만에 하는 등산이라면 더욱 그렇다. 등산 전에 몸을 충분히 풀고, 하산할 때에는 스틱을 사용하거나 정면으로 내려오지 말고 옆걸음이나 뒷걸음질치듯이 비스듬히 내려오면 무릎에 가해지는 충격이 줄어든다.

또 계곡 길을 땀을 뻘뻘 흘리면서 올라갔다가, 능선에 올라서자마자 찬바람을 맞아 감기에 걸리는 경우가 많다. 땀구멍이 열린 상태로 능선의 강한 바람을 맞으면 바람이 몸속 깊이 들어가기 때문에, 감기 증상이 심하고 오래간다. 따라서 능선에 오르기 직전에 방풍 점퍼 등을 입어야 한다. 등산 후 감기에 걸렸다면 온탕에서 몸을 풀고 쌍화탕이나 생강차를 마시면 도움이 된다.

08

고산 나물이
우리 몸속에서 하는 일

현대인은 몸도 마음도 아프다. 아프지 않은 사람이 없다고 해도 과언이 아닐 정도다. 자연으로부터 멀어질수록 인간은 부조화 상태에 놓이기 때문이다. 그러면 자연과 가까워지는 방법은 무엇일까? 가장 쉬운 것이 해가 뜨고 지는 사이클에 맞춰 사는 것이다. 이 간단한 자연의 섭리를 거스를수록 건강과 멀어진다.

다음은 가공식품이나 정제 식품을 멀리하고 자연 그대로를 섭취하는 것이다. 자연으로부터 채취한 약초를 달여 먹으면, 자연이 가진 생생한 힘을 인체에 전할 수 있다. 여건이 된다면 그 약초가 살던 생태환경을 찾아가, 자연 그대로의 힘을 직접 몸으로 받아들인다면 그보다 더 좋을 수는 없다.

코로나19로 사회적 거리 두기가 일상이 되면서 그 어느 때보다 자연을 찾는 사람들이 늘어났다. 나물꾼들의 말에 의하면, 봄나물을 따러 오는 사람들이 예년의 3배는 된다고 한다. 봄나물 중에서도 고산에 사는 곰취를 관찰하기 위해 해발 1,000미터의 가파른 산길을 올랐다. 습지 주변의 울창한 나무 사이를 헤치며 눈으로는 곰취를 찾았다.

나물꾼들 사이에서 통하는 비방이 있다. "곰취, 박쥐취, 곰취, 박쥐취…"라고 주문을 외우듯 식물 이름을 읊으며 걸으면 그 식물이 눈에 더 잘 띈다는 것이다. 주문이 효과가 있었던 걸까? 강렬한 향의 박쥐취가 눈에 들어오고, 향이 깊고 은은한 곰취도 간간이 보이기 시작했다.

저지대에서 자라는 참취는 곰취와 생긴 모습도 다르지만, 향도 곰취보다 약하고 은은한 편이다. 나물을 채취할 때는 꼭 어린 잎사귀 두어 장은 남겨 둬야 한다. 그래야 죽지 않고 또 잎사귀를 낸다. 자연과 인간이 연결되어 있다고 생각해야 자연의 선물에 욕심을 덜 부리게 된다. 곰취의 향긋한 내음에 험한 산을 오른 힘듦이 싹 잊혀졌다. 산 중간쯤에 사는 참취와 달리 높은 지

박쥐취, 김예지

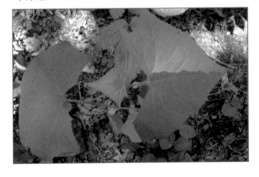

참취, 박대인

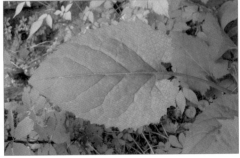

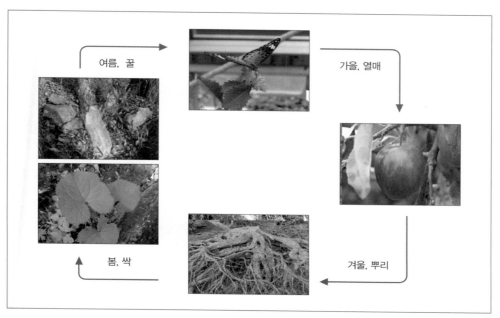

여름, 꿀

가을, 열매

봄, 싹

겨울, 뿌리

역에 사는 곰취는 생태학적으로도 고산 나물로 분류된다. 그렇다면 사람의 후각을 사로잡는 곰취의 향은 어떻게 만들어질까?

식물의 1년은 진액 순환의 과정이다. 봄이 되면 동절기 뿌리에 저장되어 있던 진액이 스프링처럼 뿜어져 잎사귀로 올라온다. 초봄 고로쇠 수액, 다래 수액, 자작나무 수액을 채취하는 것이 이 때문이다. 큰 나무들의 수액이 뿌리에서 나무 끝 잎사귀까지 도달하기 위해서는 중력을 거스르는 강한 힘이 필요하다. 나무줄기 중간에 구멍을 뚫고 수액을 받으면 하루에 양동이 한 통을 채우고도 남을 만큼의 양이 나온다.

여름에는 진액이 꽃과 꿀로 변해서 번식에 이용되고, 가을에는 열매로 옮겨가 탐스러운 과실을 맺고 씨앗의 기름이 된다. 겨울이 오면 진액은 다시 뿌리로 돌아가 농축되어, 새 봄 다시 잎사귀로 솟구쳐 오를 날을 기다린다. 식물의 진액이 뿌리에서 잎, 꽃, 열매, 씨앗, 다시 뿌리로 순환하는 주기가 식물의 1년이다.

곰취의 향은 봄에 솟구쳐 올라온 풍성한 진액이 곰취의 넓은 잎사귀 전체에 퍼지면서 공기 중으로 흩어진 것이다. 고산에서도 물가에 자라는 곰취는 향을 뿜어내서 습기를 배제하는 전략을 발달시켰다. 또한 국화과 식물로서, 습기를 말리기 위해 약간 씁쓸한 맛도 띠고 있다. 곰취를 잘 살펴보면 잎 가장자리가 뾰족뾰족한 톱니바퀴 모양이다. 줄기는 그다지 높게 자라지 않아 모든 에너지가 푸른 잎사귀로 집중된다. 그러면서도 잎사귀는 얇고 부드러워 식감이 빼어나다. 봄이 오면 곰취는 겨우내 저장한 강한 에너지를 위로 뿜어내는데, 이러한 기운이 인체의 양기를 돋우어 봄을 건강하게 날 수 있도록 돕는다.

한방에서 약재를 쓴다는 것은 달리 말해, 그 약재의 특정 부위에 존재하는 진액을 이용한다는 것이다. 곰취의 순을 약으로 쓰려면 곰취 순으로 가장 많은 진액이 몰리는 봄에 채취해야 한다. 봄나물의 상승하는 기운을 머금은 곰취 순이 우리 몸에서 그 힘을 재현하여 인체의 기운을 끌어 올려주고, 약한 쓴맛으로 허열을 제거하며, 강한 향기와 넓은 잎사귀로 병적인 습기를 흩어주기 때문이다.

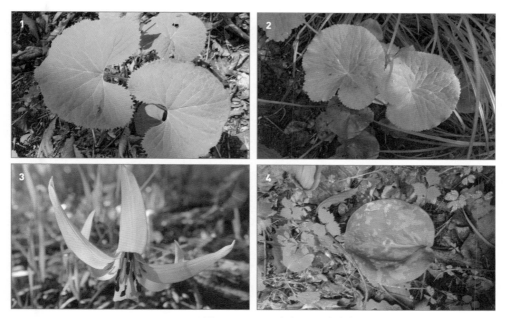

1 곰취, 고화선 2 동의나물 3 얼레지 꽃, 점봉산 4 얼레지 잎, 용문산

　　고산의 습지대 환경을 좋아하는 식물로 얼레지와 우산나물이 있다. 7년을 기다려서 꽃을 피운다 하여 '기다림의 미학'이라 불리는 얼레지 꽃이 촉촉하게 이슬을 머금은 듯 피어나는 모습은 감동적이기까지 하다. 얼레지는 잎이 먼저 나온 후 꽃이 피는데, 우아하고 둥글넓적한 얼레지 잎은 부드러우면서도 달짝지근한 맛이 일품이어서 고급 나물에 속한다. 단, 생으로 먹으면 안 되고 꼭 데쳐서 먹어야 한다. 놀랍게도 얼레지는 40~50년이나 사는 장수 풀이다. 일본에서는 땅속 비늘줄기를 먹는데 노인의 보양과 어린이의 복통 설사에 좋다.

봄에 춘곤증으로 노곤하고 기운이 처질 때 곰취를 먹으면 머리까지 기운이 올라가고, 몸에 정체된 습기가 흩어져 몸이 가뿐해지는 것을 느낄 수 있다. 1998년 강원대 연구에 따르면 곰취, 개미취, 참취 중 폐암 세포에 가장 효과적인 것이 곰취였고, 간암 세포에 효과적인 것이 개미취였다. 셋 중 가장 높은 산에서 자라는 곰취는 폐호흡을 도와준다.

곰취와 비슷한 식물로 동의나물이 있는데 '나물'이라는 이름과는 달리 독초로 분류된다. 곰취는 잎 가장자리가 뾰족한 톱니바퀴 모양인 데 비해, 동의나물은 약간 뭉툭한 톱니바퀴 모양이다. 또한, 곰취는 잎의 가운데 끝이 크게 튀어나오고, 잎이 잎자루에 붙는 부분의 홈이 크게 파였다. 반면 동의나물의 잎사귀는 둥글고, 잎자루에 붙는 부분도 홈이 작다.(앞의 사진 참조)

고산 습지대에서는 우산살 모양의 우산나물도 눈에 띈다. 우산나물은 온몸이 보송보송한 솜털로 덮여 있는데, 어린 싹의 솜털은 단단한 껍질과 땅을 뚫고 나온 후에 생긴다. 이는 성장하려는 생명력의 발동이자 외부 세상을 감지하는 더듬이이기도 하다. 그래서 털이 난 어린 싹은 체한 것을 뚫고 성장을 도우며, 피부가 뭉친 것과 저린 것을 풀어준다.(사진1, 2 참조)

고산 여기저기서 노랗게 핀 꽃을 봤다면 피나물일 가능성이 크다. 피나물은 물이 맑은 수원지 인근에서 자라기 때문에 피나물이 보이면 안심하고 그 물을 먹을 수 있다. 잎을 잘라 보면 주황색 진액이 나오는데 마치 피 같다고 해서 피나물이라는 이름이 붙었다. 나물이라고는 불리지만 양귀비과에 속한 독초라 먹을 수는 없다.(사진3 참조)

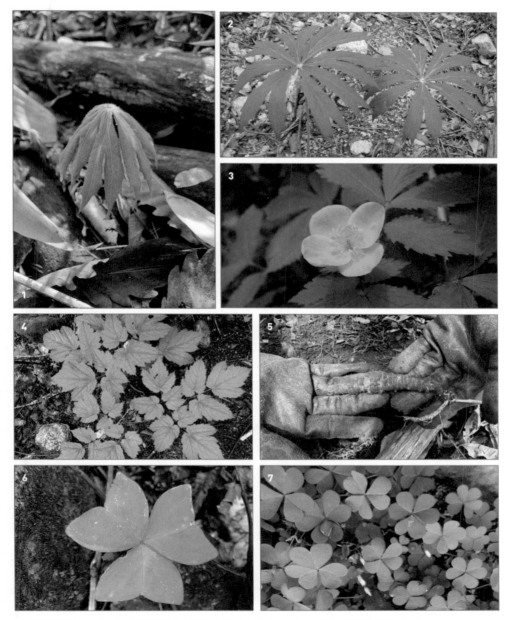

1 접힌 우산나물, 고화선 **2** 펼쳐진 우산나물 **3** 피나물 **4** 승마, 고화선 **5** 더덕 캐기, 고화선
6 큰괭이밥, 고화선 **7** 괭이밥

보중익기탕의 핵심 약재인 승마升麻도 빼놓을 수 없다. 승마이라는 이름처럼 뿌리를 달여 먹으면 인체 상부까지 기운을 끌어올리는 작용을 한다. 당연히 봄의 양기를 머금고, 고산 속의 척박한 환경을 극복하고 자란 승마가 효능이 좋다. 내려오는 길에 더덕이 보여서 가져간 모종삽으로 조심스레 캤다. 진한 더덕 향은 잎이나 줄기에 가득한 우윳빛 진액 덕분이다. 더덕과 같은 뿌리식물을 캐는 데는 고고학자 못지않은 섬세함과 인내심이 요구된다. 뿌리가 끊어지지 않도록 손으로 살살 흙을 파헤치며 따라가다 보면 손상 없이 뿌리 끝까지 캐내게 된다.(앞의 사진4, 5 참조)

좀 더 내려오다가 큰괭이밥을 만났다. 도시에서 흔히 보는 괭이밥보다 잎이 훨씬 크다. 하트 모양 잎사귀의 맛은 비타민C처럼 새콤한데, 괭이밥이 톡 쏜다면 큰괭이밥은 좀 더 묵직한 맛이다. 새콤한 맛은 수렴하는 효능이 있어서 설사나 냉, 출혈을 멎게 하고 습진과 헌데를 아물게 한다. 몸에 습열이 많은 사람에게 좋다.(앞의 사진6, 7 참조) 자연에는 치유의 힘이 있어, 그 자연 속에서 자연의 힘을 그대로 머금은 식물들을 적절하게 섭취함으로써 우리 몸에 다양한 효능을 재현할 수 있다.

피를 맑히는 산마늘,
당뇨에 좋은 삼채

고산 나물인 산마늘은 잎에서 마늘 맛이 난다고 해서 붙여진 이름이다. 예전
에는 신선들이 도를 닦을 때 먹었다고 해서 '신선초'라고도 불렀고, 조선시
대 울릉도로 이주한 사람들이 겨울에 식량이 떨어져 굶어 죽기 직전에 이것
을 먹고 연명했다고 해서 '명命이나물'이라고도 한다. 우리나라에서는 강원

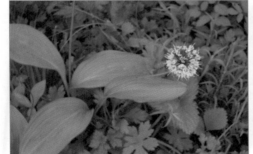
산마늘, 심아람

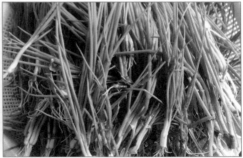
족파

도 높은 산이나 울릉도에서 주로 자라는데, 고기와 궁합이 좋아 고깃집의 곁들이 음식으로 자주 나온다.

산마늘은 백합과 알리움Allium속 식물이다. 대파, 쪽파, 양파, 마늘, 염교, 부추, 달래 등이 모두 같은 속인데 매운맛이 나고 다년초라는 공통점을 갖고 있다. 대부분은 잎이 가늘거나 침엽수처럼 둥글면서 속이 비어 있다. 그런데 유독 산마늘만 잎이 넓은 활엽수 모양이다. 보통 활엽수는 따뜻한 곳에서 자라고, 침엽수는 추운 곳에서 자란다. 그렇다면 고산이나 북쪽의 추운 환경에서 자라는 산마늘은 왜 넓은 잎이라는 전략을 선택한 것일까?

산마늘은 고산의 숲에서 자란다. 평지의 밭에서 자라는 대파, 쪽파, 마늘, 부추와는 다른 환경이다. 나무 아래에서 자라기에 햇볕을 받기 힘들고, 이런 환경을 극복하기 위해 넓은 잎으로 광합성의 확률을 높인 것이다. 고산 숲에서 자라는 곰취나 얼레지도 이와 비슷한 전략을 택했다. 하지만 추위 때문에 무한대로 잎을 넓힐 수는 없다. 산의 고도가 높아질수록 잎이 좁아지는 경향이 있는 것은 이 때문이다.

산마늘은 알리움속의 공통적인 효능을 갖고 있다. 피를 맑게 하고, 매운맛으로 소화를 도우며, 몸을 따뜻하게 데워 준다. 넓은 잎으로 쌈을 싸 먹을 수도 있다. 고깃집에서는 배추나 상추, 적근대와 같은 넓은 잎채소에 밥과 고기를 얹고, 마늘이나 고추를 올려 쌈을 싸 먹는다. 만약 체기를 흩어 주는 넓은 잎으로 쌈을 싸지 않고 고기와 밥만 먹는다면 그 많은 양을 한입에 먹지도 못하고 체하기도 쉬울 것이다. 함께 싸 먹는 마늘이나 고추의 매운맛도 체기를 흩어서 소화를 돕는다. 산마늘은 바로 이 두 가지 작용을 동시에 한다. 장사를 잘하는 고깃집은 좋은 잎채소를 제공해 손님들이 고기를 더 많이, 더 맛있게 먹을 수 있도록 한다.

매운맛은 크게 두 가지로 나뉜다. 고추나 겨자처럼 일반적인 매운맛, 그리고 부추나 군마늘처럼 후끈한 맛이다. 매운맛은 입이 화끈거리고 얼굴이 달아오르며 물이 땅긴다. 후끈한 맛은 아랫배가 후끈해지며 입에서는 침이 스며 나온다.

고추, 겨자를 먹고 땀이 나거나 양파를 까다가 눈물을 흘리는 것처럼, 매운맛은 뭉친 것을 흩고 땀내서 감기를 치료한다. 감기 초기에 소주에 고춧가루를 타서 마신다는 속설이 이런 배경에서 나온 것이다. 매운맛은 체기와 스트레스를 풀 때도 쓴다. 하지만 허약한 사람은 많이 먹지도, 오래 먹지도 말아야 하고 겨울철에는 피해야 한다. 보약을 먹을 때 파, 마늘, 무를 생으로 먹지 말라고 한 것도 기운을 모으는 보약의 작용을 매운맛이 흩어버리기 때문이다.

한편 후끈한 맛은 몸을 데워 주고 허약한 것을 보충한다. 쉽게 말해 여자의 자궁 냉증과 남자의 양기가 약한 것을 치료한다. 몸이 허약해서 땀이 삐질삐질 나는 증상에 도움이 되므로, 여름철 보신탕에는 꼭 부추를 넣는다. 허약하고 몸이 찬 사람이라면 평소에 챙겨 먹는 것이 좋다. 산마늘은 고추처럼 맵지 않고, 부추와 비슷하게 침이 잘 스며 나온다. 따라서 산마늘은 매운맛 중에서도 후끈한 맛이다.

알리움속 식물들은 대부분 피를 맑게 하는데, 고산에서 자라는 산마늘은 산소를 빨아들이는 능력도 좋아서 피를 맑게 하는 효능이 탁월하다. 산마늘이 콜레스테롤을 낮추고 동맥경화와 심장병에 좋다는 연구 결과가 나온 것은 당연한 일이다. 모든 고산 식물이 그렇듯 항암 효과도 있다. 산소를 빨아들이는 능력은 폐를 도와주는데, 폐 기운이 좋아지면 피로가 회복되고 세포 구석구석까지 산소가 공급된다. 고산에서 자라는 마카나 삼채에도 이런 효능이 있다. 산마늘은 따뜻한 성질의 넓은 잎을 갖고 있어 비만 치료에도 효과를 보인다. 단, 비만에는 생으로 먹는 것이 좋다.

산마늘은 크게 울릉도 산과 강원도 산으로 나뉜다. 성분을 분석해 보면 울릉도 산마늘은 사포닌이 많고, 강원도 산마늘은 유황 화합물이 많다. 산지에 따라 성분이 다르고 그 효능도 다르다. 강원도 산마늘은 잎이 좁은 편이면서 향이 강하고, 울릉도 산마늘은 잎이 넓다. 똑같은 산마늘의 잎이지만, 어혈을 헤쳐 통증을 멎게 하고 지혈시키는 효능은 고산에서 자란 강원도 산마늘이 강하다. 반면 체기와 습기를 흩어 몸을 가볍게 하는 다이어트 효능은 바다의 습기와 바람을 이겨내며 자란 울릉도 산마늘이 강하다.

또 하나의 알리움속 식물인 삼채는 히말라야 고산에서 자란다. 잎은 가늘며 구멍이 뚫려 있지 않아 부추와 비슷하고, 뿌리는 인삼과 비슷해서 삼채蔘菜라 불린다. 또는 단맛, 매운맛, 쓴맛의 세 가지 독특한 향과 맛이 난다 해서 삼채三菜라고도 한다. 이때 매운맛은 부추나 산마늘처럼 속을 데우는 후끈한 맛이며, 쓴맛은 누룽지처럼 약한 쓴맛이라 식욕을 돋우고 허열을 내리며 염증을 가라앉힌다.

알리움속 식물들은 유황 화합물을 많이 함유하고 있어서 항당뇨, 항산화, 항염 및 항균 작용이 뛰어나다. 식이 유황 화합물 함량으로만 따지면 마늘보다 삼채가 우위다. 삼채는 제2형 당뇨 환자의 혈당(당화혈색소)을 낮춰주며 갈증을 없애는 데 특히 좋다. 잎과 뿌리를 모두 쓰는데, 잎은 항당뇨, 항산화에 더 좋고, 뿌리는 항염증에 더 효과적이다.[22]

삼채가 부추와 비슷한 모습을 갖고 있지만, 효능이 다른 것은 원산지가 히말라야 고산이기 때문이다. 부추는 남자의 아랫배를 데워 양기를 강화하

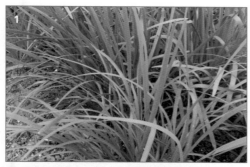
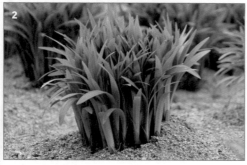

는 데 탁월하고, 고산에서 자라는 삼채는 공기를 아랫배까지 빨아들이는 능력, 즉 복식호흡을 도와주는 힘이 강력하다. 부추와 같은 알리움속이므로 속이 차서 생기는 복통에 좋고, 생식기가 차가운 것을 데워 주는 효과도 강하다. 특히, 당뇨에 효과를 보이는 것은 복식호흡으로 아랫배를 움직여 혈액 순환을 좋게 하고 해독하기 때문이다.

1 부추 2 삼채, 김만석ⓦ

풍습성 질병을 치료하는
능선 식물

2000년 여름, 인제군 백두대간 구룡령 부근을 산행하다 길을 잃은 적이 있다. 높은 기온에 가져간 물은 바닥나고, 능선이라 물을 구할 데가 없었다. 땀을 많이 흘린 탓에 체력은 소진되고, 탈출로를 찾지 못해 능선에서 내려올 수도 없었다. 이윽고 해가 저물고 멧돼지라도 나타날까 두려워 동료들과 등

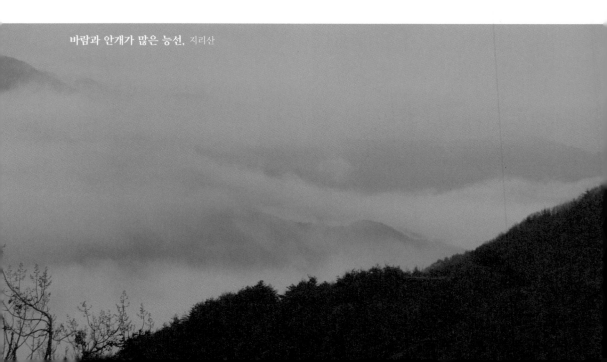

바람과 안개가 많은 능선, 지리산

을 기대고 앉아 불안한 밤을 지새웠다. 다행히 그다지 춥지는 않았다.

동이 트자 다시 발걸음을 재촉했다. 이미 10시간 이상 물을 마시지 않아 목이 타들어 갔지만 백두대간 능선에 시냇물이 있을 리가 없었다. 그런데 어젯밤에 비가 온 것도 아닌데, 새벽 능선 길에 옷이 젖어 축축해지는 것이 아닌가? 자세히 살펴보니 능선 식물의 잎에 물방울이 맺혀 있었는데, 조릿대와 철쭉의 잎에 특히 많았다. 일행은 누가 먼저라고 할 것도 없이 잎에 맺힌 물방울을 핥으며 갈증을 달랬다. 이 고마운 물방울은 어디서 온 것일까? 비가 내린다 해도 빗물이 고이지 않는 능선에서 사는 식물들은 어떤 생존 전략을 가지고 살아가는지가 궁금해졌다.

능선은 바람이 무척 강한 곳이다. 계곡을 따라 등산할 때는 바람이 약하다가도 능선에 올라서면 반대쪽 사면에서 강한 바람이 몰아친다. 땀이 난 상태로 능선에 오르면 감기에 걸리기 십상이다. 능선은 일교차와 연교차가 매우 심한 곳이기도 하다. 치악산 사진을 살펴보자.(뒤의 사진1 참조) 능선을 경계로 남북과 동서가 나뉘면서 온도, 일조량에 급격한 차이가 발생해 한쪽 사면의 눈만 먼저 녹은 것을 확인할 수 있다. 능선을 경계로 식생과 개화 시기도 달라진다. 해발 1,100미터 이상 능선이 수십 킬로미터나 이어지는 운탄고도에서도 한쪽에만 안개가 끼어 있는 것을 볼 수 있다. 능선에서 살아남는다는 것은 이러한 급격한 변화를 견뎌야 한다는 것을 뜻한다.(뒤의 사진2 참조)

강한 바람이 부는 설악산, 지리산, 한라산 정상이나 능선의 식물 분포는

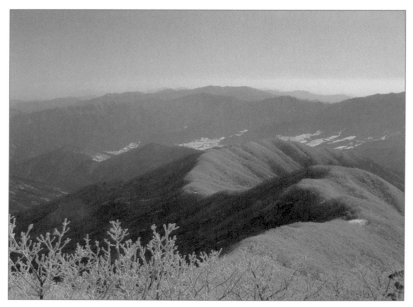

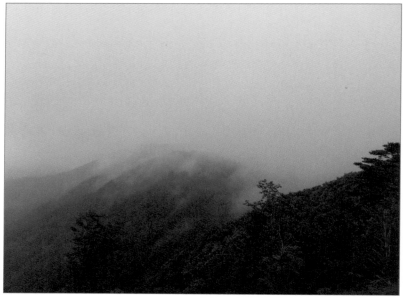

1 한쪽 사면의 눈만 녹은 치악산, 2010년 1월 원주   **2** 한쪽 사면에만 안개 낀 운탄고도

134

나무보다 풀이 우세한데 범꼬리나 바람꽃, 송이풀, 에델바이스 등이 대표적이다. 이런 곳의 나무는 우뚝 서는 것을 포기하고 철쭉이나 만병초처럼 낮게 자라거나, 눈잣나무처럼 옆으로 기면서 땅에 바짝 붙어서 생존한다. 또한, 서로 빽빽하게 엉켜서 강한 바람을 함께 견뎌낸다. 낮은 산의 정상에서는 높은 나무에 가려 산 아래 풍경을 감상하기 어렵지만, 낮은 나무나 풀만 자라는 고산의 정상에서는 시원한 풍경을 감상할 수 있다.

능선은 산의 한쪽 사면과 반대쪽 사면이 만나는 곳이다. 즉 전혀 다른 세계, 전혀 다른 생태환경이 접촉하는 곳이다. 기온, 습도, 기압, 풍향 등이 다른 환경이 만나는 교차점이라 안개나 습기가 만들어지기 쉽다.

산을 넘어가는 구름과 안개가 능선에 걸리면, 능선 식물들은 자신의 잎과 털을 총동원해 안개 입자를 물방울로 만들어 뿌리에 떨군다. 에델바이스라는 애칭을 갖고 있는 솜다리와 왜솜다리는 이름 그대로 온몸에 솜 같은 털이 나 있는데, 능선에서 살아가기 위한 전략의 일환이다. 설악산 공룡능선이나 용아장성龍牙長城에는 안개로부터 물을 흡수해서 살아가는 이끼류, 지의류가 의외로 많다. 또한, 진달래가 고산에 살게 되면 잎에 털이 나면서 털진달래가 된다.(뒤의 사진1, 2 참조)

식물의 털은 산 정상이나 능선의 바람을 견디는 데도 훌륭한 전략이다. 바람이 불면 마치 외줄을 타는 선수처럼 털을 전후좌우로 흔들면서 중심 줄기는 흔들리지 않게 한다. 오이풀과 산오이풀은 잎과 꽃이 비슷해서 구분이 어렵지만, 열매를 보면 확연하게 차이가 난다. 평지에 사는 오이풀의 열매에는 털이 없지만, 고산에서 사는 산오이풀은 열매에 털이 많기 때문이다. 고산식물의 털은 수분을 모으고 바람을 견디는 데도 도움이 되지만 강렬한 자외선을 막아 주는 역할도 한다.

같은 참나무라도 저지대의 참나무와 고산 능선에 자라는 참나무는 형태가 다르다. 산의 초입, 계곡에서 만나는 참나무는 줄기가 곧게 20여 미터 높이까지 자라는 교목이다. 그런데 1,000미터 이상의 능선에서 만나는 참나무는 하나의 뿌리에서 여러 개의 줄기가 올라오고 3~4미터까지만 자라는 낮은 관목의 형태를 띤다. 능선에서 자라는 진달래나 철쭉처럼 줄기를 여럿 만드는 전략을 쓴 것이다. 바람이 강한 곳에서는 줄기만 여럿 나오는 것이 아니라 가지도 수백 개로 갈라진다. 굵은 가지 몇 개만 길게 내었을 때와 짧은

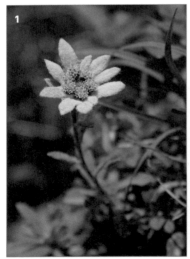

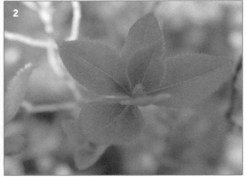

1 에델바이스, 설악산, 김진규
2 털진달래, 점봉산

136

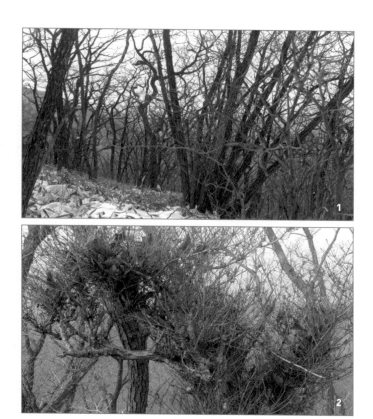

1 줄기가 여럿인 고산 능선의 참나무, 계방산 해발 1400m
2 고산 능선에서 바람 맞아 가지가 수백 개로 갈라진 참나무

가지 수백 개를 내었을 때, 바람에 견디는 힘은 완전히 달라진다. 그래서 능선의 참나무 가지는 변화에 버티는 힘을 갖게 되고 감기나 중풍, 갱년기 증상처럼 급격하게 변화하는 증상을 완화시키는 효능을 발휘한다.

사람의 몸은 늘 항상성을 유지하려고 노력한다. 그런데 과식, 과음, 부적절한 주거 환경, 지나친 성생활, 정신적 충격 등으로 이런 노력이 장애를 만나게 되면 먼저 체온 조절 기능에 문제가 생긴다. 상부는 뜨거워지고 하부는 차가워지는 것이다. 이 양극단 사이에서 강한 풍이 생긴다.

능선을 통과하는 길을 흔히 '고개'라고 한다. 고개는 보통 그 주변 능선에서 가장 낮은 지점이다. 한계령, 미시령, 조령, 만항재 같은 높은 고개나 추풍령, 박달재, 배재 같은 낮은 고개 모두 바람이 강해서 사람이 살기엔 적당치 않다. 사람의 몸에도 풍을 일으킬 수 있기 때문이다. 해발 1,100미터에 위치한 고랭지마을 '안반데기'에서도, 주민들은 주主 능선이 아니라 조금 아래 바람을 피할 수 있는 곳에 집을 짓는다. 능선에서 자주 만나는 건물이 있기는 하다. 옛날에는 주막, 요즘엔 휴게소나 쉼터처럼 잠시 쉬었다 가는 곳이다. 상주하는 곳으로는 적합하지 않다.

산의 정상과 능선에서 자라는 식물들은 바람과 온도, 습도의 급격한 변화를 견디고 살아남아야 하기에, 인체가 겪는 급격한 변화인 풍병 치료에 도움을 준다. 즉 완충제 역할을 한다.

편서풍 지대에 속하는 우리나라는 바람의 방향이 대체로 정해져 있다. 즉 서쪽에서 동쪽을 향한다. 그런데 설악산은 편서풍 지대이기는 하나, 여름철 아침 나절이면 동해에서 만들어진 안개가 편서풍과 반대 방향인 서쪽으로 밀려온다. 점심 무렵에는 한계령까지 안개가 꽉 차서, 남설악 오색에서는 태양이 보이지 않을 지경이다.

안개는 바람을 타고 백두대간을 넘어 서쪽 인제군으로 넘어가는데, 그 길

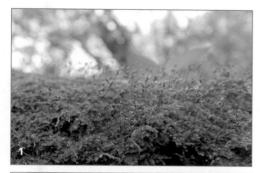

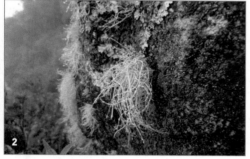

1 바위의 솔이끼, 이종훈
2 바위의 지의류. Triops1972Ⓦ

목이 바로 희운각喜雲閣이다. 내외설악의 경계 중 가장 낮은 해발 1,000미터의 희운각은 이름에조차 구름이 들어가 있는 것으로 보아, 예로부터 안개가 많이 끼는 지역임을 알 수 있다. 이런 지형과 환경에 맞게 식물들이 자란다.

남설악에서는 해발 920미터의 한계령이 가장 낮은 지점이다. 설악산 남쪽 사면과 점봉산 북쪽 사면 모두 이 높이에 안개와 구름이 걸려 있다. 따라서 오색에서 출발해 대청봉을 오르든 점봉산을 오르든, 해발 900미터 부근에 이르면 투구꽃, 참당귀, 송이풀, 지리강활 등 습기에 강한 식물들을 많이 볼 수 있다. 이들은 모두 풍습성 관절염을 치료하는 효능을 가지고 있다.

하지만 능선 식물들이 모두 습기를 없애는 전략을 택한 것은 아니다. 동일한 환경에서 완전 반대의 생존전략으로 대응하는 사례도 있다. 조릿대, 이끼류, 지의류는 능선 중앙에 살거나 바위, 나무에 붙어 자라기에, 비가 내려도 빗물을 흡수하기 힘들다. 이들은 지나가는 구름과 안개를 끌어당겨 수분을 취하기에 보습하는 효능이 있다.

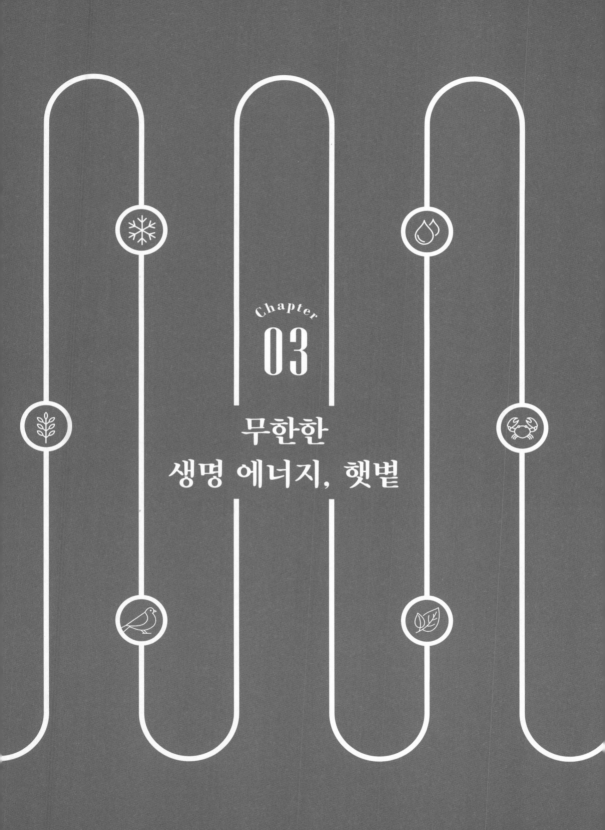

Chapter

03

무한한
생명 에너지, 햇볕

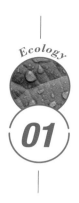

햇볕을 쬐면
폐와 신장이 튼튼해진다

태양은 지구 생명의 근원이다. 태양이 없다면 어떤 생명체도 존재할 수 없다. 식물은 햇볕을 받아 광합성을 하고, 동물은 이런 식물을 먹고 생명을 유지한다. 사람에게 해당하는 햇볕의 효과 중 가장 잘 알려진 것이 비타민D 합성인데, 어찌 보면 이것도 일종의 광합성이라 할 수 있다.

햇볕은 면역세포 생성을 도와 알레르기 질환을 예방하고 암세포를 억제한다. 류마티스 관절염, 다발성경화증 같은 자가면역질환을 예방해 주는 것도 비타민D다.[23] 천식, 폐암 등 폐 질환과 건선, 백반, 습진, 아토피피부염, 흑색종 같은 피부병 역시 비타민D 결핍과 관련이 있다. 햇볕이 부족한 극지방에 살수록 암 발병률이 높은 이유다. 2017년 6월 분당서울대병원 소화기내과 윤혁 교수팀의 연구에서, 궤양성 대장염과 크론병 등 염증성 장질환 환

자 중 89.2%에서 비타민D 결핍이 확인되었다.[24]

위의 결과를 종합해보자면, 비타민D는 폐, 피부, 대장의 건강에 매우 중요하다. 흥미로운 것은, 한의학적으로 폐, 피부, 대장이 같은 계통이란 사실이다. 햇볕은 피부에 직접 작용해서 폐-피부-대장 계통을 활성화시킨다. 비타민D는 뼈 합성을 촉진해서 구루병, 골연화증, 근력 저하를 예방하며 시력 감퇴와 난청, 치매, 발기 부전 등에도 도움을 준다. 한의학적으로 햇볕은 콩팥-뼈 기능도 강화한다.

겨울일수록, 위도가 높을수록, 해발 고도가 낮을수록 심혈관계 질환으로 인한 사망률이 높다는 사실은 햇볕 부족(비타민D 결핍)과 관련이 있다.[25] 햇볕은 말초혈관을 이완시켜 고혈압, 심혈관계, 뇌혈관계 질환을 예방한다. 토마스 코완Thomas Cowan 박사는 흥미로운 관점을 제시한다. 햇볕을 쬐거나 땅을 맨발로 밟았을 때, 모세혈관 벽에 닿아 있는 혈액은 음전하를 띠고, 모세혈관 중심의 혈액은 양전하 상태로 가운데로 모인다. 이때 양전하끼리 서로 밀쳐내는 힘에 의해서 모세혈관의 혈액이 흐른다는 것이다.[26] 즉 혈액 순환의 주체는 심장이 아니라 햇볕과 땅일 수도 있다는 얘기다.

햇볕은 실제 혈압을 낮추는 데 도움을 준다. 영국 에든버러Edinburgh대학과 사우샘프턴Southampton대학의 공동 연구에서, 피부가 자외선AUVA에 노출되면 산화질소NO가 생성되어 혈관이 확장되고 혈압이 낮아진다고 발표했다.[27] 문제는 현대 도시인들이 햇볕을 쬘 기회가 거의 없다는 것이다. 해 뜨기 전 지하철로 출근하고, 난방과 냉방이 잘 되는 실내에서 일하다가, 해가 진 후 지하철로 퇴근하기 때문이다. 햇볕을 쬔다 해도 유리창을 통한 간접적인 접촉인 경우가 훨씬 많다.

2012년 을지대병원 검사에서는 검사자의 86.1%가 비타민D 부족증 또는 결핍증 상태로 진단되었다. 혈액 1mm당 비타민D 농도가 10ng 이하이면 비타민D 결핍증, 10~30ng이면 부족증, 30ng 이상이 되어야 정상으로 본다. 나이가 들어 피부가 노화되면 비타민D 합성 능력이 젊은 사람의 30분의 1 수준으로 떨어진다고 한다. 특히 장애인이나 노인 요양 시설에 계신 분들의 90% 정도가 심각한 비타민D 부족에 시달리고 있다.[28][29]

햇볕의 자외선은 파장에 따라 A, B, C로 나뉘는데, 비타민D를 합성하는 것은 자외선BUVB다. 겨울이 되면 햇볕 중 자외선B가 감소해서 비타민D 합성이 잘 안 되며, 그 영향이 봄까지 이어진다. 봄철 사망률은 심장질환, 고혈압과 관련이 깊은데, 그 원인 중 비타민D 부족도 무시할 수 없다. 장수 마을이 고산과 바닷가에 많은 것도 강한 햇볕과 관련되어 있다.

이렇게 중요한 비타민D는 D_2와 D_3로 구분된다. 사람을 비롯해 동물은 자외선을 받아 피부에서 비타민D_3를 합성하거나 음식을 통해서 섭취한다. 물고기는 물 위에 떠다니는 식물성 플랑크톤이나 다른 물고기를 먹고 비타민D_3를 섭취한다. 그런데 북반구의 겨울 햇살이나 유리, 구름, 도시의 오염된 공기를 통과한 태양 광선에는 비타민D를 충분히 만들 수 있는 자외선이 부족하다. 이런 경우에는 별도로 비타민D 제제를 섭취하는 것이 좋다.[30]

비타민D_2는 주로 버섯에 함유되어 있다. 특히 목이버섯과 표고버섯에 많다. 이들 버섯을 햇볕에 건조하면 비타민D_2 함량이 더욱 증가한다. 물론 사람에게는 비타민D_2보다는 D_3가 효과적이다. 비타민D_3는 일반 육류보다는 생선, 조개류에 풍부하다. 특히 다랑어, 연어, 정어리, 고등어, 참치, 삼치 같은 등 푸른 생선의 기름이나 간에 많이 들어 있다. 그래서 대구 간유, 명태 간유가 유명하다. 비타민D는 지용성이라서 과하게 복용하면 체내에 축적되어 독성을 나타낼 수 있으므로, 가능하다면 햇볕을 통해 피부에서 자연 합성하는 것이 가장 안전하고 좋다.

햇볕의 효용은 비타민D 합성에 그치지 않는다. 가시광선은 밤과 낮, 교감신경과 부교감신경을 구분 짓게 해서 해독과 재생을 유도하는 역할을 한다. 적외선은 체내 깊숙이 침투해 열을 발생시킴으로써 몸을 따뜻하게 하는 역할을 한다. 체온이 오르면 백혈구의 활동성이 증가하면서 면역력이 강해지고 자연치유력이 높아져 암세포를 제거하는 역할을 한다. 자외선BUVB는 비타민D와 세로토닌, 멜라토닌을 합성해 뼈를 만들고 수면을 유도하며 암과 뇌졸중을 예방한다.[31]

왠지 울적할 때 밖에 나가 햇볕을 쬐면 기분이 전환되는 경험을 누구나 해봤을 것이다. 햇볕이 풍부한 이탈리아나 크레타섬 등에 사는 남유럽 사람들은 낙천적이고 쾌활한 반면, 북유럽 사람들은 침울하고 염세적 성향이 강하다는 점도 이런 사실을 뒷받침한다.

햇볕 치료는 점진적으로 햇볕에 노출되는 시간을 늘려서 햇볕에 의한 화상을 피해야 한다.[32] 처음엔 몇 분에서 시작해 나중엔 20~30분 동안 일광욕을 하면 된다. 여기서 유의해야 될 것이 두 가지 있다. 우선 자외선차단제를 바르면 말 그대로 자외선 B$_{UVB}$가 차단되어 비타민D 합성이 거의 안 된다는 점이다. 다음으로 자외선 B$_{UVB}$는 일반 유리를 투과하지 못한다는 점이다. 일반 유리를 통과한 햇볕은 비타민D 합성을 할 수 없고 오히려 파괴한다는 사실을 명심하자.

　현대인은 햇볕이 아닌 인공적인 빛 속에서 하루하루를 살아간다. 이스라엘 하이파Haifa대학 연구팀은 인공조명이 멜라토닌의 합성과 분비를 교란한다는 사실을 밝혀냈다. 암을 억제하는 멜라토닌의 교란으로 인해 남성에겐 전립선암이, 여성에겐 유방암이 증가한다는 것이다.[33]

　또한, 형광등 조명이 두통, 야맹증 같은 시력 문제를 유발할 뿐만 아니라 피로, 집중력 장애, 과민 증상의 원인이 된다고 알려져 왔다. 형광등이 밝을수록 코르티솔 호르몬 수치를 증가시켜 스트레스 지수를 높인다는 점도 관찰되었다.[34] 백열등의 빛은 햇빛에 비해 스펙트럼이 좁은데, 이런 빛은 면역력을 약화시킨다.[35]

Ecology

02

아침 햇볕과 저녁 햇볕은
효능이 다르다

지리산 차 작목반을 대상으로 강의를 한 적이 있었다. 강의 후에 '지리산 서쪽 사면의 차밭과 동쪽 사면의 차밭은 어떤 효능 차이가 있느냐'는 질문을 받았다. 아침 햇볕과 한낮의 햇볕, 저녁 햇볕이 같지 않음은 당연하지만, 선뜻 구체적인 차이를 밝히기란 쉽지 않았다.

『동의보감』에서 이 질문에 대한 약간의 힌트를 얻을 수 있다. 흙은 동벽토와 서벽토로 나뉘는데, 동벽토는 집의 동쪽 황토벽이고 서벽토는 서쪽 황토벽이다. 평지의 흙은 아침, 점심, 저녁 햇볕을 골고루 받기에 약효가 모나지 않는다. 하지만 흙벽은 다르다. 동쪽 흙벽은 떠오르는 아침 햇볕만 받고, 서쪽 흙벽은 기우는 저녁 햇볕만 받는다. 따라서 약효가 치우치기 마련이다. 비위 기능이 약할 때 황토벽을 약재로 쓰는데, 햇볕의 방향에 따라 약효가 조금씩 다르다.

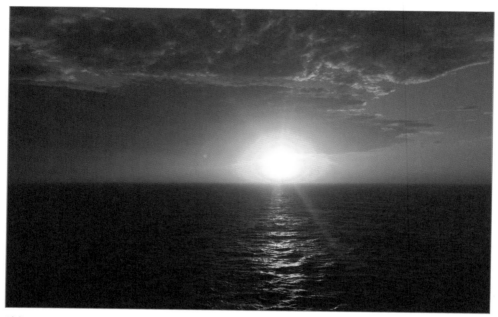

일출, 대한해협

　아침에 떠오르는 햇볕은 점점 내 쪽으로 다가오기에 파장이 짧아서 에너지가 강하다. 다가오는 물체의 진동수가 더 크게 관측되는 일종의 도플러 효과가 생기는 것이다. 『동의보감』에서는 '동쪽 흙벽은 항상 동틀 무렵의 해를 가장 먼저 받아서 데워진다. 햇볕은 태양의 진정한 불기운이고, 불기운은 막 생겨날 무렵에 그 기운이 장성하기 때문에, 남쪽 흙벽을 쓰지 않고 동쪽 흙벽을 쓰는 것이다'라고 했다. 동쪽 황토벽은 비위 기능이 약해서 항문이 처진 것과 탈항된 것을 끌어올려 주고, 기운을 북돋아 이질과 설사를 멎게 하는 효능이 있다.

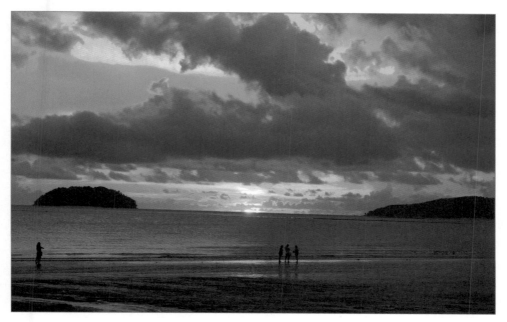

일몰, 코타키나발루, 고화선

수면 호르몬인 멜라토닌은 햇볕을 쬐면 최저치로 내려갔다가 14시간이 경과하면 다시 분비된다. 수면 장애가 있다면 20~30분 정도 아침 햇볕을 쬐는 것이 좋다. 롤리에 박사 역시 아침 햇볕으로 햇빛 치료를 했다. 여름에는 오전 6~9시에 일광욕을 해야 최상의 결과를 얻을 수 있는데, 햇빛의 열기를 최소화하기 위해서다.

저녁의 저무는 해는 내 쪽에서 점점 멀어지기에 파장이 길어서 에너지가 약하다. 『동의보감』에서는 '서쪽 흙벽은 구토와 딸꾹질 같은 질병에 주로 쓰는데, 기운을 끌어 내린다'라고 했다. 비위 기능이 약해서 구토나 딸꾹질처럼 위로 치솟는 병증이 생겼을 때, 서쪽 흙벽이 아래로 끌어내리고 수렴시켜 준다.

아침 햇볕이 자외선에 좀 더 가깝다면, 저녁 햇볕은 적외선에 좀 더 가까워 따뜻하게 데워 주는 역할을 한다. 저녁 햇볕을 쬐면 나른하게 졸음이 쏟아지곤 한다. 서향 집은 동향 집보다 따뜻해서 겨울에 난방비가 덜 드는 반면 여름에 냉방비가 더 든다. 좀 더 확장해 보자면 24절기의 일출과 일몰, 햇볕은 조금씩 다른 힘을 갖고 있다. 식물 역시 24절기의 일출, 일몰에 맞춰 반응한다.

아침 햇볕과 저녁 햇볕은 사람의 정서에도 영향을 미친다. 아침에 떠오르는 해를 보면 누구나 희망과 의욕이 넘치고 미래를 생각하게 된다. 즉 심장을 뛰게 하고 기운을 끌어올려 발산시킨다. 반면 저녁의 지는 해는 하루를 정리하고 반성하게 한다. 또한, 욕심을 버리고 용서하게 된다. 즉 심장을 고요하게 하며 기운을 끌어내려 수렴한다. 한 해의 첫 일출을 보고 큰 계획을 세우고, 마지막 일몰을 보며 한 해를 정리하는 것도 같은 이치다.

우리나라의 영동 지방은 아침에 떠오르는 햇볕을 주로 받는다. 서쪽이 백두대간에 가로막혀 있어서 오후 4~5시를 넘기면 햇볕이 잘 들지 않는다. 반대로 서해안은 동쪽에 산이 있어서 저녁의 저물어 가는 햇볕을 주로 받는다. 세계적으로나 국내에서나 장수 마을은 산의 서쪽 사면이나 서해안에 많은데, 이는 기운을 가라앉히고 수렴하는 저녁 햇볕과 관련이 있다고 생각된다. 장수 마을 사람들의 슬로우 라이프slow life도 저녁 햇볕과 무관치 않다. 『동의보감』에서는 진액과 피가 마르는 것이 노화라 했는데, 기운을 가라앉히고 수렴하면 진액과 피를 보충할 수 있다. 단전호흡 역시 기운을 가라앉혀 단전으로 모으는 것이다.

동쪽 하면 떠오르는 것이 소나무다. 가지와 잎을 주로 동쪽으로 내기 때문이다. 새벽녘 동쪽 솔잎에 이슬이 맺히면, 아침 햇볕을 받아 동쪽 땅에 떨어지고, 동쪽 뿌리가 이를 흡수해 증산작용을 통해 다음날 새벽 동쪽 솔잎에 이슬이 맺히기를 반복한다. 이런 반복을 통해 동쪽으로 난 솔잎의 효능이 점점 좋아지므로, 동쪽으로 난 솔잎을 약으로 쓴다. 동쪽 아침 햇살의 뻗어 나가는 기운을 받은 솔잎은 팔다리가 저린 것을 풀어주고, 습진과 감기를 흩어주며 어혈을 풀어준다.

동쪽이 소나무라면 서쪽은 측백나무다. 우리나라 천연기념물 1호는 대구광역시 동구 도동의 측백나무 숲인데, 향산의 북서쪽 사면에 자리 잡고 있다. 경북 영양군 감천리의 측백나무 숲 역시 곳대봉의 서쪽 사면에 위치한

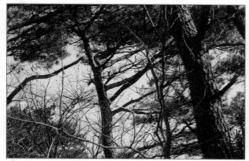

동남방으로 가지를 뻗은 소나무, 백운산, 정민호

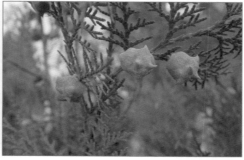

측백나무, 티베트

다. 음양오행에서 백색白色은 서쪽을 의미한다. 측백側柏이란 산의 서쪽 사면에서 오후 햇볕을 받으며 자라는 나무란 의미다.

　대부분의 나무가 동쪽이나 남쪽을 향해 자라는데, 측백은 비어 있는 서쪽을 공략하기로 한 것이다. 그렇다면 측백나무 잎을 약으로 쓴다면 어떤 것을 선택해야 할까? 산 서쪽 사면의 척박한 땅에서 자라는 나무의 서쪽으로 뻗은 잎을 쓰는 것이 가장 좋다. 측백은 해 질 무렵의 긴 파장을 좋아하기에, 측백의 잎은 침엽수 중에서는 독특하게 성질이 약간 차갑다. 측백나무의 잎은 기침과 출혈을 멎게 하고, 단독이나 볼거리 등의 열을 가라앉힌다. 티베트 사찰에서는 측백 잎을 태워서 향으로 쓴다. 사람의 마음을 안정시키고 가라앉히는 효과 때문이다. 소나무와 측백은 같은 침엽수이지만 자라는 방향과 쬐는 햇볕이 달라서 약성도 다르다. 솔잎은 상대적으로 따뜻하면서 흩고, 측백 잎은 상대적으로 서늘하면서 수렴한다.

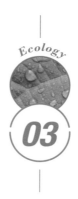

Ecology

03

흑돼지, 흑우, 오골계와
자외선의 관계

흑돼지, 흑우, 흑오미자는 모두 제주 특산물이다. 왜 제주도엔 유독 검은 생물이 많을까? 햇볕이 강한 열대 지방에는 대부분 흑인이 산다는 사실을 떠올려 보자. 흑돼지는 지리산 산간이나 제주도 등 햇볕이 강한 곳에서 자란다. 토종 흑우 역시 제주도에서 자란다. 중국에서 백봉 오골계의 자생지는

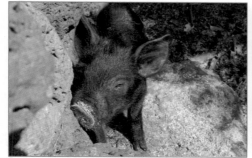

흑돼지, 제주도, A___ R__ⓌＷ

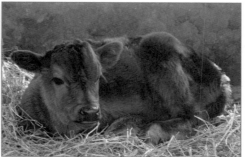

흑우, 제주도, Jeju black cattleⓌ

남부인 강서성인데 오키나와와 위도가 비슷하다. 즉 자외선이 강한 햇볕에서 살아남기 위해 피부, 털, 깃털이 검은 빛을 띤 것이다. 사람뿐만 아니라 닭, 돼지, 소도 자외선B를 받아 비타민D를 합성한다. 해발 3,500미터의 티베트 마을을 여행할 때 봤던 돼지도 검은색이었다. 티베트 고산 역시 자외선이 강한 곳으로 그곳 사람들도 피부가 검붉다.

검다는 것은 수렴하는 힘이 강하다는 뜻이다. 밝은 대낮에는 기운을 소비하지만, 캄캄한 밤에는 웅크리거나 잠들어 에너지 소비를 최소화한다. 충전과 회복의 시간이다. 검은 동물은 대체로 작다. 사람이나 말, 개, 돼지, 소가 모두 그렇다. 피부색이 흰 편인 동북아 사람들이 검은 편인 동남아 사람들보다는 체격이 크다. 검은콩보다 알이 작은 쥐눈이콩이 더 검다.

한의학에서도 체격이 큰 사람보다 작은 사람이 튼튼할 확률이 높다고 본다. 작은 것은 수렴, 응축이 잘 되었다는 것이며, 에너지가 잘 충전되었다는 의미다. 『동의보감』에서는 흰 사람은 폐의 기운이 허약하기 쉽고, 검은 사람은 콩팥이 튼튼한 경향이 있다고 했다. 여성의 불임에 산이나 섬에서 방목한 흑염소를 쓰는 것도, 강한 자외선을 받아 콩팥이 튼튼한 흑염소가 자궁을 강하게 해주기 때문이다. 장수 마을은 고산이나 바닷가에 많은데, 모두 자외선이 강해서 피부가 검어지기 쉬운 곳이다.

제주 흑돼지는 해풍과 자외선이 강한 제주에 적응했다. 덩치는 작아도 튼튼하고 질병 저항성이 매우 강하다. 개량 돼지에 비해 민첩해서 거의 개처럼 잘 달린다. 털은 굵고 길며 밀생密生하는데, 자외선 강한 곳의 생물은 자외선으로 인한 DNA 변이를 막기 위해 식물이나 동물이나 털을 키우는 경향이 있다. 흑돼지는 육질이 탱글탱글하며 쫄깃한데 콜레스테롤과 포화지방산이 적고 불포화지방산이 많다. 티베트 흑돼지뿐 아니라 스페인 흑돼지를 일컫는 하몬 이베리코Jamón Ibérico도 일반 돼지보다 불포화지방산 함량이 높다.

개량종 돼지는 수유 기간이 24일인 데 비해, 제주 흑돼지는 40일로 매우 길다. 산모가 젖이 나오지 않을 때 족발을 쓰는 것은 잘 알려진 사실인데, 문헌에는 암컷의 족발이 더 좋다고 한다. 이에 더해서 방목해서 키운 흑돼지의 족발이 가장 좋을 것이다. 스페인의 하몬 이베리코나 독일의 슈바이네 학센schweine haxen도 산후 젖 분비 촉진에 사용된다.

제주 흑우는 고려와 조선의 정규 진상품으로 귀한 대접을 받았다. 『조선왕조실록』에서는 '제사에 더없이 중요한 제향품이다'라고 했다. 일반 한우보다 근육 내 지방이 적고 고기 빛깔이 검붉다. 또한 살과 지방이 분리된다. 일반 한우보다 무게가 30% 정도 덜 나가고, 담백하고 특유의 찰진 식감이 있다. 『음선정요』에서는 '흑우가 콩팥이 허약한 것을 보하고, 뼈가 상한 것과 몸이 마르고 힘이 없는 것을 치료한다'라고 했다. 『동의보감』에서는 '우유는 흑우의 우유가 좋다'라고 했는데, 혈액과 진액을 보충해 주는 효과가 뛰어나기 때문이다. 일본에서도 검은 털을 가진 와규를 최상급 소고기로 친다.

대부분의 사람들은 오골계가 원래 검은색이라 알고 있지만, 사실은 털이 희고 뼈와 껍질, 속살이 검은 백봉白鳳 오골계가 원종이다. 일반 닭은 발가락이 4개이고 오골계는 5개인데, 오골계 역시 일반 닭보다 포화지방산 함량

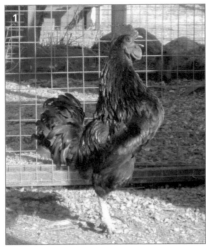
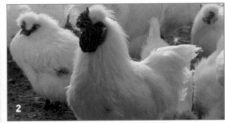
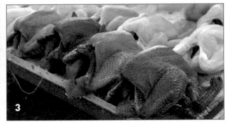

1 연산 오골계, Udo Schröter⑩　**2** 백봉 오골계　**3** 오골계의 껍질, Shubert Ciencia⑩

이 낮다. 일반 닭을 먹으면 허열을 일으켜서 중풍이나 골다공증에 좋지 않은
데, 오골계는 오히려 뼈를 단단하게 하고 중풍을 치료한다. 백혈병의 암세포
가 골수에서 만들어지므로, 백혈병 환자들에게 뼈를 단단하게 하는 오골계
를 많이 쓴다. 실제로 깃털이 검은 연산 오골계와 깃털이 흰 백봉 오골계 모
두 뼈가 단단해서, 이빨로 씹어도 잘 부서지지 않는다. 오골계는 계란도 더
탱탱하다. 털이 흰 오골계는 폐 질환인 결핵 치료에도 좋다.

　닭과 오골계는 같은 종이지만, 생태환경에 따른 색깔 차이가 효능의 차이
를 만들었다. 일반적으로 흰색 동물은 폐를 보하거나 해독하고, 누런 동물은
비위 기능을 좋게 하며, 검은 동물은 뼈와 콩팥을 강화한다. 예로부터 제주
도가 장수 마을로 유명한 것은 검은 생물이 발생한 생태환경 덕분이다.

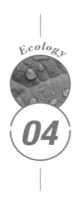

Ecology

04

습지의 천남성,
양지바른 곳의 반하

토란, 반하, 천남성은 모두 천남성과 식물이다. 이중 토란은 음식으로, 반하
와 천남성은 약재로 사용된다. 한의원에서 가장 많이 사용하는 10가지 약재
중 하나인 '반하'는 '끼무릇'이라고도 불린다.

    반하는 담痰을 삭이는 작용을 한다. 이때 '담'은 가래처럼 기의 순환을 방

계곡 습지의 천남성

양지바른 곳의 반하, 이영은

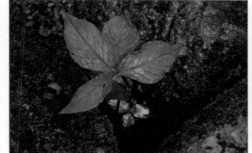
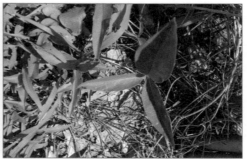

해하는 찌꺼기라 할 수 있다. 담을 삭여 주는 반하는 속이 더부룩한 것과 구토, 어지러운 것을 치료하고 낭종, 종양, 종괴, 갑상선 종대 등 몸속과 피부에 덩어리가 뭉친 것을 삭이는 명약이다. 좀 더 쉽게 말하자면 소화가 잘 되게 해서 몸속 찌꺼기를 제거하고 몸의 컨디션을 좋게 하는 약이다. 반하는 아린 맛이 강한데, 이 아린 맛이 가래를 삭인다. 생것은 아린 맛이 너무 강해서, 백반과 생강즙을 이용해 아린 맛을 완화시킨 후 약으로 쓴다.

천남성도 대표적인 약재다. 덩이줄기가 둥글고 하얀 것이 마치 남쪽 하늘天南의 별자리인 용골자리 알파 별 노인성Canopus과 닮았다고 해서, 천남성天南星이란 이름을 얻었다. 반하와 천남성은 같은 천남성과에 속하고 비슷하게 생겼으며 아린 맛도 비슷하다. 보통 같은 과 식물이면 효능이 비슷하다. 국화과나 장미과처럼 규모가 큰 과는 좀 더 자세한 분류가 필요하지만, 박과나 마디풀과처럼 같은 과 식물은 대체로 비슷한 효능을 나타낸다.

천남성과 반하의 경우 가래를 삭인다는 점에서는 같지만, 작용 부위가 다르다. 천남성은 중풍, 구안와사, 소아 경기, 수족 마비 등 뇌 질환이나 신경 마비에 쓰고, 반하는 주로 소화기 증상을 치료한다. 이를 한의학적으로 설명해보자. 한의학의 치료는 오장육부를 중심으로 이루어지는데 오장은 정신적인 면, 육부는 소화기를 위주로 한다. 천남성은 '오장'의 담을 삭여 치료하고, 반하는 '육부'를 치료한다고 보면 된다.

그렇다면 이런 차이는 왜 나타날까? 심지어 중국에서 천남성이라 하는 '호장虎掌'은 반하와 같은 Pinellia속이라서 '장엽 반하'라고도 불린다. 그만큼 더 닮았다는 뜻이다. 하지만 효능이 다르다. 위 사진을 보면 알겠지만, 천남성은 숲속, 계곡 등 햇빛이 들지 않는 음습한 환경을 좋아한다. 이런 곳에서 광합성을 하기 위해서 덩치가 크고 잎의 색깔이 어둡고 진하다. 음습한 환경의 천남성은 인체에서도 깊은 부위에 자리 잡은 오장에 작용해 아린 맛으로 담痰을 제거한다.

반하는 나무들이 햇빛을 가리지 않는 양지바른 곳과 밭두렁을 좋아한다. 잎의 색깔도 천남성보다 밝다. 천남성보다는 양지의 건조한 환경을 좋아한다. 양적陽的 환경에서 자라는 반하는 인체에서도 양적 부위인 육부에 작용해서 아린 맛으로 담痰을 삭여 소화기를 좋게 한다. 반하는 생강밭 근처에서 잘 자란다. 반하의 아린 맛을 생강이 해독하는데, 생강 밭에 반하가 자라는 것은 참 재미있는 현상이다.

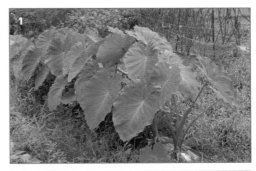

아메리카 인디언에겐 '세 자매 농법'이란 것이 있다. 옥수수, 콩, 호박을 같이 키우는 것이다. 옥수수는 곡물 생산량이 엄청나지만, 땅의 질소를 많이 소비해서 지력을 약화시키기에 연이어 심기가 힘들다. 그런데 콩은 질소 고정을 통해 옥수수와 호박에게

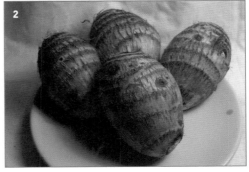

1 토란밭, 이천 **2 토란**, Yongxinge⑭

지력을 보충해 준다. 옥수수는 높이 자라 콩이 기어오를 수 있게 도와준다. 바닥을 덮으면서 자라는 호박은 토양에 자연 그늘을 형성하여 잡초에게 갈 빛을 차단하고 수분 증발을 막으며 땅에 영양분을 공급한다. 세 자매를 함께 심으면 하나씩 심었을 때보다 오히려 수확량이 더 많아지는 것이다. 이렇듯 식물 간의 공생 관계도 매우 중요하다. 생강 밭의 반하도 이런 식으로 효능이 강해진다.

천남성과 식물 중에 우리가 즐겨 먹는 것이 토란이다. 토란 역시 바로 먹지 않고 아린 맛을 완화시킨 후 먹는다. 그러면 토란은 반하와 가까울까, 천남성과 가까울까? 토란이 계곡이나 숲속에서 자라는지, 햇빛이 잘 드는 밭에서 자라는지를 살펴보면 된다. 앞의 사진에서 알 수 있듯, 토란은 반하처럼 양지에서 자란다. 그러므로 육부의 담痰을 삭여서 소화기 증상을 치료하고 몸속 및 피부에 뭉친 덩어리를 제거한다. 『동의보감』에서도 '입맛을 돋우고 위장을 편안하게 하며 살과 피부를 탱탱하게 한다', '붕어와 토란으로 국을 끓여 먹으면 위장 기능을 좋게 해서 몸을 보익한다'라고 했다. 하지만 천남성과에 속하는 식물이므로, 상복하기보다는 가끔 먹는 편이 좋다. 이처럼 어떤 곳에서 자라는지를 알면 그 식물이 어떤 효능을 가지고 있는지 큰 흐름을 알 수 있다.

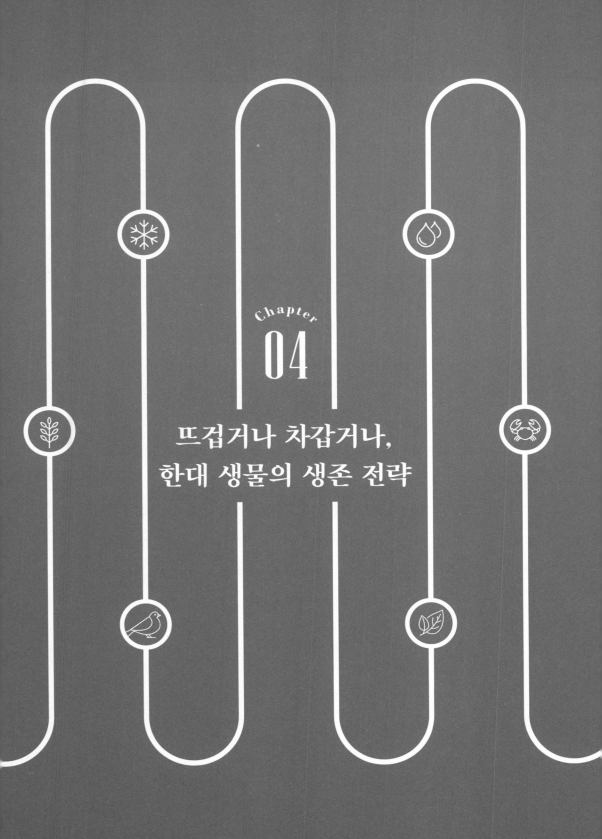

Chapter

04

뜨겁거나 차갑거나,
한대 생물의 생존 전략

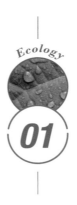

한대 식물은
단전을 데운다

우리는 1년이 365일이라고 한다. 1년 동안 밤낮이 365차례 순환하기 때문이다. 하지만 극지방의 1년은 해가 지지 않는 백야와 해가 뜨지 않는 극야만이 존재한다. 1년 동안 밤낮이 한 차례만 바뀌므로 1년이 하루라고 할 수 있다. 그렇다면 북극권에서 자라는 자주범의귀와 북극버들, 북극별꽃은 뭔가 다른 생존전략과 약효를 가지고 있을 것이다.

언뜻 추정컨대, 추위에 동화되어 차가운 성질을 갖게 되었거나 추위를 극복하기 위해 뜨거운 성질을 갖게 되었을 수 있다. 아니면 몸과 마음의 속도를 늦춰 신선에 가까운 슬로우 라이프를 가능하게 해 줄지도 모르겠다. 바다는 하루에 두 번 밀물과 썰물로 숨을 쉬기에 영원하다고 했다. 그렇다면 1년이 하루인 북극권 생물들은 사람에게 영원불멸을 선물해 줄 것인가?

생명체는 극한 환경에서 한 가지 선택만 하는 것이 아니다. 그러니 앞에

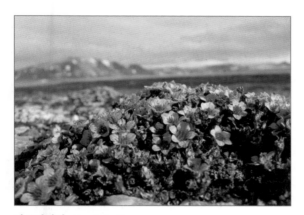

자주범의귀, Alastair Rae Ⓦ

서 말한 약효가 모두 가능할 것이다. 적당한 역경에 처했을 때, 자연은 이겨내고 극복하려고 한다. 따라서 건조한 사막의 선인장은 물을 머금고, 물속의 물고기는 물을 배출하고, 열대 야자는 서늘해지고, 한대의 생명체는 따뜻해지려는 경향이 강하다. 물론 모든 생물이 다 그렇다는 말은 절대 아니다. 이렇게 극복을 택한 생물이 7~8할이라면, 나머지 2~3할은 환경에 동화되는 쪽을 선택한다. 즉 더운 곳에서 더 뜨거워지고, 추운 곳에서 더 차가워지는 생물도 존재한다.

한대나 고산 툰드라의 식물들은 잎과 잔가지를 촘촘히 내거나 에델바이스처럼 털을 만들어 보온 효과를 높인다. 위의 사진에서 보듯이 자주범의귀는 수백 수천의 개체가 쿠션처럼 모여 자람으로써 보온 효과를 얻는다. 이런 식물들은 겨울눈을 지표면 가까이에 두거나 지표면 바로 밑에 묻기도 한다. 뒤에 나오는 사진의 관중처럼 지표면에 잎들을 방사형으로 밀착시키거나(로제트형–생물의 일부분이 원형 방사상으로 배열된 구조의 총칭) 눈잣나무처럼 관목의 줄기가 지표면에 밀착해 옆으로 엉겨 자라면서 매트 모양을 만드는 것도 모두 추위에서 살아남으려는 전략이다.[36]

곰, 다람쥐, 사람 모두 겨울에 살이 찐다. 겨울을 버티기 위해 활엽수는 잎을 떨어뜨리고, 다년초는 지상부를 포기하고 땅속으로 몸을 숨긴다. 고산 식물들은 눈 속에 숨어서 0℃ 근처의 온도를 유지한다. 한대의 동식물들은 모난 것을 쳐버리고 사막의 선인장처럼 둥글둥글해지려고 한다. 체온을 보존하기 위해 온갖 방법을 개발한다.

겨우내 눈 속에서 자란 복수초나 앉은부채는 봄이 되면 스스로 열을 방출해 주변의 기온보다 5~7℃나 체온을 높인다. 그 덕분에 쌓인 눈을 뚫고 일찍 꽃을 피울 수 있는 것이다.[37]

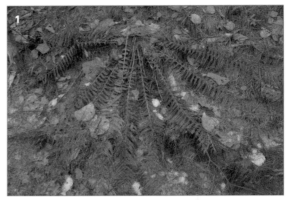

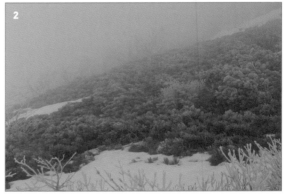

1 겨울 땅에 밀착한 관중의 잎. 2014년 1월. 김현보
2 땅을 기면서 자라는 눈잣나무. 2010년 2월. 대청봉

사람도 추운 곳에 사는 사람들은 실하다. 그래야 체온을 높여 추위에 버틸 수 있다. 추운 곳에 사는 동식물들의 성질은 따뜻하다. 그러나 모든 한대 식물이 따뜻한 것은 아니다. 일부는 스스로 차가와져 외부 온도가 춥게 느껴지지 않도록 적응했다. 이런 식물은 차갑다. 한대 지역의 자작나무 껍질, 버드나무류의 나무 껍질, 툰드라 지역의 지의류, 이끼류가 대표적이다.

북방 녹용이
양기 보양에 더 좋은 이유

뿔은 수컷의 상징이다. 포식자로부터 자신을 방어하고, 번식기에 암컷을 차지하기 위해 수컷들끼리 싸움을 벌일 때 공격용 무기로 쓴다. 그런데 생각해 보면 맹수들에겐 뿔이 없다. 호랑이나 사자가 뿔을 달고 있다면 먹이에 접근하기도 전에 발각되어 굶어 죽을지도 모른다. 육식동물은 발굽이나 뿔이 아니라 강한 이빨과 발톱으로 포식 활동을 한다.

뿔은 발굽 있는 초식동물에게만 있다. 보약의 대명사인 녹용은 수사슴의 갓 자란 뿔이고, 녹각은 수사슴의 다 자란 뿔이다. 사슴은 풀을 먹고 뼈를 만들고, 뼈에서 다시 뿔을 만든다. 수사슴은 매년 여름에 뿔이 돋았다가 겨울이 지나면서 떨어진다. 풀과 비슷하다. 식물의 어린 싹처럼 어린 뿔에는 털이 많고 피가 많고, 다 자라면 식물이 시들듯 털이 빠지고 피가 마른다.

녹용은 매우 빨리 자라기로 유명하다. 다음은 『동의보감』의 설명이다. '사

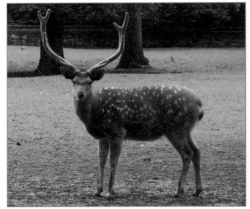
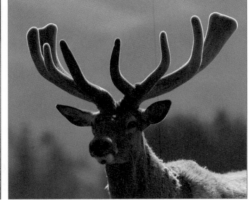

꽃사슴, Altaileopard ⓦ   붉은사슴, 비봉

슴의 뿔이 돋아나서 다 자랄 때까지 두 달도 채 걸리지 않는데, 큰 뿔은 무
게는 12킬로그램이나 나가고 단단하기가 돌과 같다. 이는 하루 밤낮에 수백
그램이나 자라는 셈이니, 이보다 빨리 자라는 뼈는 없다. 빨리 자란다고 하
는 풀과 나무조차 사슴 뿔의 성장 속도에는 미치지 못한다.' 아마 공룡 뼈 정
도는 되어야 그만큼 빨리 자랄지 모르겠다. 녹용을 쓴다는 것은 빨리 자라는
뼈를 쓴다는 의미다.

한약재인 녹용은 꽃사슴과 붉은사슴으로부터 얻는다. 꽃사슴에는 여러
아종이 있고, 붉은사슴에도 알타이 붉은사슴이나 뉴질랜드 붉은사슴, 깔깔
이 등의 아종이 있다. 자라는 환경에 따라 형태와 체질, 유전자가 조금씩 변
한 것이다. 꽃사슴보다 추운 곳에 사는 붉은사슴이 덩치도 크고 뿔도 더 빨
리 더 크게 자라고 가지도 많이 친다. 꽃사슴의 체중이 평균 100킬로그램 정

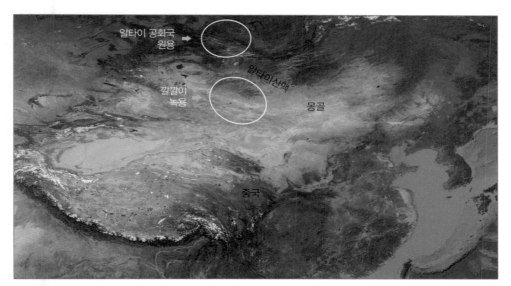

알타이산맥과 녹용 지도

도인데, 붉은사슴은 200킬로그램이 넘는다. 그래서 꽃사슴梅花鹿의 녹용인 화용花茸보다 붉은사슴의 녹용이 좋다고 하는 것이다.

『본초문답』에서는 '사슴은 북방의 추운 곳에서 자라서 척수와 뇌수가 매우 풍족한데, 이것이 위로 올라가 뿔이 된다'라고 했다. 그러니 알타이산맥 북쪽 시베리아에 사는 붉은사슴의 녹용인 원용元茸을 최고로 친다. 추위에서 살아남기 위해 더 많은 양기를 머금고 있기 때문이다. 우즈베키스탄, 카자흐스탄 등 알타이산맥 남쪽에 사는 붉은사슴의 뿔을 깔깔이 녹용이라고 하는데, 중국 몽고, 신강 등지에서 주로 사육한다. 같은 붉은사슴이라도 알타이 원용이 가장 좋다고 하는 것은 추위를 극복하려는 사슴의 노력에 차이가 있기 때문이다. 살아남기 위해 노력한 만큼이 약효로 나타난다.

녹용은 단전의 양기를 북돋고 골수와 정액, 피를 보하며, 뼈와 근육을 튼튼하게 한다. 남자의 정력을 강하게 하고, 정액이 새는 것, 자궁이 차서 임신하지 못하는 것, 허로虛勞로 비쩍 마른 것, 정신적으로 피곤하고 추위를 타는 것, 어지러움, 이명과 귀먹은 것, 허리와 등이 시큰거리며 아픈 것, 근골이 마르고 힘이 빠지는 것, 어린이의 발달이 느린 것, 비정상 자궁 출혈과 냉을 치료한다. 다만 위로 올라가는 성질이 있기에, 쉽게 상기되는 사람이나 열이 많은 사람, 진액이 말라서 허열이 뜬 사람, 감기로 열이 날 때는 삼가야 한다.

사슴뿔이 다 자란 것을 녹각이라 한다. 털이 다 빠지고 속에 피가 마른 상태인데, 돌처럼 단단하다. 수사슴끼리 이 녹각의 상태로 싸우는 것이다. 녹각의 단단한 성질은 부러진 뼈를 붙여준다. 교통사고 후유증이라면 녹용이 아니라 녹각을 쓰는 것이 좋다. 어혈을 풀고 뼈를 단단하게 붙여주기 때문이다. 물론 정액과 혈을 보하는 효능은 녹용보다 약하다.

가평 잣은
폐, 대장, 피부를 적셔 준다

마치 공식처럼 '잣' 하면 '가평'이 떠오른다. 이처럼 가평 잣이 유명한 것은 국내에서는 추운 지역이기 때문이다. 가평군 남부의 설악면은 남쪽이 중미산, 유명산, 용문산, 봉미산으로 둘러싸이고, 북쪽은 북한강과 접하고 있어 외부로부터의 접근이 쉽지 않다. 높은 산의 북쪽 사면이기에 늦게까지 눈이 녹지 않아 눈메골雪嶽面이라 불렸다.

『정감록』은 세상의 난리를 피하여 몸을 보전할 수 있고 거주 환경이 좋은 10여 곳을 십승지十勝地로 선정했다. 자연환경이 좋고 외침이나 정치적인 침해가 없으며, 먹거리를 자급자족할 수 있는 곳이 뽑혔는데, 그중 하나가 바로 설악면 설곡리雪谷里와 묵안리다. 뒤에 나오는 지도의 Ⓐ 지점으로, 이름 자체에 '눈이 늦게 녹는다, 눈이 많다'라는 의미가 내포되어 있다.

지도에서 보듯이 경기권의 높은 산은 모두 가평군을 둘러싸고 있다. 축령

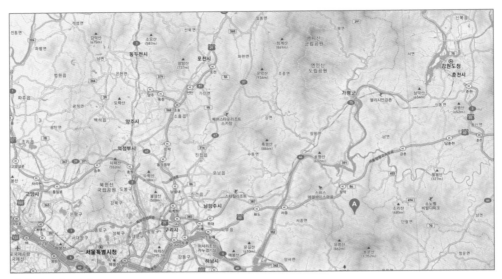

가평 설곡리(A지점)

산, 한북정맥, 경기도 최고봉인 화악산 등이 가평군 북쪽에 위치한다. 경기도 국립 자연휴양림 5곳 중 4곳이 가평군 경계에 위치한다. 러시아의 작가이자 영성가인 블라지미르 메그레는 『소리내는 잣나무』[38]에서 시베리아 잣의 다양한 효능을 강조하는데, 북쪽에서 자라는 잣나무가 남쪽 잣나무보다 효능이 좋다고 했다.

잣을 한자로는 해송자海松子라고 하니, 잣이 해송의 열매인 줄 아는 사람도 가끔 있다. 하지만 해송과 잣나무는 엄연히 다르다. 해송은 '곰솔'이라고도 부르는데, 남부의 바닷가에서 자라며 잎이 2개씩 뭉쳐 난다. 잣나무는 중북부의 산 북쪽 사면에서 자라며 잎이 5개씩 뭉쳐서 난다. 중국에서는 잣을 신라송자新羅松子라 불렀다. 중국 입장에서는, 신라 땅에서 수입한 소나무 씨앗 비슷한 열매라는 말이다. 그러다가 바다 건너 수입된 소나무 씨앗이란 의미에서 해송자海松子라 불리게 되었다. 일본에서도 잣나무를 조선송朝鮮松이라 부른다. 잣나무의 학명*Pinus koraiensis*에도 한국이라는 이름이 들어가 있다. 즉 잣나무는 한국 고유종이다.

잣은 한대성 수종이므로 개마고원의 잣이 가장 좋다. 『신증동국여지승람』에서는 조선 시대 각 지방의 토산물을 기록해 놓았는데, 잣은 함경도와 강원도의 토산물로 나온다. 잣나무는 한반도와 중국 동북부, 극동 러시아, 일본에 분포하고 한국에서는 대부분 고산 지대에 자생한다. 남한에서는 해발 1,000미터 이상 고산 지대에 자연 분포하는 한대성 수종이다.[39]

소나무와 잣나무를 혼동하는 사람들이 많은데 쉽게 구분하는 방법이 있다. 소나무는 햇볕이 잘 드는 산의 남쪽 사면 능선에서 주로 자라고, 잣나무는 북쪽 사면의 계곡 쪽에서 잘 자란다. 소나무보다 더 추운 곳에서 자라기 때문에, 소나무 잎이 2개씩 뭉쳐 나는 데 비해, 잣나무 잎은 5개씩 뭉쳐 나고 아주 진한 녹색을 띤다. 추운 곳에서 자라는

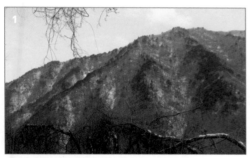

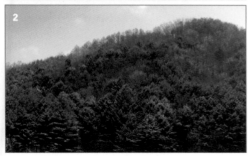

1 동남쪽 사면 능선에 자란 소나무, 최지훈
2 북쪽 사면의 잣나무 숲, 이영은

잣나무는 수렴, 응축하는 효과가 강하고, 찰진 기름을 만들어낸다.

추운 곳에서 살아가는 식물은 자식 격인 씨앗에게도 추위를 버틸 힘을 만들어 준다. 남쪽에서 자란 안남미로 밥을 지으면 푸석푸석하지만, 우리나라에서 자란 쌀은 차진 밥이 된다. 이보다 더 북쪽에서 자란 밀은 가루 내어 물만 부어도 서로 엉겨버린다. 생물에게 추위는 매우 큰 의미를 갖는다.

잣은 북쪽의 찬 기운을 받으며 자라기에, 아랫배의 양기가 떨어져 발생한 노인성 변비에 효과가 있고 소변이 잦고 피부가 마르는 증상, 탈모와 마른 기침에도 좋다. 추위를 이기는 과정에서 만들어진 잣의 찰진 기름이 폐와 대장, 피부를 적셔주기 때문이다. 특히 죽으로 쑤어 상복하면 좋다. 노인들이 뇌수가 비어 어지럽고 뼈마디가 쑤신 경우에도 잣을 먹으면 뇌수와 뼈마디를 응축시켜 도움이 된다.

자작나무 껍질의
무한한 쓰임새

영화 닥터 지바고에서 가장 인상적인 장면은 설원에 펼쳐진 자작나무 숲이
아닐까 싶다. 설원에 촘촘히 꽂아놓은 듯한 새하얀 자작나무가 끝없이 펼
쳐져, 마치 누가 더 하얀지 경쟁하는 느낌이다. 영어로는 화이트 버치white
birch, 일본어로는 시라카바白樺라고 한다.

　시베리아, 스칸디나비아, 만주 대흥안령(다씽안링) 산맥에서 자작나무 속
나무들의 거대한 군락을 볼 수 있다. 자작나무는 시베리아를 대표하는 나
무라고 할 수 있다. 그만큼 추운 곳에 즐겨 살기 때문에 추위를 견디는 힘이
강하다. 북한의 산악 지방에서 시작된 자작나무 숲이 만주, 시베리아, 유럽
북부를 온통 뒤덮고 있다. 그런데 자작나무의 남방 한계선이 북한이란 사실
을 아는 사람은 드물다. 남한에서 자연 상태로 자라는 자작나무 숲은 없다.
최근 유명세를 치르고 있는 인제 자작나무 숲도 소나무를 벌채하고 심은 것

이다.

자작나무는 햇빛을 매우 좋아해서 산의 양지바른 곳에 자생한다. 우리나라에서도 강원도 이북 산지의 양지나 산불이 난 자리에 자작나무를 많이 심는데, 햇빛을 독점하기 위함이다. 북유럽의 백인들이 햇볕을 더 받으려고 일광욕을 하는 것과 비슷한 이치다. 자작나무 껍질 역시 북유럽 백인의 피부처럼 희다.

박상진은 자신의 책『우리 나무의 세계』에서 자작나무에 대해 이렇게 평하고 있다. '자작나무는 영하 20~30도의 혹한을 그리 두꺼워 보이지 않는 새하얀 껍질 하나로 버틴다. 종이처럼 얇은 껍질이 겹겹이 쌓여 있는데, 마치 하얀 가루가 묻어날 것만 같다. 보온을 위해 껍질을 겹겹으로 만들고 풍부한 기름 성분까지 넣어 두었다. 살아 있는 나무의 근원인 부름켜가 얼지 않도록 경제적이고 효과적인 대책을 세운 것이다. 나무에게는 생존의 설계일 뿐이지만, 사람들의 눈으로 보면 그 껍질은 쓰임새가 너무 많다.'[40]

자작나무 껍질에는 큐틴cutin이라

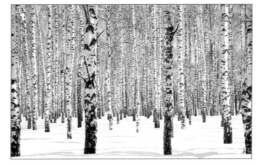

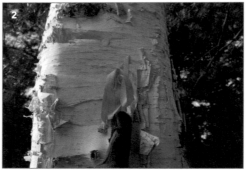

1 자작나무, 2012년 4월 러시아, Elena KovalevaⒹ
2 자작나무 껍질, 장중엽

는 일종의 천연 방부제가 다량 함유되어, 물이 스며들지 않고 부패나 좀, 곰 팡이가 슬지 않는다. 그래서 아무리 나쁜 조건에서도 잘 견디는데, 땅속에서 몇 천 년을 버티기도 한다. 북방 사람들이 시신을 자작나무 껍질에 싸서 묻은 것도 이 때문이다.

껍질이 매끈하고 희기 때문에 종이가 없던 시절에는 파피루스처럼 종이 대용으로 쓰였다. 자작나무의 영어 이름인 'birch'도 '글을 쓰는 나무 껍데기'라는 뜻을 담고 있다. 방수성이 뛰어나서 배를 만들 때도 유용하게 쓰였다. 또한 물에 흠뻑 젖어도 물만 털어내면 불이 잘 붙어, 비 오는 날 산에서 불을 피울 때는 자작나무 껍질에 먼저 불을 붙이고 다른 나무를 집어넣곤 한다.

자작나무의 용처는 이뿐만이 아니다. 점심 밥을 자작나무 껍질에 싸 놓으면 3~4일이 지나도 상하지 않는다. 심마니들은 산삼을 캐면 자작나무 껍질에 싸서 보관했다. 천마총의 천마도가 천년의 시간을 건너 아직도 날아오를 듯 생생한 것은 자작나무류 껍질에 그렸기 때문이다.(뒤의 사진 참조)

시베리아의 극한 환경에서 살아가는 자작나무의 껍질은 추위에 동화되어 매우 차가우며, 물에 젖지 않고 썩지 않을 정도로 건조하다. 비에 젖어도 물 방울만 털어내면 불이 붙지만, 속살은 기름을 많이 머금고 있으면서 매우 뜨겁다. 즉 체온을 유지하기 위해 겉을 차게 해서 밖의 찬 기운이 들어오지 못하게 막고, 속은 기름을 채워 뜨겁게 한 것이다. 극한 추위에 버틸수록 껍질의 약성은 더 차가워지고 속살의 기름은 더 풍부해진다.

결혼을 일러 '화촉華燭을 밝힌다'고 하는 것은 촛불이 없던 시절에 기름 많

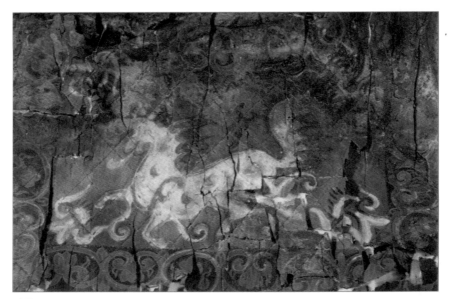

천마도, 국립경주박물관ⓦ

은 자작나무 속살樺을 태워 불을 밝힌燭 데서 비롯되었다. 기름이 많아서 밤새 타기에, 결혼 피로연에 더없이 좋았다. 기름이 많고 건조해서 불에 탈 때면 '자작자작' 하는 소리를 내서 오늘날 자작나무라는 이름을 얻었다.

자작나무 껍질의 차갑고 건조한 성질은 습열을 강하게 제거하는 약성으로 나타난다. 『동의보감』에서도 '북방에서 자란 자작나무가 더 좋다'라고 했다. 눈이 푹푹 쌓이는 곳에서 눈과 경쟁하고 한편으로는 눈과 동화되는 과정에서 만들어진 약성이 습열을 제거하는 것이다.

한의학의 충蟲 질환은 습열에서 비롯되는데 충치, 두드러기, 아토피 피부염, 피부 가려움증과 허는 것을 말한다. 붓고 열나는 것이 습열인데, 자작나무 껍질이 이 습열을 제거해 준다. 핀란드에서는 자작나무 껍질로 만든 자일리톨xylitol을 충치 예방용으로 쓰고, 한의학에서는 두드러기에 화피산樺皮散을 쓰며, 충으로 인해 피부가 가렵거나 헌데에 자작나무 껍질을 쓴다. 또한 찬 곳에 적응했기 때문에 폐와 기관지, 인후 등의 열을 내려준다. 자작나무 껍질은 잘 먹고 털이 많은 사람, 열 많은 사람, 피부와 잇몸 문제를 가진 사람, 습열로 황달이 생긴 사람, 기관지 문제가 있는 사람, 소변이 시원치 않고 잘 붓는 사람에게 두루 좋다.

고로쇠 수액과 마찬가지로 자작나무 수액도 음용한다. 북유럽, 러시아에서는 음료수와 화장수로 애용되며, 우리나라와 일본에서도 시판되고 있다. 고로쇠, 자작나무, 다래 등의 수액 제품은 추운 겨울을 나면서 뿌리에 응축되었던 수액이 봄기운을 받아 위로 솟구치는 힘을 이용한 것이다. 봄기운을 받아서 맛이 달달하고, 기운이 나게 해서 춘곤증을 치료하며 소화를 돕는다. 일종의 이온 음료라서 흡수와 배설을 촉진해 소변을 잘 나가게 하고 해독한다.

나무 수액은 미네랄이 풍부해 뼈와 관절을 튼튼하게 한다. 유럽에서는 예로부터 비타민과 미네랄 보충제로 쓰였으며 폐, 콩팥, 피부, 위장 등을 치료하는 데도 사용했다. 미네랄이 많다는 것을 약한 짠맛을 의미하는데, 약한 짠맛은 가래를 삭이고 기침과 천식을 멎게 한다.

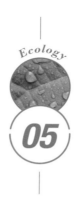

버드나무의 찬 성질을
이용한 아스피린

북극이나 남극은 식물이 살 수 없는 환경이다. 눈과 얼음, 그리고 일부 동물
만 존재한다. 북극에서 적도 쪽으로 내려오면서 식물이 발견되기 시작하는

스발바르제도, 2012년 8월, Bjoertvedt Ⓦ

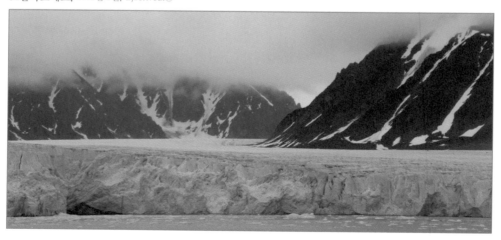

데, 마치 생명 발생 순서를 재현하듯이 원시 생명체부터 나타난다. 그만큼 원시 생명체가 극한의 상황에서도 살 수 있다는 의미다.

북극에서 남쪽으로 내려오면 맨 처음 지의류와 이끼류가 나타나고, 이것이 툰드라 지대까지 이어진다. 툰드라 지대에서 비로소 덤불 형태의 나무가 나타나는데 버드나무(Salix)속, 자작나무(Betula)속, 오리나무(Alnus)속으로 모두 버드나무과에 속한다. 북극콩버들은 북위 80도 이북에서도 자라고, 북극 버드나무는 이보다 더 북쪽에서도 자란다. 더 남쪽으로 내려와 타이가 지대로 접어들면 자작나무 군락과 잣나무 군락 등 거대한 숲이 나오고 사람들이 거주하기 시작한다.

『신약본초』에서 인산 선생은 척박한 환경에서도 살아남는 버드나무의 강인한 생명력을 이렇게 설명했다. '모든 생물이 물속에서 생기는데 버들이 가장 먼저 생겼다. 1939년 무렵 2년 동안 비가 오지 않았는데, 이러한 극심한

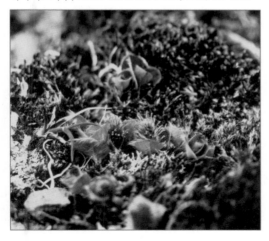

북극버드나무, 2002년 6월 알래스카 LeRoy Sowl, USF WSⓌ

가뭄에도 금강산 구룡연의 메마른 이끼 속에서 버들잎이 피어나더라. 가을에 가보니 뿌리까지 나왔더라. 버들은 아무 데나 가서 쓰러져도 죽지 않고 살아난다. 그래서 모든 시조의 생명체는 자연의 원리라. 버들가지를 꺾어다 심든지, 버들 잎사귀를 떼다 심든지 간에 뿌리를 내리고 산

다.'[41]

　버드나무류는 물을 좋아한다. 버드나무의 속명인 Salix는 라틴어로 '가깝다'라는 뜻의 'sal'과 '물'이라는 뜻의 'lis'의 합성어다. 물을 악착같이 찾아내어 정착한다는 의미로 이 역시 강인한 생명력을 의미한다. 물가에서 자라는 식물은 소변을 잘 나가게 해서 열을 내리고 부기를 빼 준다는 공통점을 갖고 있다.

　지의류, 이끼류, 버드나무속, 자작나무속, 오리나무속 식물들의 가지와 껍질은 모두 성질이 차갑다. 북극권 식물들의 가지와 껍질이 차가운 것은 극한의 환경에서는 저항하는 것보다 동화하는 편이 생존에 유리하기 때문일 것이다. 그래서 툰드라의 추운 날씨에서 생존할 수 있었다. 자연은 적절한 역경은 저항하고, 극한 역경에는 동화하는 경향이 있다. 즉 적당하게 추우면 체온을 높여서 살아남지만, 극도로 추우면 체온을 낮춰서 생존하려고 한다.

　버드나무는 꽃, 종자, 가지, 잎, 껍질과 뿌리가 모두 차가워서 열을 내리고 해독하며 소변을 잘 나가게 하고 통증을 멎게 한다. 이런 버드나무에서 개발된 약이 바로 아스피린이다. 아스피린의 성분은 버드나무 잎과 속껍질에서 추출한 아세틸살리실산acetylsalicylic acid인데, 버드나무의 차가운 성질 덕분에 진통, 해열, 소염 기능을 할 수 있는 것이다. 즉 아스피린은 잘 먹고 몸에 열이 많은 사람에게 잘 든다. 한의학에서는 버드나무 잎을 기관지, 방광, 비뇨기의 염증성 질환에 쓴다. 차가운 성질을 이용해 잎과 가지를 달여서 헌데나 옻 오른 데 바르기도 한다.

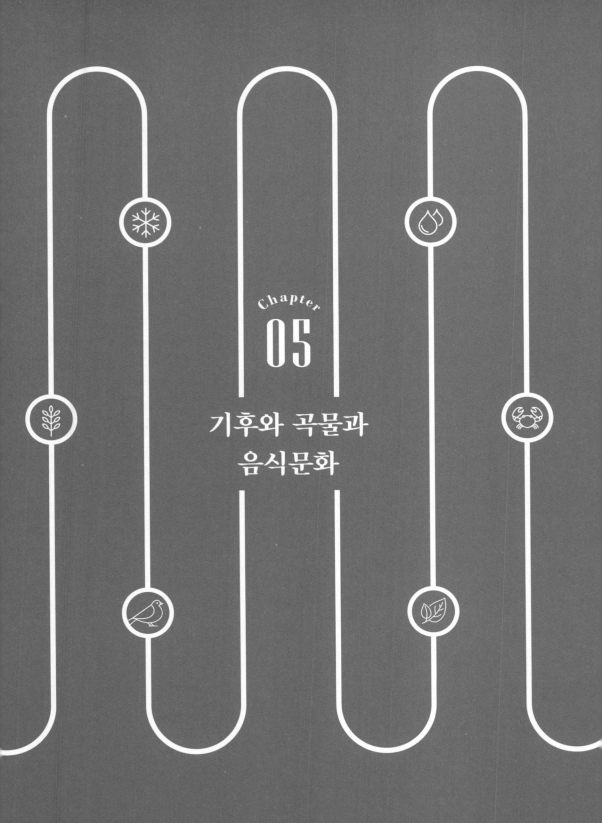

Chapter

05

기후와 곡물과
음식문화

4모작도 거뜬,
푸석푸석한 안남미

한국인은 안남미 밥을 그다지 좋아하지 않는다. 우리 쌀처럼 차지지 않기 때문이다. 그런데 전 세계 생산량으로 보면 우리 쌀인 자포니카japonica 종이 10%, 안남미인 인디카indica 종이 무려 90%에 해당한다. 쌀을 주식으로 하는 사람들 중 대부분이 안남미를 먹고 있다고 해도 틀린 말이 아니다.

안남미는 모양이 길쭉해서 장립종長粒種이라고도 하는데, 중국의 화남 지방과 동남아의 열대 지방에서 주로 생산되고 소비된다. 더운 지방에서 자라기에 1년에 3모작, 4모작까지 가능하다. 안남미의 벼는 추위를 경험하지도 못했고 따라서 추위에 대비하지도 않는다.

인도네시아 롬복에 간 적이 있다. "여기서는 4모작을 한다"는 가이드의 말에 "그럼 1월, 4월, 7월, 10월에 파종하나요?"라고 물었다. 가이드는 무슨 말인지 모르겠다는 표정을 지으며 이렇게 대답했다. "여기서는 오늘 수확하

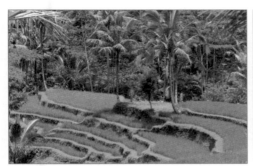

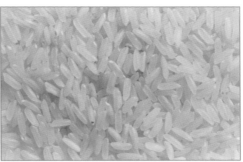

안남미 논, 인도네시아, Konstik①   **안남미**, 강동완

면 며칠 지나서 파종하고, 수확하면 또 파종해요. 저기 논을 보세요. 싹이 갓
나온 벼, 제법 자란 벼, 다 자라서 수확을 앞둔 벼 모두 있잖아요." 사계절이
뚜렷한 나라에서 살다 보니, 다른 나라도 3개월 단위로 계절이 바뀐다는 고
정관념을 갖고 있었던 것이다.

 습열이 무성한 열대 지방에서는 사람을 비롯한 모든 동식물이 무더위를
이기려고 노력한다. 식물 또한 잎의 기공이 많고 속이 성근 활엽수가 주류
다. 증산작용을 활발히 해서(땀을 많이 흘려서) 무더위를 쉽게 식히려는 것이
다. 무더운 날 나무 밑을 걷다 보면, 비가 오지 않는데도 보슬비가 내리는 것
같은 느낌을 받는다. 증산작용으로 나무가 땀을 흘린 것이다. 사막의 선인장
은 땀을 거의 흘리지 않지만, 열대의 바나나는 땀을 많이 흘린다. 안남미 역
시 우리 쌀보다는 땀을 많이 흘리는 전략으로 무더위를 이겨낸다. 날씬하고
길쭉하며 기름기가 적고 칼로리도 낮기에 밥을 지으면 푸석푸석하고 다이어
트에 좋다.

찰진 것은 피부를 틀어막아 땀을 멎게 하고 열이 빠져나가지 못하게 한다. 동남아 사람들에게는 찰진 우리 쌀보다 기름기 없고 소화가 잘 되는 안남미가 적합하다. 땀구멍을 열어서 열 발산을 쉽게 할 수 있기 때문이다.

열대 사람들은 몸이 작고 말랐으며 피부가 얇은데, 무더위를 극복하려는 전략이다. 북유럽 사람처럼 덩치가 크고 피부가 두꺼우면 이런 환경에서 견디기 힘들다. 베트남은 4모작을 할 수 있을 만큼 먹거리가 풍족하지만, 여성들은 모두 호리호리하다. 베트남 전통의상인 아오자이를 입은 모습을 상상해보면 된다. 길쭉길쭉한 안남미를 주식으로 하면 사람도 그 모습을 닮아간다. 따라서 안남미는 여름철, 찜통 환경에서 근무하는 사람, 다이어트하는 사람에게 잘 맞는다. 반대로 추운 지방, 겨울철, 추위를 잘 타는 사람, 피부가 약한 사람, 마른 사람에겐 우리 쌀이 적합하다.

안남미는 소화가 잘 된다고 했다. 잘 돼도 너무 잘 돼서 금방 허기가 질 정도다. 푸석푸석하다는 것은 습기가 없다는 말인데, 습기는 땔감에 물을 붓는 것과 같은 원리로 소화에 방해가 된다. 안남미의 이런 특성은 몸속의 병적인 습기를 말리고 소변을 잘 나가게 하므로, 습기로 인한 설사를 멎게 하고 사람을 날씬하게 만든다.

그러니 기운 보충을 해야 할 사람, 허약해서 땀이 많이 나는 사람은 안남미가 적당하지 않다. 동남아에서는 안남미로 쌀국수를 만든다. 쌀을 면의 형태로 만들면 찰기가 더해져, 기운을 보충하고 땀구멍을 닫아주기 때문이다. 여름철 콩국수를 먹으면 시원하게 느끼고 땀이 멎는 것과 같은 이치다.

Ecology

02

추운 겨울을 견디는
찰진 우리 쌀

우리가 매일 먹는 쌀을 자포니카종種이라고 한다. 통일벼, 추청秋晴벼, 고시히카리 등의 품종이 여기에 해당한다. 자포니카종은 한국, 일본, 중국 북부 등 사계절이 뚜렷한 동북아의 온대 지방에서 생산되고 소비된다. 추운 겨울을 보내야 하는 지역의 동식물은 나름대로의 생존 전략을 갖고 있다. 곰은

우리 쌀이 자라는 논, 2014년 10월   우리 쌀, Suppakij1017ⓛ

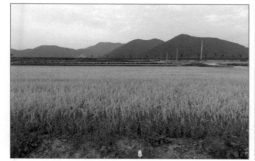

겨울잠을 자고, 다람쥐는 가을에 도토리를 모으고, 사람은 가을, 겨울에 살을 찌워 겨울을 대비한다. 식물은 가을에 지상부가 시들면서 진액이 뿌리로 돌아가 겨울을 대비한다. 혹은 소나무의 잎처럼 기공을 막고 상록수로 겨울을 난다.

자연 상태라면 우리 쌀의 볍씨는 차가운 논바닥에서 겨울을 버텨야 하기에, 낟알이 둥글면서 짧고 끈기가 있다. 그래서 자포니카종을 단립종短粒種이라 한다. 우리 쌀의 특징이라면 찰기, 즉 서로 잘 달라붙는 성질이 있어 떡을 만들 수 있다는 것이다. 이는 우리 쌀이 안남미에 비해 아밀로펙틴의 함량이 높기 때문이다.

찰진 성질을 갖고 있는 우리 쌀은 피부를 틀어막아 살을 찌우고 체온을 유지시켜 준다. 또 속을 든든하게 하고 기운이 나게 한다. 우리 쌀로 만든 밥이 약간 찰지다면, 찧어서 만든 떡은 아주 찰지다. 가을 송편, 겨울 떡, 동지 팥죽의 새알이 모두 겨울철 음식인 것에는 이런 이유가 숨어 있다. 찧는 힘은 서로 뭉치게 하기에 몸속에서도 튼튼하게 틀어막는 역할을 한다. 하지만 심하면 체할 수도 있다.

찰기장, 찹쌀, 겨울철 별식인 메밀국수와 냉면, 도토리묵도 이런 맥락에서 이해할 수 있다. 밀가루에는 글루텐 성분이 없지만, 반죽이라는 과정을 거치면 점착성이 강한 글리아딘gliadin과 탄성이 좋은 글루테닌glutenin이 결합해 글루텐gluten이 생성된다. 밀가루를 반죽해 면, 만두, 빵 등을 만든다. 이러한 음식은 피부를 틀어막아 추위를 이기게 하기에 주로 북방에서 즐겨 먹

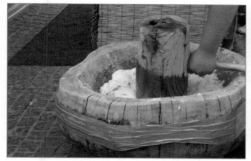
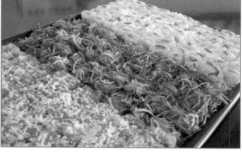

떡 찧기, Alan Chan Ⓦ   떡, 윤옥희

었다. 반죽이라는 행위가 뭉치게 하는 효능으로 나타난 것이다.

몸을 튼튼하게 하는 데는 늦게 여무는 쌀, 서리 맞은 쌀이 좋다. 가을 서리를 맞으면 낟알이 더 단단해지기 때문이다. 따라서 몸을 보하고 피부를 단단하게 하는 수렴 작용도 더 강해진다. 『동의보감』에서는 노인의 보양에 죽이 좋다고 설명한다. '새벽에 일어나 죽을 먹으면 가슴이 뚫리고 위장이 보양되며 진액이 생겨나고 온종일 기분이 상쾌하여 보하는 힘이 적지 않다. 늦게 수확한 만생종 멥쌀을 진하게 푹 쑤어 먹는 것이 좋다.'[42] 여기서도 늦게 여무는 쌀이 더 수렴한다고 강조하고 있다.

사과도 서리 맞은 사과가 더 달다. 산수유도 서리 맞은 산수유가 좋다. 소변이나 땀, 정액, 피가 새는 것을 수렴하는 힘이 더 강해지기 때문이다. 뽕잎은 기침, 목마름, 땀, 헌데를 수렴시키는데, 당연히 서리 맞은 뽕잎이 더 좋다. 무도 서리 맞은 무가 기침에 더 좋고, 서리 맞은 곶감이 더 달고 출혈, 마른 기침과 설사에 좋다. 차가운 기운을 만나면 모든 생명체는 움츠리게 된다. 이를 사람이 복용했을 때 기침, 땀, 설사, 하혈로 피와 진액, 기운이 새나가는 것을 수렴하는 작용을 한다. 반대로 여름철 다이어트에는 일찍 수확한 쌀이나 안남미가 더 좋다.

쌀을 3~5년 묵히면 찰기가 사라지는데 이를 '묵은쌀'이라고 한다. 맛이나 효능이 안남미와 매우 유사해지므로, 안남미처럼 병적인 습기를 없애고 설사를 멎게 한다. 햅쌀은 열이 오르게 할 수 있지만, 묵은쌀은 그렇지 않다. 중풍 환자, 열병 환자에겐 묵은쌀이 좋다고 할 수 있다. 여름철, 다이어트를 하는 사람, 설사가 잦은 사람에게도 묵은쌀이 좋다.

오곡은 몸을 보양한다. 오곡을 묵히면 단맛, 쓴맛, 매운맛, 신맛, 짠맛이 약해지면서 맛이 담담해지는데 이를 담미淡味라고 한다. 담淡을 풀이하면 水+火+火가 된다. 즉 물水이 화기火氣를 받아 순조롭게 운행되는 상태다. 담미는 소화를 잘 되게 하고 몸이 부은 것을 소변으로 내보내며, 몸속에 쌓인 열을 식히고 몸을 가볍게 한다. 담미는 순수하게 비위를 보하기 때문에, 구토와 속이 더부룩한 것을 가라앉히고 뱃속의 물혹을 제거한다. 토하고 설사해서 갈증이 심할 때는 묵은쌀만 달여 먹어도 효과를 볼 수 있다. 가슴이 답답하면서 열날 때도 묵은쌀이 좋다. 소화가 잘 안 되고, 아랫배에 힘이 없고 더부룩하며 설사하는 사람에게도 잘 맞는다.

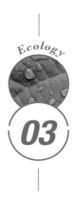

03

진액이 새는 것을
막아주는 찹쌀

예로부터 찹쌀로 만든 음식은 별미로 쳤다. 보름에 먹는 찹쌀밥, 합격을 기원하는 찹쌀떡, 김장 김치에 넣는 찹쌀풀 등을 떠올려 보자. 이런 찹쌀을 맺는 찰벼는 벼의 변종이다. 안남미와 우리 쌀 모두 찹쌀 변종을 갖고 있는데, 동남아시아와 동북아시아에서 많이 재배되고 소비된다. 찹쌀과 대비되는 개념으로서 보통 쌀을 멥쌀, 찰벼가 아닌 보통 벼를 메벼라고 칭한다.

곡류의 녹말에는 크게 2가지가 있는데, 아밀로오스amylose와 아밀로펙틴amylopectin이다. 아밀로오스는 쉽게 물러지지 않지만, 아밀로펙틴은 열을 받으면 바로 쫀득해진다. 멥쌀은 아밀로오스와 아밀로펙틴의 비율이 2:8인 데 비해, 찹쌀은 거의 아밀로펙틴으로만 구성되어 있다.

다른 곡물들도 유사한 변종을 가지고 있다. 메기장과 찰기장, 메조와 차조, 메보리와 찰보리, 메수수와 찰수수가 그 예이다. 차진 성질을 가진 찰기

Chapter 05 기후와 곡물과 음식문화 ○ 189

장, 차조, 찰보리, 찰수수는 모두 찹쌀과 효능이 비슷하다.

찰벼는 메벼보다 늦게 수확하기에, 가을의 서늘한 기운을 받아서 수렴하는 성질이 강하다. 물론 같은 찰벼라 하더라도 안남미의 찰벼와 자포니카종의 찰벼에는 차이가 있다. 안남미의 찹쌀과 자포니카의 찹쌀로 밥을 지었을 때, 안남미 찰밥이 훨씬 빨리 굳는다. 자포니카 찹쌀의 찰기가 더 강하고 오래 유지되기 때문이다.

찰밥은 말린 곶감이나 건 블루베리와 비슷하게 수렴하는 효능이 강하다. 곶감은 기침을 멎게 하고 진액을 보충해주며 지혈한다. 눈에 좋다고 하는 블루베리도 생것과 말린 것의 효능이 다르다. 생 블루베리는 눈의 열을 내려주고, 건 블루베리는 눈의 정기를 수렴하고 보충해 준다. 따라서 급성 눈 충혈에는 생 블루베리가 좋지만, 노화로 눈이 나빠질 때는 건 블루베리가 좋다.

찹쌀은 땀, 피, 기침, 정액, 냉, 소변, 대변 등으로 진액이 새는 것을 막아준다. 찹쌀은 차져서 떡을 만드는 데 최적이다. 찰진 것은 피부를 두껍게 해서 겨울나기에 좋다. 그래서 겨울철에 "메밀묵 사려, 찹쌀떡!"을 외치는 것이다. 여름이라도 더위 먹어 기가 빠지고 땀이 많이 날 때는 찹쌀로 땀과 진액을 수렴하는 것이 좋다.

여름철 복 더위에는 삼계탕에 찹쌀을 넣어 먹는다. 닭살이 돋아 있는 닭은 피부가 수렴되어 땀을 흘릴 수 없다. 그러니 평생 땀을 한 방울도 흘리지 않는 닭, 땀이 새는 것을 수렴하는 찹쌀, 땀을 멎게 하는 인삼이나 황기가 합쳐진 것이 삼계탕이다.

찹쌀은 달달해서 비위를 좋게 하고, 소화가 잘 되게 하며, 기운을 보충한다. 산후에 젖도 잘 나오게 한다. 허약해서 땀을 많이 흘리는 것, 소변을 자주 보는 것을 멎게 한다. 성질이 따뜻해서 자궁이나 단전이 차가운 것을 데워 주고, 임신 초기 하혈할 때 태아를 수렴시키고 안정시킨다. 피부도 수렴하기에, 새살이 돋게 해서 헌데를 아물게 한다. 단맛이 강해서 해독하는 힘도 강하므로, 독성이 있는 약을 중화할 때도 쓴다. 특히 몸이 약하면서 찬 편이고, 소화가 안 되는 사람에게 좋다. 사상의학에서는 소음인 음식으로 분류한다.

『동의보감』에서는 '모든 경락의 기운을 막히게 하여 사지가 말을 듣지 않게 하고, 풍을 일으키며 어지러워 잠을 많이 자게 하므로, 많이 먹어서는 안 된다. 오래 먹으면 몸이 약해지는 것은 사람의 근육을 늘어지게 하기 때문이다. 개나 고양이가 먹으면 다리가 굽어져 제대로 돌아다니지 못한다'라고 했다.

일반 메벼를 갱미粳米라고 하는데 '단단하다'는 뜻이다. 반면 찹쌀은 '무르다'는 의미의 나미糯米라고 한다. 무른 쌀을 계속 먹으면 내 몸도 물러지고 늘어진다. 찹쌀의 수렴 작용이 지나치면 열이 빠져나가지 못해 졸리고 어지러우며 늘어진다는 뜻이다. 열이 많은 사람이나 중풍 환자는 증상이 악화될 수 있으므로 피해야 한다. 열이 눈으로 올라가서 눈병을 악화시킬 수도 있으므로, 열로 인한 급성 눈병에는 찹쌀이 좋지 않다. 찰기장, 차조, 찰수수는 찹쌀의 장점과 단점을 공유하니 참고해서 먹으면 된다.

밀의 찬 성질은
유통 과정에서 생긴 것

예전에는 세끼 밥을 먹고 살았지만, 요즘은 밥보다 밀가루 음식을 즐겨 먹는 사람이 더 많아졌다. 밀은 전 세계에서 옥수수 다음으로 많이 생산되는 곡물이다. 쌀보다 더 광범위한 지역에서 재배되고 더 다양한 인종이 먹고 있는데, 동아시아를 빼면 대개 밀을 주식으로 한다. 밀은 벼과 식물로 중국, 미

밀이삭과 빵, Miradrozdowski①

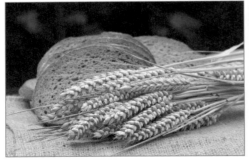

겨울 밀밭, 2012년 12월, Janis Smits①

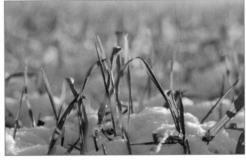

국, 우크라이나, 캐나다, 오스트레일리아 등 냉온대 지역에서 재배된다. 고온에 약한 작물이라 적도를 중심으로 한 위도 20~25도 이내의 더운 지역에서는 재배가 어렵다. 반면 벼는 위도 45도 이내의 비교적 따뜻한 지역에서 자란다. 이렇게 서늘한 지역에서 자라는 밀은 벼보다 추위를 잘 버틴다.

밀이 자라는 지역은 서늘하기에, 그 지역 사람들은 추위에 버티기 위해 뼈가 크고 단단하며 피부와 살이 두껍다. 중국 내에서도 추운 곳에 속하는 내몽고와 감숙성 사람들은 피부가 단단하고 두꺼운데 밀을 주식으로 한다. 이 지역의 동물은 북극곰처럼 털이 많으며 살이 찌고, 식물은 껍질이 두껍고 털이 많다. 이 지역에서 생산되는 밀은 매우 찰진 성질을 갖는데, 밀가루에 물을 부어 조금만 반죽해도 서로 붙어버린다. 쪄서 방아로 힘껏 찧어야만 뭉쳐지는 쌀과는 완전히 다르다.

밀은 '언제 파종하느냐'에 따라 봄밀과 겨울밀로 나뉘는데, 이는 재배하는 곳의 기후와 관련되어 있다. 겨울밀이란 추운 겨울을 땅에서 지냈다는 뜻이다. 가을에 심어 겨울과 봄을 지내고 초여름(6월경)에 수확한다. 주로 온대지방에서 재배하며 수확량이 많고 글루텐은 적다. 반면 봄밀은 봄에 파종하여 같은 해 6월에 바로 수확한다. 만주와 캐나다 등 추운 지방에서 재배하며, 수확량이 적고 글루텐은 많은 편이다. 일반적으로 제면용은 겨울밀, 제빵용은 봄밀을 쓴다.

『동의보감』에서는 밀에 대해 이렇게 설명한다. '가을에 심어 겨울을 나고 봄, 여름에 채취한 겨울밀은 오곡 중에 귀한 음식이며 성질이 따뜻하다. 봄에 파종해서 여름에 바로 수확하기도 하는데, 이런 봄밀은 기운 받은 것이 부족하므로 독이 있고 밀가루의 성질도 서늘하다.' 밀은 겨울 추위를 견딜 수 있는 곡식이며, 겨울 추위를 겪으면서 한대 지역의 나무들이 그렇듯 촘촘하게 농축되고(찰져지고) 성질이 따뜻해진다. 겨울 추위를 겪지 않은 봄밀은 성질이 차가워서 소화에 문제가 생길 수 있다.

밀가루를 반죽하면 점착성이 생긴다. 피부를 틀어막아 열이 빠져나가지 못하게 하는데, 찰진 정도가 우리 쌀보다 강하다. 따라서 추운 환경에 산다면 피부를 두껍게 틀어막는 밀이 우리 쌀보다 적합하다. 밀 주산지라 할 수 있는 러시아, 우크라이나, 몽고에 사는 사람들은 어릴 때는 피부가 곱다가 나이가 들면 거칠어진다. 찬 기운을 이기기 위해 피부가 두꺼워졌기 때문이다. 또한 찬 기운을 이긴 밀을 주식으로 하기에 피부가 더 두꺼워지고 탁해진다.

밀은 부위마다 성질이 다르다. 밀 껍질은 차갑지만 속의 밀가루는 뜨겁다. 보리도 껍질은 차갑고 속은 뜨겁다. 보리밥은 따뜻해서 소화가 잘 되고 방귀도 잘 나오지만, 보리차와 맥주는 성질이 차갑다. 밀가루의 찰진 성질은 피부를 틀어막아 몸을 따뜻하게 해주고, 기운이 없어서 나는 땀을 멎게 하며, 기력을 강하게 한다. 추운 지역에 사는 사람이나 몸이 찬 사람에게 적합하고, 열병이나 중풍 환자, 피부병, 화병, 감기 환자에게는 좋지 않다.

밀가루 음식을 먹고 체했을 때는 매운맛이 나는 고추, 파, 차조기, 양파, 생무, 무씨 등을 먹는 것이 좋다. 또는 흙거나 강한 신맛이 나는 팥, 식초, 매실 등을 먹어서 녹여야 한다. 그래서 중국 음식점 테이블에 식초에 절인 단무지, 생양파, 고춧가루, 식초가 놓여 있는 것이다. 라면 스프가 모두 매운 것도 같은 이유다.

성질이 차가운 밀 껍질은 열을 내리고, 가슴이 답답하며 불안한 것을 안정시켜 준다. 입과 목이 타는 듯한 갈증을 멎게 하고 소변을 잘 나가게 해준다. 한의학에서는 통밀을 약재로 쓰는데, 이런 밀 껍질의 효능을 이용하는 것이다. 통밀가루는 껍질까지 모두 사용하므로 속살로만 만든 밀가루를 썼을 때의 부작용을 상쇄시킨다. 통곡물을 먹으라고 하는 이유가 여기에 있다.

밀가루 음식을 먹으면 소화가 안 된다는 사람을 쉽게 만난다. 그래서 밀가루가 찬 성질을 갖고 있다고 오해하는 사람들이 많다. 과연 그럴까? 아니면 우리 민족이 밀을 먹은 역사가 짧아서 글루텐gluten 불내성不耐性이 있는 걸까? 결론적으로 말하면 밀가루 음식을 먹고 체하는 것은 방부제, 냉장 처리, 이스트 속성 발효 때문일 가능성이 더 크다. 외국산 밀은 보통 배편으로 수입되므로 운송 기간이 길다. 그래서 예전에는 방부제 처리를 했고, 요즘은 냉장 처리를 한다. 위는 음식을 삭혀서 소화하는 기관이다. 냉장 처리나 방부제防腐劑 모두 음식 삭히는 것을 방해하므로, 당연히 소화가 안 되는 것이다.

막 잡은 생고기, 냉장 보관한 고기, 냉동 보관한 고기는 맛과 기운이 다르다. 막 지은 밥과 냉동했다가 해동한 밥의 맛 또한 다르다. 갓 구운 빵은 향기가 좋고 부드러우며 소화가 잘 되지만, 오래된 빵이나 냉장 보관한 빵은 체하기 쉽다. 차가웠던 기억을 가진 고기, 차가웠던 벡터vector를 가진 밥은 내 몸속에서도 차가운 성질을 재현한다. 차가운 기운을 받은 밀가루는 차가 워진다.

고기, 쌀, 밀가루와 같은 원재료는 성분만 중요한 것이 아니다. 유통과 조리 과정에서 어떤 힘, 어떤 과정이 작용했느냐 하는 것도 매우 중요하다. 유럽이나 북미, 중국 서부 등 밀의 주산지에서 현지 밀로 갓 만든 음식을 먹으면 체하는 부작용이 적다. 대부분의 밀가루를 수입에 의존하는 우리나라에 서는 체하는 부작용이 생길 확률이 높다.

캐나다 퀘벡 출신의 제빵 장인 리처드 부르동Richard Bourdon은 다음과 같이 설명한다. '옛날 유럽이나 중동, 중국에서는 빵을 가정이나 마을에서 직접 반죽해서 구워 먹었다. 이렇게 천연 발효시킨 빵은 씹을수록 입에서 침이 잘 나오고 소화가 잘 되기에, 음료수와 함께 먹을 필요가 없다. 천연 발효란 박테리아와 이스트(효모)의 복합체로 이루어진다. 박테리아는 반죽 속의 탄수화물과 질긴 글루텐을 완전히 분해하고, 곡물 속의 몸에 좋은 무기물을 추출해 우리 몸이 흡수하기 좋게 만들어 준다. 그런데 이스트로만 속성 발효시 킨 빵은 입에서 침이 생기지 않는다. 콜라나 우유와 함께 먹어야 하고, 소화 장애를 일으킬 수도 있다.'

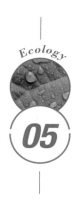

Ecology

05

좁쌀은
몸을 단단하게 한다

조는 벼과 식물 중에서도 매우 작고 둥근 모양의 열매를 갖고 있어 작은 쌀, 즉 소미小米라 불린다. 유명한 중국 기업 '샤오미'가 바로 소미小米의 중국어 발음이다. 조는 매우 척박한 땅에서도 잘 자라기에, 벼를 재배하기 어려운 북쪽 지방에서 재배했다. 5월 무렵 보리 이삭이 패기 전, 이랑 사이에 조의 씨를 뿌려 놓으면 어느 정도 자라다가 보리를 수확하고 나면 햇빛을 받으며 쑥쑥 자라서 가을에는 높이가 약 1~2미터에 이른다. 9월 무렵에 원기둥 모양의 이삭이 여물면 수확한다.

식물이 광합성을 하는 방식에 따라 C3 식물, C4 식물, CAM 식물로 나뉜다. 우리가 아는 대부분의 식물은 C3 식물이다. 보통의 식물은 햇빛이 강해지면 광합성 속도가 빨라지는데, 이를 위해 기공을 열어 이산화탄소를 더 많이 받아들인다. 그런데 이 과정 중에 기공을 통해 수분이 증발하게 되면 광

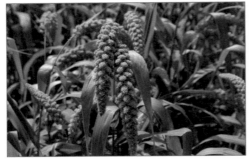
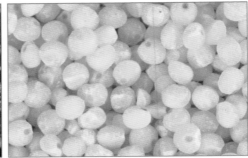

조, STRONGlk7Ⓦ   좁쌀, shutterstock

합성 효율이 떨어진다. 햇빛이 강하고 건조한 지역에서는 기공을 열수록 광합성의 효율이 더 떨어지는 것이다. 이런 문제 때문에 C4 식물이 등장했다.

C4 식물은 C3 식물보다 효율적인 탄소 고정 효소를 이용하기 때문에 광합성 효율이 높고, 햇빛이 강할수록 더 잘 자라며, 수분을 잃는 비율도 낮아서 건조한 곳에서도 잘 버틴다. 토질을 가리지 않고 빨리 자라는 것이 특징이다. 옥수수, 사탕수수, 조, 기장 등이 대표적 C4 식물이다. 조는 척박한 땅에서도 매우 잘 자라고 성장 속도가 무척 빠르다. 또한, 건조함에 대한 내성이 커서 가뭄이 들어도 수확 가능하다. 그래서 우리나라에서도 척박한 땅이라 할 수 있는 강원도의 옥수수와 좁쌀이 유명하다.

같은 벼과에 속하지만 벼나 보리, 밀보다 더 크게 자라며 봄과 여름에만 자란다. 수박, 참외, 야자 등의 열대 식물은 여름철에 급격히 자라서 열매를 맺는데 대부분 성질이 약간 서늘하다. 옥수수나 좁쌀, 기장도 약간 서늘한 편이다. 중남미가 원산지인 옥수수는 더 강한 자외선을 받으며 자랐기에 날

알이 크고, 조는 상대적으로 햇빛이 약한 환경에서 자랐기에 낟알이 작다.

좁쌀의 낟알은 밀이나 보리, 쌀과 비교가 되지 않을 정도로 작고 둥글다. 쌀보다 척박하고 건조한 환경에서 자라기에, 탱글탱글하게 수렴해서 진액을 빼앗기지 않으려고 한 것이다. 햇빛이 강한 봄과 여름에 싹이 나서 자라지만, 씨앗은 겨울철 영하 수십 도의 추위를 버텨야 이듬해에 싹을 틔울 수 있다. 따라서 강원도나 북한의 좁쌀은 더 단단해진다. 『동의보감』에서도 '좁쌀이 오곡 중에서 가장 단단하다'라고 했다.

진액을 끌어당기기 위해서는 수렴하는 약한 신맛이 필요하고, 단단해지기 위해서는 약한 짠맛이 필요하다. 좁쌀은 이 두 가지 맛을 다 가지고 있다. 그래서 좁쌀의 효능은 땀이나 구토, 설사로 진액이 새어나가는 것을 멎게 하고, 당뇨로 몸이 마르는 것을 보충하며, 콩팥을 튼튼하게 한다. 몸이 계속 여위면서 설사가 멎지 않을 때, 계속 식은땀이 날 때, 오랫동안 밥을 잘 먹지 못하고 먹기만 하면 구토할 때는 좁쌀로 죽을 쑤어 먹는 것이 좋다.

기장, MarkusHagenlocher Ⓦ

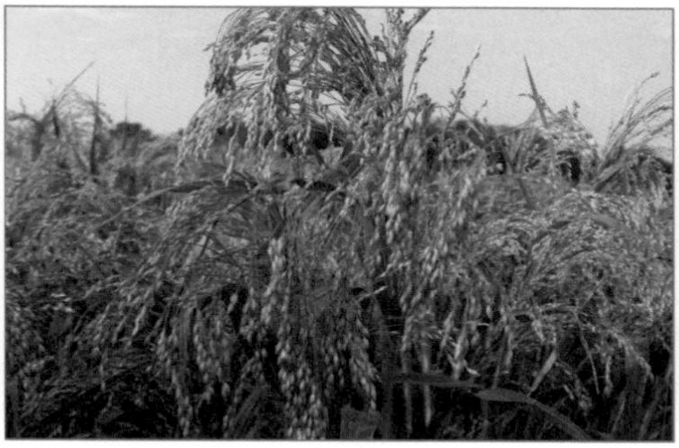

기장, Luděk Kovář Ⓦ

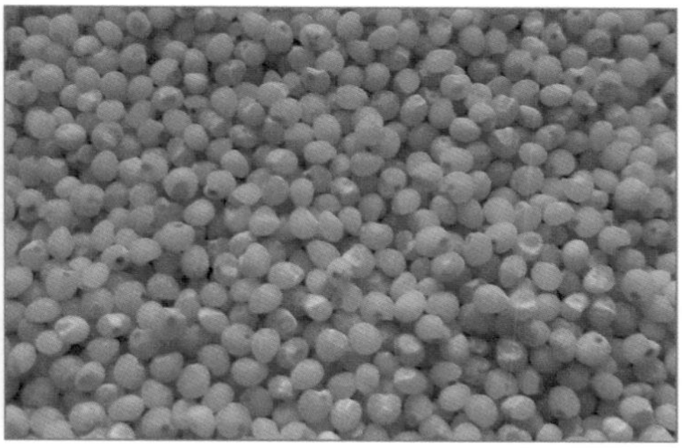

반대의 경우, 즉 급성으로 체해서 구토, 설사할 때는 좁쌀 죽을 먹으면 안 된다. 정월 대보름에 먹는 오곡밥에 좁쌀이 들어가는 것도 추운 겨울에 몸을 더 단단하게 응축시켜 추위를 막으려는 것이다. 좁쌀은 약간 서늘해서 위장의 허열을 식혀주므로 한여름에는 살짝 볶아서 미숫가루로 먹기도 한다. 가슴이 답답하며 열과 땀이 날 때 좋다.

조와 비슷해 자주 혼동되는 작물이 기장이다. 기장은 한랭 건조한 기후, 척박한 땅에서도 잘 자라므로, 한반도 중북부의 주요 산물이다. 쌀보다는 소화가 안 된다. 조와 마찬가지로 설사나 구토로 진액이 새어나가는 것을 수렴하고, 가슴이 답답하고 갈증 나는 것을 풀어준다.

『동의보감』에서는 폐병에 기장을 꼭 먹으라고 했다. 숨을 들이쉴 때는 폐를 둘러싼 갈비뼈 사이 근육의 힘이 풀리고, 숨을 내쉴 때는 갈비뼈 사이 근육에 힘이 들어가게 된다. 이러한 폐의 기운이 약해지면 숨을 잘 내쉬지 못해 어깨만 들썩이면서 헉헉댄다. 복식호흡을 하면 숨이 아랫배까지 내려가 배가 불룩하게 나왔다 들어갔다 한다. 그런데 폐가 약해지면 어깨만 올라갔다 내려갔다 하면서 얕은 호흡을 한다. 폐가 약해져서 갈비뼈 사이 근육을 강하게 수축시키지 못하기 때문이다.

기장은 갈비뼈 근육을 수렴시켜 호흡이 더 깊어지게 하므로 폐병에 기장을 먹으라 한 것이다. 그런데 앞의 찹쌀 부분에서 설명했듯이, 수렴 작용이 지나치면 정신이 혼미해지고 잠을 많이 자게 할 수도 있다. 또한 소화가 잘 안 되기에 적당히 먹어야 한다.

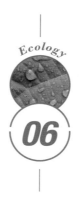

Ecology

06

퀴노아의 효능은
산지별로 천차만별

잉카 말로 '곡물의 어머니'란 뜻을 가진 퀴노아는 남미 안데스산맥의 고산 지대인 볼리비아, 페루, 에콰도르 등지에서 수천 년간 재배되어 왔다. 최근에는 슈퍼푸드superfood로 각광받으며, 전 세계적으로 인기가 높아지고 있다.

1996년 FAO국제연합 식량농업기구는 퀴노아를 가장 기대되는 작물 중 하나로 꼽았는데, 이는 영양 공급의 불균형을 보완해 준다는 의미에서였다. NASA미국 항공우주국에서도 장기간 우주 여행에서 발생할 수 있는 단백질 결핍을 해결할 작물에 퀴노아를 포함시켰다.

퀴노아의 단백질 함유량은 쌀의 2배에 달한다. 게다가 칼슘, 철분, 아연, 칼륨 등 각종 비타민과 미네랄을 함유하고 있다. 백미의 혈당지수GI가 75~89인 데 비해, 퀴노아의 혈당지수는 35~53으로 혈당 관리가 필요한 당뇨병 환자에 특히 좋다. 또한 식이섬유가 풍부해 혈당 수치를 급격히 올리지 않는다. 체중 조절이 필요한 고혈압, 고지혈증 환자에게도 효과적이다. 퀴노아는 약한 짠맛을 머금고 있어 염증을 치료하고 혈액을 맑게 한다. 오메가(ω)-3 지방산과 오메가(ω)-9 지방산이 많아서 혈액을 맑게 하므로 심혈관계 질환 예방에도 좋다.

식이섬유가 많아서 변비 개선, 다이어트 등에도 좋은 효과를 보인다. 쌀 대신 밥을 지어서 먹기도 하고 샐러드, 죽 등으로 만들어 먹기도 한다. 낟알은 쌀보다 작고 둥근 모양이며, 검은색, 붉은색, 흰색, 갈색 등 색이 다양하다. 나트륨이 거의 없으며, 글루텐은 전혀 없다. 대부분의 곡류는 필수 아미노산이 껍질에 있는데, 퀴노아는 알맹이에 있다.

퀴노아, 해발 3800m, Maurice Chédel Ⓦ
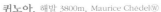
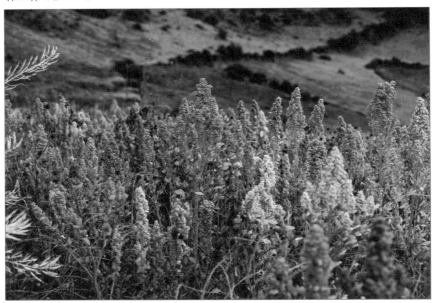

퀴노아의 원산지는 해발 3,600미터를 넘는 고산 지역이다. 안데스산맥의 티티카카 호수, 포호포Poopó 호수 분지에서 식용을 목적으로 3,000~4,000년 전부터 재배해 왔다고 한다. 명아주과에 속하는 퀴노아는 적응력이 강해 기후를 크게 가리지 않으며 토양이 건조해도 잘 자란다. 심지어 해발 0미터에서도 재배된다. 그러다 보니, 퀴노아는 여러 생태형을 가지게 되었다. 즉 해발 3,600미터의 고원 생태형, 소금사막 생태형, 아열대 생태형, 계곡 생태형, 해발 0미터의 해수면 생태형이 그것이다.

이 중 안데스 고산의 소금사막에서 자라는 퀴노아를 '로열 퀴노아'라고 부르는데, 알곡의 크기가 가장 크다. 안데스산맥에는 해발 4,000미터에 드넓게 펼쳐진 우유니Uyuni 소금사막이나 포호포 염수호 등 염분 농도가 높은 곳이 많다. 바닷가에 자라는 식물을 염생 식물이라 하는데, 이들 대부분이 명아주과에 속한다. 바닷가나 염수호 근처에서 자라는 퀴노아는 염생 식물처럼 색깔이 붉어진다. 장수 마을은 고산이나 바닷가에 많다고 했다. 고산의

흰색 퀴노아, Pom²Ⓦ

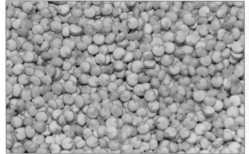

다양한 색깔의 퀴노아, Michael HermannⓌ

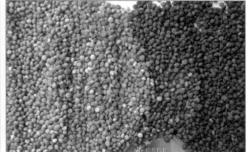

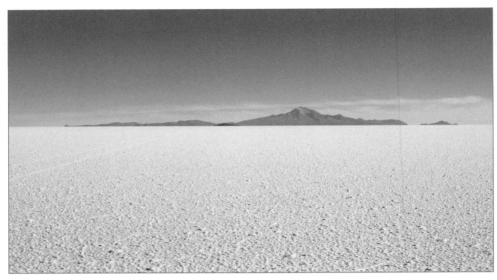

우유니 소금사막, Amy Rollo Ⓦ

소금사막에서 자란 퀴노아는 이 두 가지 생태환경을 모두 겪으면서 자라기에 '로열 퀴노아'가 될 수 있었다.

예로부터 어르신에게 명아주 줄기로 만든 지팡이를 선물하는 풍속이 있다. 이를 청려장靑藜杖이라 하는데, 이미 신라 시대부터 청려장을 사용한 기록이 있다. 조선 시대에는 70세가 되면 나라에서 청려장을 내리고, 80세가 되면 임금이 청려장을 직접 하사했다. 현재는 100세 이상 노인에게 대통령이 선물하고 있다. 가볍고 단단하며 짚기 편할 뿐 아니라 품격이 있다. 명아주과 식물은 장수와 관련이 많다.

퀴노아를 생태적으로 분석하면, 고산에서 자란 염생 식물의 열매라 할 수 있다. 고산에서 자라서 폐 호흡을 좋게 하고 세포까지 산소 공급량을 늘려주는데, 단백질이 풍부하고 미네랄(약한 짠맛)이 함유되어 폐의 진액도 보충해 준다. 나이가 들면 폐의 진액이 말라서 입과 기관지, 피부가 건조해지고 마른 기침을 하며, 허열이 뜨고 호흡이 짧아지는데 이때 퀴노아가 도움이 된다.

염생 식물의 약한 짠맛은 피를 맑게 하는 효능이 있다. 당뇨 환자에게 죽염이 좋다고 하는데 퀴노아 역시 도움이 된다. 고산의 소금사막에서 자란 '로열 퀴노아'일수록 약한 짠맛이 강해서 피를 맑게 하고 염증을 제거하는 효능이 강할 것이다. 심혈관계에 작용할 때는 붉은 퀴노아가 더 좋다.

척박한 환경에서 자라는 식물들은 선인장처럼 구형을 띠거나 홍경천처럼 다육식물로 자라는데, 이들은 몸의 정기나 진액을 수렴한다. 고산의 퀴노아 열매 또한 좁쌀처럼 작고 둥글다. 안데스 고원에서 살아가는 사람들 역시 척박한 환경에서 살아남기 위해 강인해져야 했다. 그런 의미에서 이곳에서 자란 퀴노아는 정기와 진액을 수렴시키고 튼튼하게 만들어 준다. 면역력을 높여주므로 노인이나 허약한 사람에게도 좋다.

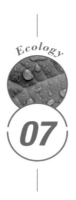

생태환경에 맞는
음식이 주식

다양한 인종, 다양한 민족은 자신의 생태환경에 맞는 것들을 먹으며 살아왔다. 그 환경에서는 그 음식이 적합하기 때문이다. 추운 북유럽의 러시아 사람들은 도수 높은 보드카를 마셔서 몸을 데워야 하지만, 더운 아프리카에서는 문제를 일으킬 것이다. 푸석푸석한 안남미가 동남아 사람에게는 열을 식혀 주어 좋지만, 시베리아 사람에게는 몸을 차게 하므로 피해야 한다.

북위 60도의 냉대 지역에서 살던 러시아인이 무더운 열대 지역에 적응하기란 쉽지 않다. 이들이 열대에 가서도 여전히 밀을 주식으로 한다면 피부가 더 두꺼워지면서 내부의 열을 발산하지 못해 심혈관계 질환이 생기기 쉽다. 만약 북유럽 출신 백인들이 미국 남부의 마이애미, 플로리다에 살면서 밀을 주식으로 한다면 중풍 등 심혈관계 질환이 많이 생길 수밖에 없다.

열대 기후의 동남아인에게는 안남미가 맞지만, 병이 들어 땀이 심하게 나

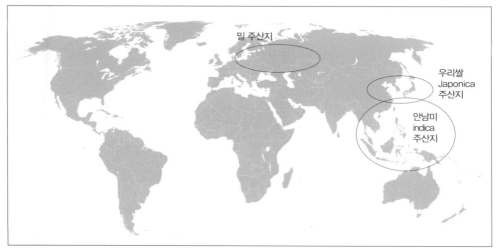

밀 주산지

우리쌀
Japonica
주산지

안남미
indica
주산지

안남미, 우리 쌀, 밀의 주산지

서 진액이 새나갈 때는 밀이나 찹쌀을 일정 기간 먹어서 피부를 두껍게 할 필요가 있다. 한국, 중국, 일본 등 동북아에서는 안남미를 다이어트용으로 활용한다. 열량이 낮을 뿐 아니라, 열 배출을 쉽게 하고 피부를 열어 놓기에 그렇다. 다만 안남미만 지나치게 먹게 되면 몸이 차가워질 수 있다.

한국인에겐 기본적으로 우리 쌀인 자포니카종이 적합하지만, 여름에는 안남미가 좋을 수 있다. 겨울이라면 밀가루와 찹쌀, 메밀을 종종 먹는 것이 좋다. 호빵, 찹쌀떡, 메밀묵은 모두 찰지기에, 피부를 두껍게 해서 겨울 추위를 이기게 해 준다. 겨울에 밀가루와 찹쌀, 뜨거운 성질의 고기를 과하게 먹으면 피부가 막혀서 몸속에 열이 생기고 피가 뜨거워져 심혈관계 질환이 우려되므로 적당히 먹어야 한다. 겨울에 차가운 성질의 메밀국수나 냉면, 동

치미로 몸속의 열을 식힌 것이 이런 이유 때문이다. '함흥냉면', '평양냉면'이란 이름에서 알 수 있듯이 냉면은 원래 북부 지방의 겨울 음식이었다. 일본의 소바そば도 북알프스, 중앙알프스, 동계올림픽으로 유명한 나가노현長野県의 추운 고산 지역에서 유래했다.

우리는 자신의 생태환경에 잘 적응한 음식을 섭취함으로써 그 환경에 보다 잘 적응할 수 있다. 이것이 바로 신토불이身土不二의 개념이다. 우리와 생태환경을 공유하는 동식물에는 그 환경에서 살아남으려는 노력과 힘이 깃들어 있다. 그 환경에 적응하지 못해 병든 환자에게 이미 잘 적응하고 있는 동식물을 먹여서 적응력을 높이는 것이 생태 치료다.

태국에 살면 안남미를 먹어야 하고, 모스크바에 살면 밀을 먹어야 한다. 물론 이를 역으로 이용할 수도 있다. 모스크바에 사는 여성이 살을 빼려면 안남미를 잠시 먹는 것이 좋고, 태국에 사는 사람이 허약해져서 땀이 많이 나거나 너무 말랐다면 밀이나 찹쌀, 쌀국수를 먹는 것이 좋다.

Ecology

08

수백 가지 쌀은
수백 가지 효능을 가진다

우리는 약과 음식을 완전히 분리해 생각하지만, 사실 어디까지가 약이고 어디부터가 음식인지를 딱 잘라 구분하기는 어렵다. 약성의 차이일 뿐이기 때문이다. 식약동원食藥同源이란 말도 그래서 나왔을 것이다. 『동의보감』에서도 '가벼운 병은 음식으로 치료하고, 중병의 경우 처음엔 강한 약으로 치료하고 어느 정도 회복되면 음식으로 완치시킨다'라고 했다.

　음식 중에서 우리가 가장 많이 먹는 것은 쌀이다. 마트만 가봐도 다양한 쌀이 구비되어 있다. 인터넷 쇼핑몰이나 직구 사이트에는 듣도 보도 못한 수백 종의 쌀이 즐비하다. 품종과 맛이 다르고, 재배 환경과 농법이 다르기에 가격도 제각각이고 효능도 제각각이다. 쌀 역시 내 몸에 맞는 생태환경에서 재배된 것이 좋다. 안남미, 우리 쌀이라고 퉁치면 안 된다. 품종의 차이, 재배 환경의 차이를 따져 봐야 한다는 말이다.

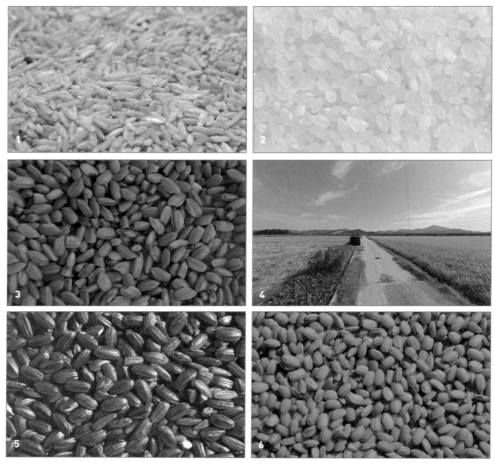

1 현미, Scott Harms ⓘ **2 백미**, 강동완 **3 홍국쌀**, 고화선 **4 간척지 논**, 석모도
5 흑미, 강동완 **6 녹미**, 강동완

혈압을 내려주는 기능성 쌀이 있어, 하루 세 끼를 한 달 동안 먹으면 혈압
이 1 내려간다고 가정해 보자. 일 년을 먹으면 혈압이 12 내리는 것이다. 5

년이면 혈압이 무려 60이나 내려간다. 실제 임상에서 이런 단순 산술적인 효과가 나타나지는 않겠지만, 매일 먹는 음식은 이슬에 옷 젖듯이 장기적으로 강력한 효과를 나타낼 수 있다. 혈압을 단번에 낮춰 주는 강력한 약이 필요한 경우도 있지만, 장기적으로는 순한 것이 강한 것이다. 강한 약일수록 약을 끊었을 때 반작용(리바운드 현상)이 크게 나타나기 때문이다.

미래엔 개인 맞춤형 쌀이 판매될지도 모르겠다. 생태 재배를 통해서 열 많은 사람에게 맞는 쌀, 불면증 환자에게 맞는 쌀, 뚱뚱한 당뇨 환자에게 맞는 쌀, 마른 당뇨 환자에게 맞는 쌀, 태음인에게 맞는 쌀, 소음인에게 맞는 쌀 등을 만들어낼 수 있다.

벼는 재배 환경에 따라 효능이 달라진다. 병적인 습기로 인해 몸이 무거운 사람이라면 물에서 키운 논벼가 좋다. 습기를 제거하는 힘을 갖고 있기 때문이다. 몸이 마른 사람이라면 물 없는 땅에서 재배한 밭벼 혹은 추운 곳에서 재배한 벼가 더 맞다. 수렴, 응축하는 힘이 강하기 때문이다.

피부가 약하고 몸이 차가운 사람이라면 추운 곳의 벼가 좋고, 뼈가 약하거나 성장기 아동이라면 간척지에서 재배한 벼가 적합하다. 중풍 환자라면 고랭지 벼가 좋을 것이다. 능선이나 고산 식물들과 마찬가지로, 고랭지 벼에는 강한 바람과 큰 일교차에도 살아남는 힘, 즉 급격한 변화에 적응하는 힘이 강하기 때문이다. 열이 많은 중풍 환자라면, 안남미나 2~3년 묵힌 쌀을 먹어서 열을 내릴 수 있다.

쌀의 범위를 넓혀서 생각하면 이용할 수 있는 범위도 넓어진다. 열이 많고 잘 먹으며 살이 단단한 사람은 안남미나 현미가 좋고, 몸이 차고 약한 사람은 찹쌀이나 백미가 적합하다. 얼굴이 붉고 멍이 잘 들며 심장 질환이 있는 사람은 홍국쌀이 좋다. 홍국쌀이란 홍국균으로 발효시킨 붉은 쌀을 말한다. 노인이 당뇨가 있고 가래가 끓는다면 흑미나 간척지쌀이 좋다. 먹성이 좋으면서 몸에 열이 많은 사람이 간 해독 능력에 문제가 있으면 녹미를 추천한다. 녹두나 청차조 등 녹색 곡물은 해독 능력이 탁월하다.

폐 기능이 약하다면 고산에서 재배한 벼나 간척지쌀, 다이어트에는 안남미나 묵힌 쌀이 적합하다. 인도에서 재배되는 인디카 품종 벼인 스와르나swarna는 쌀 중 혈당지수GI가 가장 낮아 당뇨 환자에게 좋다. 이 모든 쌀의 학명은 동일하지만, 품종과 재배 환경, 농법에 따라 같은 쌀이라도 효능은 천차만별이다.

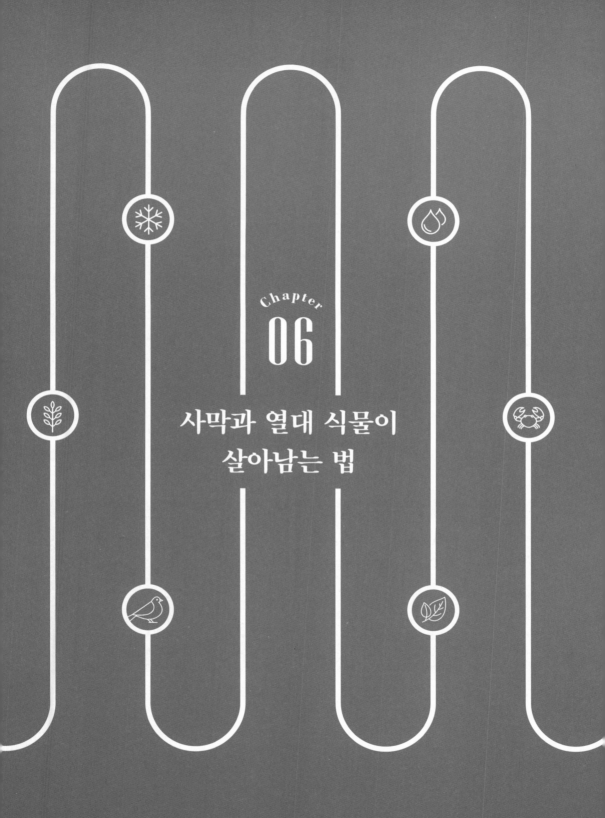

Chapter

06

사막과 열대 식물이
살아남는 법

사막 식물은
보습하고 열을 내린다

사막에서 산다는 것은 어떤 의미일까? 건조한 환경에서 수분을 빼앗기지 않고, 땅속 깊숙이 뿌리를 뻗어 물을 끌어당길 수 있고, 높아진 체온을 스스로 식히는 능력이 있어야 한다는 말이다.

선인장과 선인구, 알로에, 용설란은 수분을 빼앗기지 않으면서 끌어당기

선인구

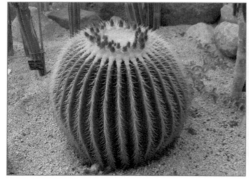

알로에

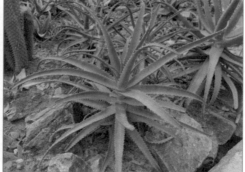

는 능력이 탁월하다. 이렇게 해서 다육식물이 만들어졌다. 선인장과 선인구는 한 방울의 물도 빼앗기지 않기 위해 표면적을 최소화하는 형태를 띠었고, 수분 증발을 최소화하기 위해 잎을 가시로 변형시켰다. 여기에 더해 수분 증발을 막는 코팅 역할을 하는 큐티클cuticle 층과 물을 저장하는 조직을 발달시켰다.

앞에서 광합성 방식에 따라 식물을 C3, C4, CAM 식물로 나눈다고 설명했다. 이중 CAM 식물은 사막이나 수분이 부족한 곳, 밤낮의 온도 차가 큰 환경에 적응한 식물이다. 다른 식물들과 달리, 뜨거운 낮에는 기공을 닫고 시원한 밤에만 기공을 열어 이산화탄소를 흡수하고 산소와 음이온을 내보낸다. 다육식물이 대표적인 CAM 식물이다.

사막에 비가 내리면 CAM 식물들은 바빠진다. 선인장과 선인구는 한 번에 많은 양의 빗물을 빨아들여 스펀지처럼 팽팽하게 부푼다. 알로에와 용설란 등은 빗물이 잎을 통해 뿌리 쪽으로 잘 흡수될 수 있는 구조를 만들었다. 모두가 진액을 머금으려 노력한 결과다.

이들은 피부를 코팅 처리해서 수분 손실을 막고, 내부를 차갑게 해서 더위에 적응했다. 그래서 선인장을 먹으면 피부 건강에 도움이 된다. 인체의 피부에는 외피와 내피가 있는데, 외피는 우리가 보통 피부라고 부르는 것이고, 내피는 입부터 항문까지 이어지는 소화관이다. 기관지와 폐, 혈관의 관피도 피부의 연장선에서 봐야 한다.

선인장과 알로에는 인체의 외피와 내피 즉 피부와 위장관, 폐, 기관지를 시원하게 기름칠해서 윤기 있게 해 준다. 그러므로 열성 변비, 열성 기침, 아토피 등 피부 질환에 좋다. 선인장과 알로에는 먹기도 하지만 피부에 직접 발라 보습제로도 활용한다.

선인장, 선인구 등의 둥근 형태는 구심력 즉 수렴하는 힘이 매우 강하다. 땀이 많은 것과 출혈을 멎게 하고, 피부 헌 것과 위궤양 등을 아물게 한다. 또한 해독하는 힘이 강해서 가래, 피부병과 고름, 변비 등을 개선한다. 선인장류는 뜨거운 사막에서 높아진 체온을 스스로 식히는 능력이 뛰어나다. 즉 성질이 차갑기에 몸이 뜨겁고 잘 먹는 사람에게 적합하다. 변비로 고생하다가 알로에를 먹고 나았다는 분들을 종종 보는데, 거의 몸이 뜨거운 사람들이다. 차가운 사람에겐 오히려 부작용이 생길 수 있다.

진액을 머금는 강한 힘, 육종용과 영하구기자

사막의 모든 약재가 차가운 성질을 갖고 있고 열을 내리는 것은 아니다. 사막 약초인 육종용은 양기를 보할 때 쓴다. 건조한 사막 환경에서 살아남기 위해 진액은 많이 머금으면서도 성질은 따뜻해지는 전략을 선택했기 때문이다.

육종용, 고비사막, Yanish E ⓦ

육종용, 투르판사막, Anagoria ⓦ

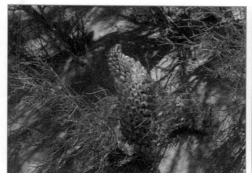

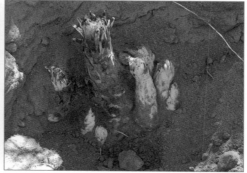

껍질이 소나무 비슷하고 비늘 같은 것이 달렸으며, 형태가 살코기처럼 유연하기에 육종용肉蓗蓉이라는 이름이 붙었다.(앞의 사진 참조) 진액을 머금고 물을 빼앗기지 않으려는 힘은 소변으로 정액이 빠져나가는 것과 냉, 소변이 잦은 것을 멎게 하고, 정액과 피를 보충하며, 대변이 건조한 것을 적셔서 쉽게 나오도록 도와준다. 수렴하는 힘이 강하기에 과하게 쓰면 소변이 잘 나오지 않을 수도 있다.

염분을 머금는 대표적인 식물인 명아주과 식물에 붙어서 기생하기에, 육종용도 약한 짠맛을 띤다. 이 짠맛과 따뜻한 성질이 결합해서 발기부전에 좋으며, 콩팥 기능도 강화한다.

육종용은 줄기 부분을 쓰는데, 말려도 젤리 같은 상태가 될 뿐 완전히 딱딱해지지 않는다. 숙지황, 영하구기자, 둥굴레, 맥문동 또한 말렸을 때 젤리처럼 쫀득쫀득하다. 이는 건조함에 대항하는 힘, 즉 진액을 머금는 힘을 갖고 있다는 뜻이다. 한의학에서 몸의 진액을 보충하는 약재 중에는 젤리 제형을 갖고 있는 것이 많다. 말려도 더 마르지 않는 힘을 약으로 쓰는 것이다. 이렇게 진액을 머금는 힘이 강할수록 모양은 대개 통통해진다.

어린 왕자에 나오는 바오밥나무는 주로 건조한 지역에서 자란다. 건조할수록 몸통이 통통해져서 물을 많이 머금고, 덜 건조한 지역일수록 홀쭉하고 길게 자란다. 건조 지역의 바오밥나무는 몸통이 매우 통통해서, 그 안에 집을 짓기도 한다. 바오밥나무의 열매는 피부 보습에 효과가 좋은데, 당연히 건조한 지역일수록 효과가 더 좋을 것이다. 원주민들은 바오밥나무의 수액

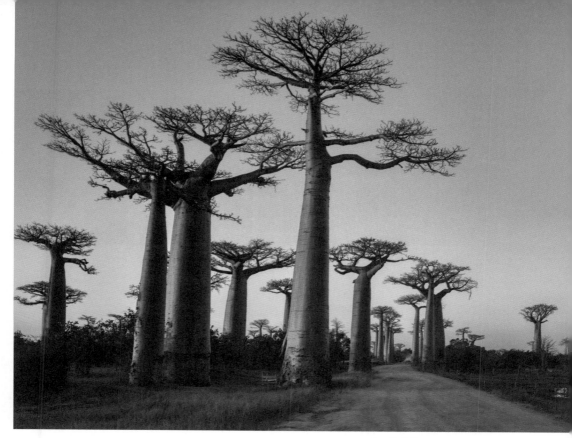

바오밥나무, Rod Waddington Ⓕ

을 채취해 마시고, 줄기에 구멍을 뚫어 물과 음식을 보관하기도 한다. 이들이 5,000년을 살 수 있는 것도 이런 저장 능력 덕분이다.

구기자를 모르는 사람은 없지만, 영하구기자를 아는 사람은 드물다. 영하구기자는 중국 내몽고 아래, 영하회족寧夏回族 자치구의 반사막화된 곳에서 자란다. 건조한 곳에서 살아남기 위해 열매는 진액을 많이 머금고 있어, 말려도 젤리처럼 쫀득하고 매우 달다. 『본초강목』에서는 영하구기자를 이렇게 소개한다. '영하와 감숙에서 자란 구기자는 열매가 앵두처럼 둥근데 햇볕에

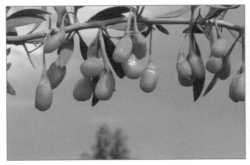 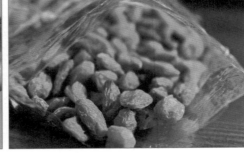

영하구기자, Paul144Ⓦ   영하구기자, Antonio TajueloⒻ

말리면 작게 졸아든다. 과핵이 적고 말려도 붉고 쫀득하면서 매우 달달한데, 맛이 건포도와 비슷하다. 과일로 먹을 수 있다는 점이 다른 지역 구기자와 구별된다.' 이런 효능은 모두 사막에서 살아남기 위한 식물의 노력에서 만들어진 것이다.

구기자는 간의 진액을 수렴하기에 눈을 밝게 하고, 콩팥의 진액을 수렴하기에 정액이 새어나가고 소변이 탁한 것을 멎게 하며, 남성의 발기를 돕고 머리를 검게 한다. 또 폐의 진액을 수렴하기에 기침을 멎게 하고 당뇨에 좋다. 이러한 수렴 능력은 건조한 곳에서 자란 것일수록 강하다. 중국에서 영하구기자를 최고로 치는 것이 바로 이런 이유 때문이다.

중국에서 근세 가장 장수한 사람으로 이청운(1677~1933)을 꼽는데 256세까지 살았다고 전해진다. 물론 중국인 특유의 과장이 섞여 있겠지만 장수한 것은 사실일 것이다. 그가 평생 즐겨 마신 구기자 차가 장수의 비결이라고 한다.

사막의
모래찜 요법

낙타를 타고 사막을 횡단하면 어떤 기분일까? 한낮의 사막을 맨발로 걷는다면 얼마나 뜨거울까? 사막은 우리 몸에 어떤 영향을 미치고, 어떤 질환을 악화시키고, 어떤 질환을 호전시킬까?

아토피 환자가 케냐 등의 건조한 사막 환경에 갔다 와서 좋아지는 경우를 임상에서 종종 본다. 모든 아토피 환자에게 해당되는 말은 아니고, 병적인 습기가 많은 아토피 환자에게 좋다. 습기로 인한 아토피는 장마철 습도가 높아지면 심해지고, 건조한 가을이 되면 호전되며, 고산이나 사막처럼 건조한 곳에 가면 좋아진다.

사막에서는 뜨거운 모래로 모래찜요법psammotherapy을 한다. 이집트를 비롯한 중동 지역, 투르판 사막 등 중앙아시아, 바닷가에서 주로 행해진다. 여름철 사막 모래의 표면 온도는 거의 80도에 달한다. 이때 10cm를 파고 내려

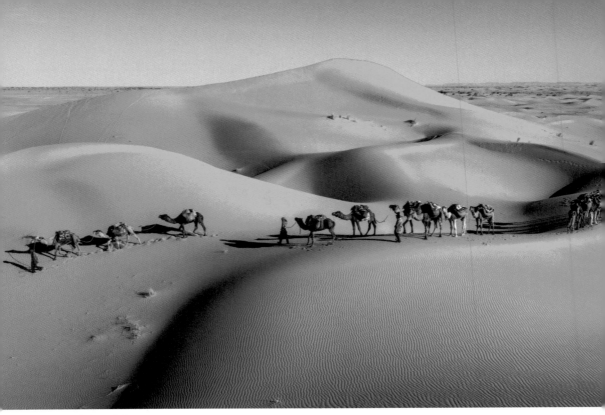

사하라 사막, Sergey Pesterev®

가면 60도, 20cm를 파고 내려가면 50도 정도가 된다. 뜨거운 모래를 20cm 정도 파낸 후, 3~7cm의 모래로 전신 혹은 반신을 살짝 덮고, 파라솔로 해를 가리면서 10분 정도 견디면 된다. 모래찜요법을 하면 대부분의 사람들이 다량의 땀을 흘린다.[43]

　　모래찜요법은 류마티스 관절염과 골관절염, 골다공증, 통풍에 좋다고 알려져 있고 발기부전과 불임에도 효과가 있다. 하반신을 뜨거운 모래에 파묻으면 하지뿐만 아니라 아랫배와 생식기의 혈액 순환이 개선된다.

관절 염증 완화 효과도 있는데 특히 무릎 질환에 좋다.[44] 기타 근골격계 질환에 좋으며 허리와 다리 근육이 뭉치고 아픈 것을 풀어준다. 수족냉증과 신경통도 호전시킨다. 『동의보감』에서도 '몸에 감각이 없고, 발이 차가우며, 중풍으로 손발이 마비된 것을 치료한다. 모래를 햇볕에 쬐어 매우 뜨겁게 한 후, 그 속에 엎드리거나 앉는다. 식으면 모래를 바꾼다'라고 설명했다.

또한 기침과 가래, 호흡 곤란이 동반되는 만성 폐쇄성 폐질환COPD 환자에게도 모래찜요법이 좋다. 기관지와 세기관지의 염증을 줄여서 가래를 줄여주고 호흡을 원활하게 해주기 때문이다.[45]

모래는 열을 받아들이는 속도는 빠른 데 비해, 열을 방출하는 속도는 느리다.[46] 이런 특성은 인체의 가장 깊은 곳인 뼈까지 열이 작용하도록 하고, 인체가 그 열의 효과를 오래 머금도록 해준다. 이를 갈대와 나무에 비유할 수 있다. 갈대는 금방 불에 타지만 피부에만 열기가 느껴지고 심부까지는 열이 전해지지 않는다. 반면 나무는 늦게 불이 붙지만, 심부까지 열이 느껴지는 것과 같다. 뜨거운 목욕탕에 들어가면 피부와 근육까지 열기가 전해지지만, 뜨거운 온천에 들어가면 뼈까지 그 열기가 전해지는 것과 비슷하다.

모래찜요법을 하는 동안 체온이 약 1도 올라간다. 땀을 흠뻑 흘리는 요법이 끝나면 10분 정도 지나서 평소 체온으로 돌아온다. 『체온을 1도 올리면 면역력이 5배 높아진다』의 저자 이시하라 유미石原結實 박사는 몸을 따뜻하게 하면 고혈압, 당뇨, 뇌졸중, 우울증, 비만 등을 예방하고 고칠 수 있다고 했다.

고열 요법은 주요 우울 장애에도 효과적이다. 우울감과 절망감, 흥미나 쾌락의 현저한 저하, 증가되거나 저하된 식욕과 체중, 수면량의 감소나 증가, 신체적 초조 또는 활동 속도의 지체, 성욕의 상실이나 피로감, 부적절한 죄책감과 책임감, 낮은 자존감, 집중력의 저하 또는 우유부단함 같은 우울 장애는 심각한 상황에 이를 수 있다.

생태적으로 보면, 비가 거의 오지 않는 사막에서 햇볕에 달구어진 모래는 몹시 뜨겁고 건조하다. 이런 건조함이 몸의 병적인 습기를 빨아내기에, 몸이 가벼워지고 폐의 습이 제거되어 기관지가 좋아지고 우울증이 치료된다. 몸 속의 습을 제거하는 기관인 폐의 기능이 약해지면, 폐에 병적인 습기가 몰리게 된다. 이를 사막 모래가 빨아내는 것이다.

한의학에서는 스트레스로 병적인 습기가 뭉친 것이 우울증이라 본다. 가을에 우울증이 심해지는 것은 가을이 되면 피부가 건조해지고 몸은 더 습해지기 때문이다. 달구어진 모래는 몸의 기혈을 순환시킨다. 따라서 몸속에 병적인 습기가 많고 차가운 사람에게 모래찜요법이 더 적합하다. 단, 땀을 많이 흘려 탈진하지 않도록 물과 소금을 충분히 섭취하면서 해야 한다.

모래찜요법이 아무리 좋다고 한들 모든 사람에게 적합한 것은 아니다. 특히 심장병 환자나 고혈압 환자는 주의해야 한다. 또한 모래 온도에도 신경 써야 한다. 50도 이하에서는 아무런 신체 변화가 일어나지 않아서 효과가 없고, 64.6도를 넘으면 피부가 손상될 수 있기 때문이다. 이 사이에서 개인에 맞춰 온도를 잘 조절해야 한다.[47]

Ecology

04

열대 과일은
왜 달고 맛있을까?

열대과일은 대부분 맛있다. 요즘은 바나나, 파인애플, 망고, 리치, 코코넛, 무화과 등 열대과일을 마트에서도 쉽게 접할 수 있는데, 단맛이 강하고 즙이 풍부해서 청량한 느낌을 주는 것이 특징이다. 단맛은 기운을 보충하고, 청량한 맛은 더위를 식혀 준다. 열대 기후에서 식물들은 살아남기 위해 노력한다. 뜨거운 태양 아래서 광합성을 활발히 함으로써 열매에 당분을 저장하고, 무더위에 말라 죽지 않기 위해 수분을 머금는 전략을 취하는 것이다.

일전에 베트남 여행을 간 적이 있는데 '열대과일의 여왕'이라는 별명을 갖고 있는 망고스틴이 특히 기억에 남는다. 껍질을 까면 마늘과 비슷하게 생긴 흰 과육이 나온다. 새콤달콤한 맛이 훌륭하다. 당시 처음 동남아 여행을 떠나 땀을 많이 흘리고 물갈이로 설사를 자주 했는데, 망고스틴이 지친 몸과 갈증을 달래주었다.

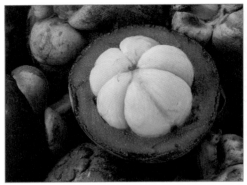

망고스틴, Basile Morin®

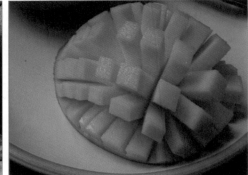

망고, Zantastik®

　망고스틴은 크기가 작고 구형인 데다, 맛은 새콤달콤하다. 수렴하는 힘이 강하다는 것을 알 수 있다. 땀과 기운이 새어나가는 상황에서는 좋겠지만, 변비에는 좋지 않을 수 있다. 둥근 것은 대체로 수렴하고, 길쭉한 것은 나쁜 것을 빼내는 효과가 있다. 뜨거운 날씨에 흐물흐물해진 몸을 회복하고 열을 식히기에 망고스틴만 한 과일이 없다.

　우리나라에서 인기가 좋은 망고는 이름이 망고스틴과 비슷하지만 전혀 다른 과일이다. 망고스틴보다 덩치가 크고 단맛이 더 강하며 새콤한 맛은 훨씬 약하다. 즙이 풍부해서 갈증을 달래는 데 좋다. 말린 망고는 쫀득한 식감으로 간식용으로 애용된다. 하지만 망고를 먹을 때 주의해야 할 점이 있다. 옻나무과 식물인 망고는 '우루시올'이라는 성분을 가지고 있는데 이것이 알레르기 반응을 일으킬 수 있기 때문이다. 우루시올은 특히 씨앗 부분에 많으므로 알레르기 체질인 사람은 조심해야 한다.

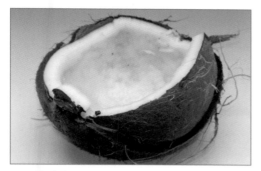

코코넛 야자, Hans Braxmeier Ⓦ

열대 지역 관광지에서 많이 파는 코코넛 열매의 즙 또한 갈증을 달래고 기운을 보충하며 부기를 빼준다. 코코넛은 내부의 흰 과육copra도 식용으로 쓰는데, 기름이 풍부해서 코코넛오일의 원료가 된다. 코코넛오일은 식물에서 채취한 식물성 기름이지만 포화지방산이 91.9%에 달해 FDA와 WHO는 코코넛오일의 과다 섭취를 경고하고 있다. 한편에서는 코코넛오일이 혈장 콜레스테롤을 높이는 것은 사실이지만, LDL보다 몸에 유익한 HDL을 더 많이 높인다면서 동맥경화를 유발한다는 증거도 불충분하다고 반론을 제기한다.

파인애플은 거친 껍질을 벗겨내면 노랗고 즙이 풍부한 과육이 나타난다. 풍부한 즙과 달고 신맛은 열대과일의 일반적 특성이므로 더위를 이겨내는 힘을 갖고 있다. 하지만 파인애플의 신맛은 망고스틴의 새콤한 맛과는 다른 효능을 지닌다. 망고스틴의 새콤한 맛은 약한 신맛으로 더위에 느슨해진 몸을 단단하게 조여주지만, 파인애플의 신맛은 강산처럼 작용해 단백질을 녹이기 때문이다. 고기를 잴 때 파인애플을 넣는 것은, 파인애플에 함유된 브로멜린 효소의 연육 작용을 이용한 것이다.

무화과는 뽕나무과에 속하는데 우리가 먹는 부위는 사실 열매가 아니라 꽃이다. 무화과無花果란 '꽃이 없는 과일'이란 뜻이다. 하지만 실제로는 꽃이 없는 것이 아니라 꽃이 내부로 들어가 보이지 않을 뿐이다. 우리가 먹는 부분이 무화과의 꽃이고, 무화과 껍질이 꽃받침에 해당한다.

무화과 꽃을 수정하기 위해서는 작은 말벌들이 무화과 속으로 기어 들어가야 한다. 무화과 종류에 따라서는 수정 없이 열매를 맺기도 하지만, 수정된 무화과가 더 맛있다. 무화과는 성질이 서늘하고 맛이 달아서 더위를 식히고 갈증을 달래주며 입맛을 돋우는 효능이 있다.

요즘엔 흔한 열대과일이 된 바나나의 경우, 우리나라에서는 노랗게 익은 것을 먹지만 태국 등 동남아에서는 덜 익은 초록빛 바나나를 불에 익혀서 먹기도 한다. 바나나는 알레르기를 일으키지 않아 아이들 간식으로 좋고 지방, 나트륨, 콜레스테롤이 없어 다이어트 식품으로 활용된다. 몸속 나트륨은 배출해주고, 칼륨이 많고 길쭉해서 변비, 고혈압에도 좋다. 8체질 의학에서도 음식에 민감한 금金 체질에게 바나나를 추천할 만큼 몸에 부담이 적은 과일이다. 다만 수입 과정에서 보존 처리를 한다는 것을 염두에 두어야 한다.

고약한 냄새에도 불구하고 '과일의 왕'이라고 불리는 열대과일 두리안은 아욱과에 속하며 동남아시아가 원산지다. 두리안의 열매는 수많은 가시로 뒤덮여 있는데, 그 향이 매우 독특하고 멀리 퍼지므로 공공장소에서는 먹지 않는 것이 좋다.

지금까지 살펴본 열대과일과는 달리 두리안은 더운 열기에 동화되어 성질이 뜨겁다. 따라서 목이나 혀가 마르는 사람, 열이 많은 사람, 진액이 말라 허열虛熱이 뜨는 사람은 주의해야 한다. 또한, 열성인 술과 함께 먹는 것

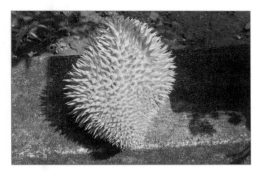
두리안, Tvjeevaraj Ⓦ

은 좋지 않고, 한 번에 많이 먹으면 열이 위로 뜰 수 있다. 병을 앓고 있는 사람도 주의해서 먹어야 한다. 태국 위생부가 '하루에 두리안을 두 쪽 이상 먹지 말 것'을 권고하고 있으니, 과일의 왕의 위엄이 대단하다. 만약 너무 많이 먹어 호흡 곤란과 함께 얼굴이 빨개지면서 위가 팽창한다면, 서늘한 성질의 망고스틴을 먹어 중화하도록 한다.

『동의보감』에서는 '더위가 기를 손상하니 기운을 보충하는 것이 중요하다'라고 했다. 단맛은 기운을 바로 보충해 주기 때문에 더운 동남아와 중동 사람들은 유난히 단것을 좋아한다. 수박과 참외, 야자 등 여름철 과일과 열대 과일은 대부분 단맛을 띠는데, 이는 정제 설탕의 단맛과는 다르다. 정제 설탕을 먹으면 달달하다가도 점점 입안이 텁텁해지며 물이 당긴다.

예를 들어 초콜릿을 먹으면 첫맛은 달지만 이후 입이 쓰면서 물이 당긴다. 이런 단맛은 여름철 먹거리로 적합하지 않다. 하지만 야자즙, 망고 등 천연 과일은 달달하면서 입에 침이 고이는데, 이런 단맛이라야 여름 더위를 이길 수 있다. 물론 참외나 수박처럼 성질이 차가운 과일을 많이 먹으면 속이 냉해지므로 주의해야 한다. 이럴 때는 따뜻한 성질의 생강을 곁들여 먹는 것이 좋다.

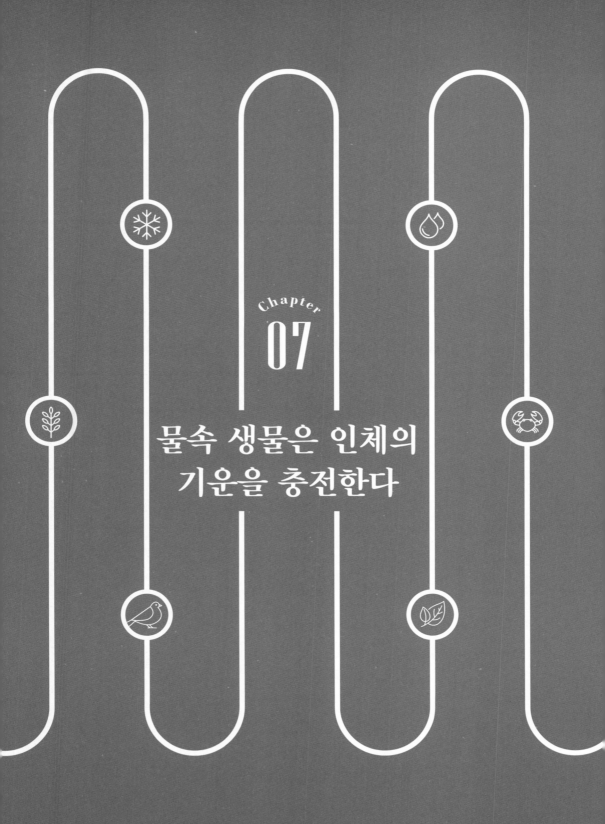

Chapter

07

물속 생물은 인체의
기운을 충전한다

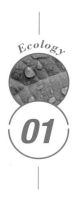
연잎밥은
피부와 소화기에 좋다

양평 세미원을 가보면 개구리밥, 연잎, 마름이 연못을 뒤덮고 있다. 물이 잘 보이지 않을 정도다. 이 식물들은 어떤 이로움이 있기에 땅에서 살지 않고 수면에 떠서 사는 전략을 택했을까? 이들을 크게 두 종류로 나누면, 뿌리를 땅에 내리고 잎만 수면에 떠서 사는 식물과 뿌리를 내리지 않고 물 위를 둥둥 떠다니며 사는 식물이다.

뿌리를 내리지 않고 물 위를 둥둥 떠다니는 식물로는 개구리밥, 좀개구리밥, 생이가래, 네가래, 부레옥잠, 통발 등이 있는데 이들을 부유식물浮游植物이라 부른다. 부유식물은 연못을 아름답게 꾸며 줄 뿐 아니라, 물속으로 들어오는 햇빛을 일정량 감소시켜 물속에 나쁜 플랑크톤이 생기는 것을 막아 준다.

뿌리가 연못 바닥에 고정되어 있는 식물 중에, 잎이 물 위에 떠 있는 식물을 부엽식물浮葉植物이라 하고 잎이 물 위쪽으로 솟아 있는 식물을 추수식물抽水植物이라 한다. 우리는 연꽃이나 수련을 같은 종류라고 생각하지만 연꽃은 추수식물이고 수련은 부엽식물이다. 마름, 순채, 어리연 등이 부엽식물이고, 부들, 갈대 등이 추수식물인 것이다.

부엽식물과 부유식물은 분류가 다르긴 하지만, 잎이 수면에 위치한다는 점에서 공통점을 갖고 있다. 수면은 물과 공기의 경계다. 즉 물이 공기 중으로 증발하고 산소를 포함한 공기가 물에 녹아드는 현상이 끊임없이 일어나는 장소다. 물론 지상에서도 물이 증발하고 공기가 땅속으로 스며들긴 하지만, 수면에서 일어나는 작용이 훨씬 드라마틱하다.

인체에서 물과 공기의 교환이 일어나는 곳은 폐와 피부다. 여기에서 O_2와 CO_2의 교환이 일어나고 수분 대사가 조절된다. 사람은 기본적으로 폐 호흡을 하지만, 전체 호흡의 0.6%는 피부 호흡이다. 피부의 모공과 땀구멍을 통해 흡입된 산소가 모세혈관의 혈액과 직접 상호작용을 하는 것이다. 그렇다면 다른 동물들은 어떨까? 개구리는 피부 호흡이 50%를 차지하고, 뱀장어는 30%를 차지한다. 피부를 통해 인체의 수분이 땀으로 나가서 공기와 접하고, 피부를 통해 산소가 혈액 속으로 직접 들어오기에, 폐뿐 아니라 피부 또한 물과 공기의 경계면이다.

연잎이나 개구리밥은 고요한 물에 떠서 살며, 뿌리와 수염뿌리를 통해 물속 영양분과 수분을 흡수한다. 다른 식물과 마찬가지로 잎에서는 광합성을 하고, 잎 앞면의 기공을 통해 물을 배제한다. 식물은 기공을 통해 호흡하는

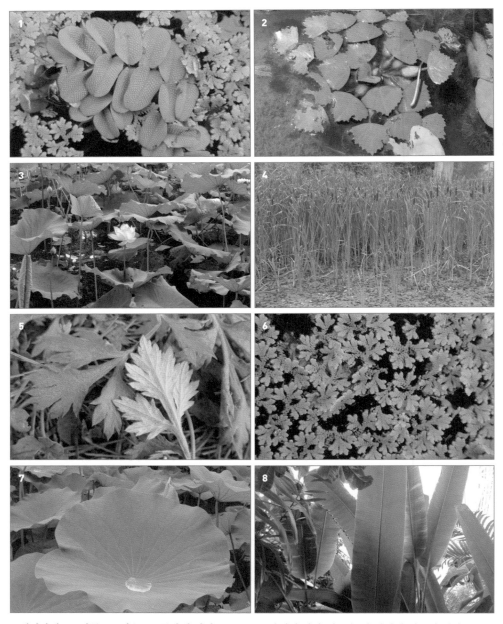

1 생이가래　2 마름　3 연꽃　4 물가에 자라는 부들　5 땅에서 자란 식물은 잎 뒷면에 기공이 있다.
6 잎의 앞면에만 기공이 있는 물개구리밥　7 연잎 한가운데 모인 빗방울　8 바나나잎

데, 일반 식물의 기공은 잎의 뒷면에 있다. 비나 이슬에 기공이 막히는 것을 피하기 위함이다. 그런데 수면에 사는 식물의 잎은 앞면에 기공이 있다. 잎 뒷면이 온통 물 천지이기 때문이다.(사진6 참조)

기공이 막힐 것을 대비해 잎 앞면에만 기공을 열었다. 대신 비나 이슬에 기공이 막히지 않도록 잎 앞면에 코팅 처리를 해놓았다. 연잎에 빗방울이 떨어지는 장면을 상상해보자. 빗방울은 데굴데굴 굴러 잎의 한가운데로 모였다가 일정량이 되면 아래로 떨어진다. 기공이 막힐 일이 없다.(사진7 참조)

물과 공기가 만나는 수면에서 사는 식물의 잎은 인체의 폐와 피부에 작용한다. 잎의 전면에 배치된 촘촘한 기공이 잎의 열을 내려주듯, 이들 잎은 인체의 땀구멍과 모공을 조절해서 피부가 뭉친 것을 풀어주고, 땀을 살짝 나게 해서 피부의 열을 내리고, 종기와 아토피 등 피부질환을 치료한다.

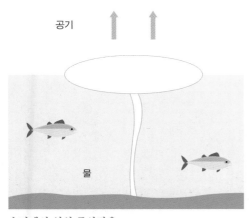

수면에서 잎의 증산작용

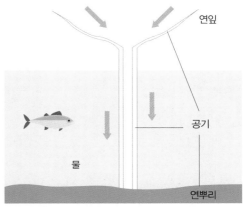

연잎의 공기 흡수

그렇다면 연못이라는 생태환경은 어떤 특징을 가지고 있을까? 식물이 광합성을 하려면 물과 햇볕, 공기가 필요한데, 연못은 물이 아주 풍부하고, 다른 식물이 햇볕을 가리지 않아 햇볕과 공기도 충분하다. 마치 열대 지역에서 자라는 키 큰 야자수나 바나나와 비슷한 조건이다. 그래서 열대 식물의 잎이 그런 것처럼 연잎, 수련, 가시연의 잎은 아주 크다. 다만 연못 식물은 바나나처럼 잎이 위로 자라는 것이 아니라 수면을 따라 넓게 펼쳐진다.

넓은 잎들은 기공을 통해 땀을 많이 흘리기에, 스스로 체온을 식히고 수분을 제거하는 특징이 있다. 이런 효능이 인체에 적용되면 위장관을 열어 소화가 잘 되게 하고, 땀구멍을 열어 더위를 풀어주고, 피부 호흡이 잘 되게 해서 피부병을 호전시킨다. 이런 의미에서는 땅에서 자란 넓은 잎채소도 좋다. 바나나잎밥, 호박잎밥, 연잎밥처럼 넓은 잎으로 밥을 찌면 이러한 약성이 밥에 스며든다.

연잎밥은 입맛을 돋우고 소화가 잘 되게 하며, 더위를 식혀서 열사병을

연잎밥, 윤옥희, 한국요리와문화연구소 **론똥,** Pranodh Mongkolthavorn①

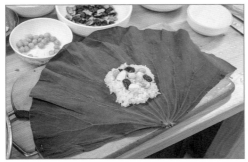

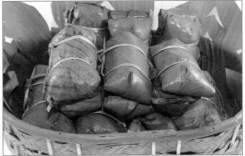

예방하는 여름철 음식인데, 실제로 여름에 많이 먹는다. 『동의보감』에서는 소화가 안 될 때 복용하는 '지출환'이라는 처방에서 연잎밥을 쓰고 있다. 열대 지방에서 론똥(바나나잎밥), 크투팟(야자잎밥), 파초잎밥 같은 음식을 먹는 데는 다 이유가 있다. 100년 이상 지속된 음식 문화는 그 지역의 환경과 사람에게 적합하기에 살아남은 것이다. 반대로 1~2년 유행하다 사라지는 음식은 그 지역의 환경과 사람에 적합하지 않은 것이라 봐야 한다.

산후에
수중 생물을 먹는 이유

어린 시절, 목욕탕에 다녀오면 손가락 끝이 쭈글쭈글해지는 것이 신기했다. 과학 시간에 그것이 삼투압 현상이라는 것을 배웠다. 농도가 낮은 목욕물이 농도가 높은 피부의 표피로 이동하고, 물을 흡수한 표피와 흡수 능력이 떨어지는 진피의 부피 차이로 인해 피부가 쭈글쭈글하게 보인다는 것이다. 물속에서 사는 인어공주는 늘 손발이 쭈글쭈글하겠다고 생각한 적도 있다.

입과 피부로 흡수된 물은 소변이나 땀으로 내보내야 한다. 평생 물속에서 사는 생물들은 당연히 물을 빼내는 능력이 인간보다 뛰어나다. 민물고기인지 바닷물고기인지에 따라 조금 다르긴 하지만 물고기, 펭귄, 물개, 고래, 미나리, 미역, 조개, 새우까지 물속 생물은 예외 없이 사람의 부기를 소변으로 빼내는 효능이 있다. 특히 물고기는 술독을 뺄 때나 산후 부기를 뺄 때 많이 사용한다.

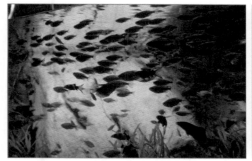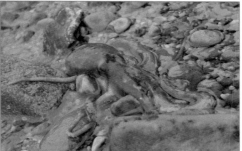

물고기, 아쿠아리움   **낙지**, 천수만, 권경숙

아이가 태어나면 백일 잔치를 하는데, 이는 산모가 출산을 마무리했음을 축하하는 자리이기도 하다. 100일 동안 몸조리를 잘 하면 몸이 예전보다 좋아지고, 잘 하지 못하면 고질병이 생긴다. 출산한 산모에게는 크게 2가지 증상이 나타난다.

우선 임신 중에 부풀어 있던 몸의 부기와 피가 빠져나가고 남은 어혈 증상이다. 부기로 인해 순환 장애가 생기고 어혈로 인해 통증이 나타나는데, 출산 후 100일 동안 이런 찌꺼기를 청소해야 한다. 또 하나는 양수가 터지고 하혈하면서 피가 부족해지는 증상인데, 태아에게 먹일 젖까지 분비해야 하므로 이런 증상이 더욱 두드러진다. 산후에 피가 부족하면 어지럽거나 대변을 잘 보지 못하고 젖이 나오지 않는 현상을 호소할 수 있다.

산후에 미역과 다시마, 매생이, 붕어, 잉어, 가물치, 낙지, 홍합 등 물속 생물을 많이 먹는 것은 이들의 물을 배제하는 힘을 활용한 것이다. 물속 생물은 산모의 부기를 빼고 어혈 등 몸속 찌꺼기를 청소한다.

탁한 물에 사는 물고기와 아주 어두운 심해에 사는 물고기는 대부분 수염을 갖고 있다. 눈 대신 수염으로 먹이를 감지하고 맛을 보기 때문이다. 탁한 물에 살아서 수염이 있다는 것은 수염이 진흙, 갯벌과 관련이 있음을 의미한다. 한의학에서 수염, 털은 피가 풍부할 때 생기는 것이므로 수염이나 털이 많은 사람은 피를 잘 생성하는 체질로 진단한다. 수염이 난 물고기 또한 피가 풍부하기에, 사람의 피를 보충하면서 산후 부기도 빼준다. 또한, 피와 형제지간이라 할 수 있는 젖도 잘 나오게 도와준다.

젖은 위장에서 흡수한 영양분으로 만들어진다. 아이에게 젖을 물리면 산모는 금방 허기를 느낀다. 원래 식욕이 없던 여성도 수유기에는 잘 먹는 경

서해안 갯벌

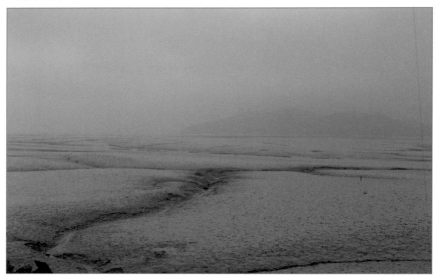

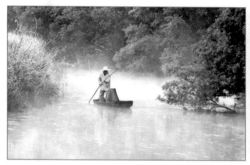
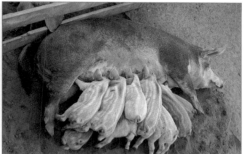

우포늪, 최창일　　　　　　　　　　　다산하는 돼지, Bancsip①

향이 있다. 진흙, 갯벌에서 자란 물고기는 소화와 흡수를 도와서 젖이 잘 나오게 한다. 산후에 먹는 보양식을 떠올려 보자. 가물치, 붕어, 잉어, 미꾸라지, 새우는 연못에서 자라는 것이고, 숭어와 주꾸미, 뻘낙지는 갯벌에서 자라는 것인데 모두 젖 분비를 촉진한다.

　함안 등지에서는 낙동강에서 잡은 붕어가 아닌 우포늪에서 잡은 붕어(땅붕어)를 산후 보양식으로 쓴다고 한다. 1억 4천만 년간 진흙의 기운을 머금고 있는 우포늪의 붕어가 비위 기능을 북돋아 주는 효능이 강하기 때문이다. 서해안 갯벌도 8000년의 역사를 머금은 진흙이기에 여기에서 난 갯벌 생물이 산후 조리에 좋은 것이다.

　피를 보충한다는 의미에서는 다른 털 많은 동물도 유용하다. 어류, 양서류, 파충류, 조류, 포유류 중 포유류가 가장 털이 많다. 실제로 같은 무게일 경우, 포유류의 피가 가장 많다. 포유류는 젖을 분비하는 동물이며 길짐승이다. 즉 네 발로 걸어야만 젖이 만들어진다. 산후 젖 분비에는 새끼를 많이 낳는 포유류가 좋을 텐데, 12지지의 동물에서 고르자면 쥐, 개, 돼지가 5마리 이상의 새끼를 낳는다. 실제로 이들의 족발은 모두 젖 분비를 촉진한다. 이 중 돼지가 새끼를 가장 많이 낳고 먹기도 쉽기에 돼지 족발을 가장 많이 쓴다.

산후 젖 분비에 돼지 족발을 쓰는 것은 우리나라만이 아니다. 스페인의 유명한 돼지 뒷다리 요리인 하몬 이베리코Jamón ibérico도 현지에서 산후 젖 분비에 활용된다. 독일의 돼지 뒷다리 요리인 슈바이네 학센Schweine haxen, 중국의 돼지 뒷다리 요리인 후오투이火腿도 마찬가지다. 생태적으로 분석해보면 방목해서 뛰어다닌 돼지, 그리고 청장년기의 암돼지가 더 좋을 것이다. 한의학 서적에서도 산후에 암돼지 족발을 사용하라고 강조한다. 색깔까지 따지자면 검은색이 더 좋을 것이다. 검은색은 뼈의 골수를 보충하고 진액과 피를 생성해주기 때문이다. 개량종 흰 돼지는 수유 기간이 24일인 데 비해, 제주 흑돼지는 수유 기간이 40일로 젖을 더 오래 분비한다.

미역, 다시마, 매생이 등 해조류도 물고기와 마찬가지로 산후의 부기를 빼준다. 강이나 연못에서 자라는 미나리와 클로렐라 등도 같은 역할을 한다. 연못 바닥의 연근은 산후 부기를 빼고 산후 어혈도 풀어준다. 그래서 산후에 미역국이나 붕어 엑기스, 잉어 엑기스를 먹는 것이다. 산모가 해조류와 생선을 풍부하게 먹어서 DHA 공급이 늘어나면 신생아의 뇌 성장, 발육에도 도움이 된다.

Ecology

03

힘 좋은 물고기는
남자에게 좋다

여름철 경동시장에 가면 지친 남편을 위해 뱀장어나 미꾸라지를 사는 주부
들을 자주 본다. 남자가 힘이 없다는 것은 아랫배와 생식기가 약해졌다는
말이다. 그러면 발기가 잘 되지 않거나 조루가 될 수 있다. 생식기는 근육의
집합체이므로 발기 능력이 약해진 것은 근육의 뿌리가 약해진 것이라 봐야

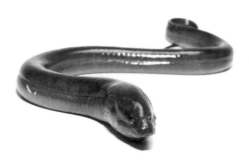

뱀장어, Sakdinon Kadchiangsaen①

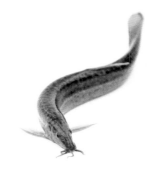

미꾸라지, Yezenghua21①

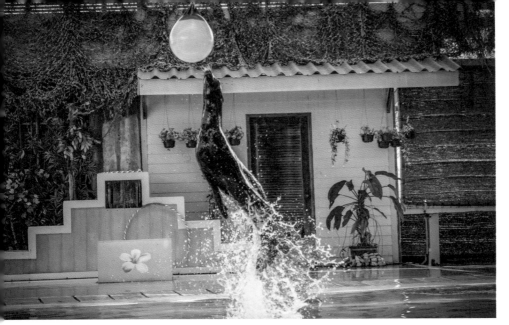

물개, Ermolaevamariya①

한다.

이런 상황이면 오줌발도 약해지고 몸이 축 처진다. 아킬레스건, 아랫배, 가슴을 포함해 여기저기 지방이 끼고, 몸이 무거워 누워 있으려고만 한다. 한의학에서는 이렇게 물먹은 스펀지와 비슷한 상태를 '몸에 병적인 습기가 끼었다'라고 한다. 치료 원칙은 근육을 강화하고 병적인 습기를 빼내는 것이다.

물고기 중에서 탄력이 강하기로는 뱀장어를 따라갈 것이 없다. 미꾸라지, 낙지, 가물치 또한 그렇다. 사람이 몸을 꿈틀꿈틀해봤자, 이들의 용트림에는 발끝에도 미치지 못한다. 그 힘이 꼬리에 있기에 '장정 셋이 못 당한 뱀장어 꼬리의 힘'이라는 말도 있다. 뱀장어는 강한 탄력으로 남근을 강화하고 자궁을 튼튼하게 하며, 병적인 습기를 몰아내서 몸을 가볍게 해준다. 여름에 더

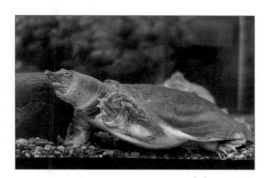
자라, Artex67ⓛ

위를 먹으면 전신의 근육에 힘이 빠지고 몸이 무거워지며, 음낭에 습기가 차고 성 기능도 떨어진다. 이때 뱀장어를 먹으면 생식기 근력을 강화하고 병적인 습기를 제거해서 여름을 이기게 해주는 것이다.

관찰해본 여러 물짐승 가운데 가장 탄력이 뛰어난 것은 물개다. 물개는 포유류이지만 물에서 살기에 물고기와 비슷한 효능을 띤다. 물개 쇼를 보면 물개는 몇 미터 높이를 가뿐하게 솟구쳐 오른다. 물개의 성기인 해구신海狗腎은 정력에 좋기로 유명한데 발기부전과 조루, 허리와 무릎이 약하고 시큰거리는 것을 치료한다.

자연 상태에서 수증기가 정체되거나 물이 흐르지 않을 때 습기가 발생한다. 그래서 물이 정체된 팔당댐이나 청평댐에는 물안개가 자주 낀다. 이런 곳에 사는 물짐승과 물고기는 정체된 물이나 습기를 배제하는 능력이 강해지는데, 사람이 먹으면 병적인 습기를 소변으로 빼서 몸을 가볍게 해준다. 그래서 말이나 늑대 등 근육이 좋은 길짐승보다 물개, 가물치, 낙지, 뱀장어, 미꾸라지, 자라 등 근육이 좋은 물짐승과 물고기를 생식기 강화에 많이 쓰는 것이다. 자라는 한번 물면 절대 놓지 않기로 유명하다. 그만큼 근육이 강해서 용봉탕의 재료로 쓰인다.

수생 식물은
혈액을 정화한다

지구의 생명체는 크게 동물과 식물로 나뉜다. 동물은 산소를 소비하기에 공기를 오염시키고, 식물은 산소를 공급하기에 공기를 정화한다. 그런데 이것은 순전히 인간의 기준이다. 식물의 입장에서는 동물이 내뿜는 CO_2와 찌꺼기가 생존에 필수적이다. 같은 식물이 땅과 공기를 오염시키고, 동물이 오히려 땅과 공기를 정화한다고 말할 수도 있다.

어쨌든 인간의 기준에서 보자면, 물속의 물고기와 물짐승은 산소를 소비하고 찌꺼기를 배출해서 물을 오염시킨다. 반면 연꽃, 마름, 부들 같은 연못의 수초류와 김, 미역, 다시마 같은 해조류와 해초류는 물속의 영양 염류를 제거하고 물속에 산소를 공급해서 물을 정화한다. 수생식물은 일종의 수중 필터 역할을 하는데, 이들이 없으면 물은 부패하기 쉽다. 예전부터 선진국에서는 민물 수초류를 이용한 식수 정화를 연구해왔다. 우리나라도 팔당댐, 대

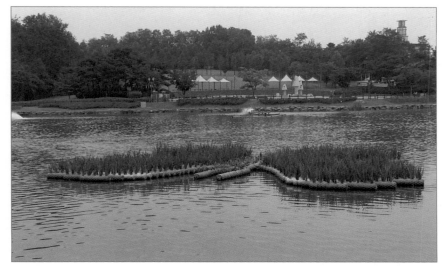

인공 수초섬, 오창호수

청댐, 의암호, 오창 호수 등에 인공 수초섬을 만들어 수질 정화에 이용하고 있다.

수생식물 역시 햇빛, CO_2, 물을 원료로 해서 포도당을 만들고 산소를 방출한다. 개도박 등 일부 해조류는 CO_2 흡수 능력이 열대 우림 식물의 5배나 된다. 이는 해조류가 공기 정화에 매우 유용하고 수질 정화에도 탁월하다는 것을 의미한다. 남미의 아마존 밀림이 지구의 허파라고 하지만, 실제로는 지구 산소의 70%가 숲이 아닌 바다에서 만들어진다.[48] 바다는 생명의 근원이자 지구의 진정한 허파라고 할 수 있다.

인체는 하나의 소우주다. 지구에 땅과 바다가 있듯이, 인체에는 살과 피

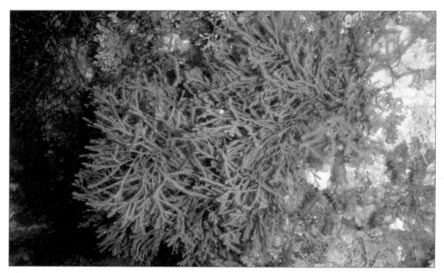

해조류, Peter Southwood ⓦ

가 있다. 따라서 우리 몸의 살을 보충할 때는 땅에 사는 길짐승인 개, 돼지, 소를 먹어야 한다. 반면 우리 몸의 바다에 해당하는 피를 보충하려면 수생식물과 해조류가 좋다.

수생식물과 해조류의 정화 능력은 인체 내에서 피를 맑게 하는 효과로 나타난다. 특히 해조류는 혈액의 콜레스테롤 수치를 낮추는데, 항산화 물질이 많아 LDL 콜레스테롤은 낮추고 HDL 콜레스테롤은 높인다. 고혈압을 내리고 미네랄을 공급하며, 염증을 가라앉히는 데도 매우 좋다. 또한, 식이섬유가 많아 대변을 잘 보게 해서 독소를 배출해준다. 따라서 심혈관계 질환을 예방하고 치료하려면 해조류를 상복하는 것이 좋다. 일본 오키나와와 제주도, 전남 바닷가가 장수 마을로 유명한 것도 해조류의 영향이 크다.

우리나라 해조류 생산량 가운데 70%가 갈조류로 톳, 모자반, 미역, 다시마, 뜸부기, 감태 등이 여기에 해당된다. 동화 저장 물질은 탄수화물의 일종인 만니톨mannitol, 라미나린laminarin 등이다. 검정과 주황색을 섞은 것이 갈색이지만, 녹색과 빨강을 적절한 비율로 섞어도 갈색이 된다. 갈조류는 녹조류와 홍조류의 사이에 있으므로, 갈조류의 갈색은 녹색과 빨강의 혼합이라할 수 있다. 붉은색인 홍조류는 간과 심장에 작용하는데, 갈조류는 녹색이가미되어 간에 작용하는 힘이 강해진다. 갈조류는 결핵성 경부 임파선염, 멍울, 가래톳이 붓는 것 등 간 관련 부위가 부은 것을 삭여 준다.

갈조류의 세포막에는 다당류의 일종인 알긴산이 함유되어 있다. 미역이나 다시마를 물에 담그면 끈적끈적한 물질이 생기는데 이것이 바로 알긴산이다. 알긴산은 방사성 물질인 스트론튬Sr과 세슘Cs이 체내에 흡수되는 것을억제한다. 그래서 일본 후쿠시마 원전 사태 때, 미역과 다시마의 수요가 급

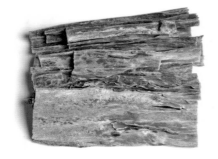

다시마, Raluca Tudor①

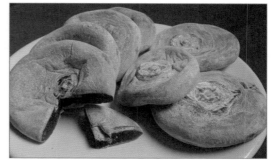

곶감, ProjectManhattan Ⓦ

증했었다.

미역이나 다시마를 말리면 표면에 하얀 가루가 생기는데, 단맛을 내는 당 알코올의 일종인 만니톨mannitol이 주성분이다. 곶감에 생기는 흰 가루에도 만니톨이 함유되어 있다. 만니톨은 몸안의 수분을 배출하는 삼투성 이뇨제 이며, 높아진 두개 뇌압을 떨어뜨려 뇌부종이나 고혈압에도 좋다. 또한 혈액 뇌관문BBB, blood brain barrier을 열어주기에, 알츠하이머나 파킨슨 등 뇌 병증 치료약을 만니톨과 함께 쓰면 효과가 높아진다. 모든 해조류는 기본적으로 약한 짠맛을 띠므로 가래와 멍울을 삭인다.

미나리, 공심채, 순채 등 민물에 사는 수생식물은 성질이 서늘해서 열을 내리고 해독하며, 출혈을 멎게 하고 부기를 빼준다. 간 해독에 미나리를 많이 쓰는 것은 소변을 통해 간의 독소를 제거하려는 것이다.

물에서 살기 위해서는 물을 극복하는 것과 동시에 물과 어울려 살아야 한다. 수생식물은 홍수처럼 물이 많을 때는 물을 빼내고, 가뭄처럼 물이 부족할 때는 물을 머금는다. 바다에 사는 생미역에 물을 더 붓는다고 해서 생미역이 부풀지 않지만, 마른 미역에 물을 부으면 금방 물을 머금어서 부푼다. 미역이 본인의 조건에 맞게 물을 머금거나 빼내기 때문이다. 따라서 물속에 사는 생물은 사람 몸속에 수분이 과다하게 정체된 것은 소변으로 빼주고, 수분이 부족한 건조증은 촉촉하게 적셔 주는 이중적인 효능을 갖고 있다.

여성은 피를 운행해 생리를 하고 임신과 출산을 한다. 태아는 자궁 속에서 '양수'라고 하는 일종의 바다를 유영하며 자란다. 다 자라게 되면 양수의

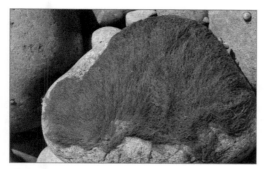
매생이, 권경숙

바다에서 땅으로 빠져나온다. 생물의 기원 역시 바다에서 시작되어 단세포 동물, 다세포동물, 어류, 양서류, 파충류, 조류, 포유류 등으로 진화하면서 땅으로 올라왔다.

자궁은 생명이 탄생하는 인체 속 바다이고, 물에 사는 생물은 자궁과 비슷한 기억을 공유하고 있다. 수생 생물이 유독 자궁과 관련이 깊은 이유다. 『방약합편』에서는 임신 중에 해삼을 쓰는데, 이는 바다의 인삼에 해당하는 해삼이 인체의 바다인 자궁에 들어가 인삼의 역할을 하기 때문이다. 출산 후 자궁이 약해졌을 때, 잉어나 붕어, 가물치, 미역, 매생이 등 물에 사는 생물을 많이 쓰는데 이 역시 허약해진 인체의 바다를 보충하려는 것이다.

고혈압, 당뇨, 통풍 등의 성인병 환자, 육류를 많이 먹어서 피가 탁한 사람, 머리로 열이 치솟는 사람, 임파선이나 고환 주위가 잘 붓는 사람에게도 해조류가 좋다. 현대인은 과식으로 인한 성인병이 문제이므로 해조류와 염생식물이 더욱 중요하다. 피가 맑지 않아 생긴 만성 피로에도 해조류와 염생식물이 좋고, 대변을 잘 나가게 해서 얼굴과 피부를 곱게 해주기도 한다. 약한 짠맛은 염증을 빨리 가라앉혀주므로 관절염, 기관지염, 위염, 피부질환 등에도 좋다.

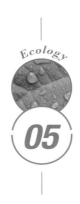
연못 생물은
병적인 습기를 제거한다

연못은 '연꽃이 자라는 물이 괴어 있는 곳'이라는 말이다. 연못 바닥은 진흙인데, 연꽃은 수심 1.5미터 이내의 얕은 곳에서 살고, 연 뿌리는 진흙 속을 뻗어 나가며 자란다. 흐르는 물에서는 연꽃이 자랄 수 없다. 연못이나 호수,

연못, 광릉수목원

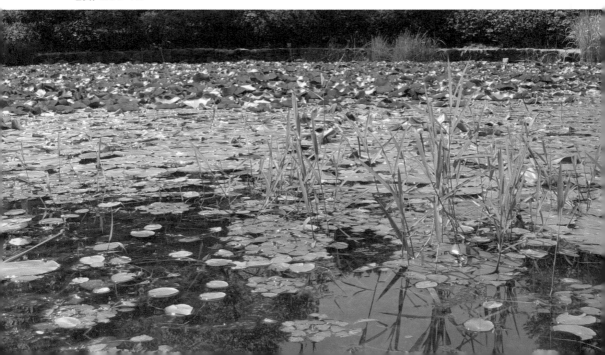

댐 가장자리처럼 고인 물 근처는 안개가 자주 끼고 습기가 많다. 이런 곳에 사는 사람들은 병적인 습기로 인한 질환이 많다. 즉 몸이 무겁고 허리나 다리가 붓고 아픈 것, 해질 무렵에 열이 나고 코가 막히는 것, 소변이 시원찮은 것, 황달, 설사 등이 대표 증상이다. 또한 물가에 사는 사람들에게 관절염이 많은 것도 병적인 습기 때문이다.

생명체는 환경을 극복해서 살아남으려고 한다. 연못이나 늪, 호수 등 정체된 물에 사는 생물은 습기를 잘 순환시켜서 몰아내는 힘이 있다. 그래서 연못 생물은 습열이 정체된 황달을 치료한다. 『동의보감』에서 택사, 남생이, 자라가 병적인 습기를 치료하고, 붕어와 잉어, 자라, 미나리, 순채가 황달을 치료한다고 한 것도 이들이 모두 연못에서 살기 때문이다.

2021년 3월, 영화 '미나리'가 미국 골든글로브에서 외국어영화상을 받았다. 영화 속에 "미나리는 어디서든 잘 자라"라는 대사가 등장한다. 미나리는 미+나리인데 '미'는 물을 뜻하고 '나리'는 풀과 나물을 뜻한다.[49] 물에서 나는 채소 중 가장 많이 먹는 것이 미나리다. '돌미나리'라고 하는 것은 논이나

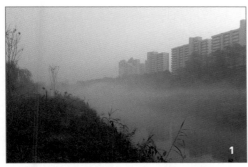
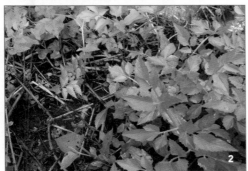

1 물가의 안개, 양재천 **2 습지의 미나리,** 지리산

개천 등의 습지에서 자라는 자연산 미나리를 말한다.

간이 나쁠 때 흔히 미나리로 녹즙을 내어 먹는다. 미나리는 깨끗한 물은 물론이고 더러운 물, 고인 물에서도 잘 자란다. 오염된 물에서 미나리를 키우면 물이 맑아진다. 물에서 자라는 식물은 대부분 성질이 서늘하기에, 미나리는 물을 정화하는 힘과 습열을 제거하는 힘을 갖고 있다. 몸과 간의 습열을 해독하고 몸속에 잠복한 열을 내리며, 아이들의 급성 열병이나 식중독을 치료한다. 반대로, 몸이 차가운 사람은 많이 먹지 않는 것이 좋다.

병적인 습기 중 대표적인 것인 술독이다. 술을 마시면 병적인 습기가 생겨서 몸과 머리가 무겁고 축축한 땀이 나면서 소변이 시원찮고 설사를 한다. 이때 병적인 습기를 몰아내는 연못 생물이 제격이다. 연못 생물의 대표 격인 연근도 술독을 풀고 열나고 목마른 것을 멎게 한다. 미나리 역시 술독을 풀어주므로 해장에 자주 사용된다. 또한 술독으로 인한 열도 내려준다. 우렁이 해장국, 다슬기 해장국처럼 우렁이와 다슬기도 술독을 풀어준다. 나머지 연못 생물도 비슷한 효능을 갖고 있다.

연못의 큰 특징은 진흙이다. 연못과 호수, 늪은 고운 흙이 오랜 시간 가라앉아 질퍽질퍽한 진흙 바닥이 되었다. 연못 바닥의 진흙을 먹고 사는 생물은 사람의 비위 기능을 도와준다. 오래된 진흙 속의 미생물이 물고기들의 장내 세균총을 활성화시키고, 이러한 힘이 사람의 비위 기능을 돕는 것이라 할 수 있다. 이수광 선생의 『지봉유설』에서도 '붕어와 숭어 등이 사람의 비위 기능을 돋우어 주는 것은 이들이 진흙을 먹고 살기 때문이다'라고 했다.

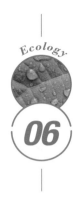

Ecology

06

연못 열매는
진액이 새는 것을 틀어막는다

연못에서 자라 식물의 열매 중 식용으로 하는 것이 연꽃의 열매인 연자육,
마름의 열매인 마름, 가시연꽃의 열매인 검인이다. 이들은 비슷한 환경에서
비슷한 생존 전략을 운용하므로 효능 또한 비슷하다.

　연못 바닥의 검은 진흙 속에 뿌리를 내리고, 줄기가 물속을 통과해 위로

마름 열매, Show_ryuⓌ

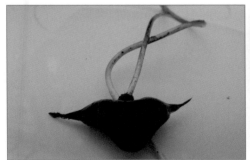

빅토리아수련, Jean-Pol GrandmontⓌ

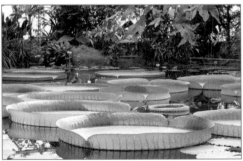

올라와 수면 위에 잎을 펼친다. 잎이 넓으며 열대나 아열대, 온대 지방에서 자란다. 빅토리아수련은 잎 하나의 지름이 2m에 이르며 사람이 올라타도 가라앉지 않는다. 열매는 물 위에서 맺히는데, 다 익으면 검어지고 껍질이 매우 단단하다. 익은 열매는 물속으로 들어가 가라앉아서 진흙 속에 파묻혔다가 한참 후 싹을 틔운다.

연자육이나 검인, 마름은 외피가 방수 처리되어 있고 속이 매우 단단하다. 일종의 견과류다. 물이 스며들 틈이 없도록 단단해진 것인데, 이 단단함은 떫은맛으로 나타난다. 일반 견과류와 마찬가지로 떫은맛은 정액과 소변, 냉이 새는 것을 틀어막고 설사를 멎게 한다. 물을 순환시켜 소변으로 내보내는 힘도 있어서 부기를 빼준다.

진흙에 사는 생물은 같은 효능을 가지고 있다. 붕어, 미꾸라지 등의 연못 생물과 낙지, 대하 등 갯벌 생물과 마찬가지로 연못 식물도 비위를 튼튼하게 한다. 우리의 주식인 쌀도 물을 채운 논의 진흙에서 자라기에 비위를 건강하게 해준다.

연못 식물의 열매는 1미터 이상의 깊은 연못 바닥으로 가라앉는다. 즉 물이나 진흙보다 무겁다. 이러한 무거운 성질은 오장 중 가장 아래에 있는 콩팥에 작용한다. 검은색과 떫은맛, 단단함은 정액과 소변, 냉이 새는 것을 멎게 하고 콩팥을 튼튼하게 한다.

모든 자연물은 시간이 흐르면서 사그라져 흩어지기 마련인데, 연못 식물의 열매는 진흙 속에 파묻힌 채 오랜 세월을 버틸 수 있다. 2000년 전 1미터

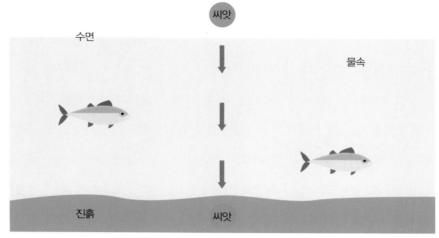

씨앗

수면

물속

진흙   씨앗

연자육, 검인, 마름의 침수

깊이의 진흙 속에 파묻혔던 연밥이 싹을 틔우기도 한다. 연밥의 단단한 껍질 속에는 강한 생명력을 유지하는 힘이 담겨 있다.

연밥에는 좋은 효능이 많아서 『동의보감 과일』편에 가장 먼저 나온다. 연밥의 형태는 우산모양 꽃차례(꽃이 필 때의 모양새)와 유사하다. 하나의 꽃대 위에서 여러 꽃이 우산대처럼 방사형으로 피는 것이 우산모양 꽃차례인데, 오가피과와 백합과의 일부 식물이 여기에 해당된다. 우산 모양이 이중인 것을 겹우산모양 꽃차례라고 하는데 미나리과가 대표적이다.(뒤의 사진1 참조)

백합과 알리움속 식물인 파, 부추와 미나리과 식물은 모두 하나의 꽃대에서 수십, 수백 개의 꽃을 피워서 많은 열매를 맺는다. 그 씨앗인 파 씨, 부추 씨, 당귀 씨, 미나리 씨 등도 공통의 효능을 갖고 있다. 모두 맵고 따뜻한 성질로 간과 콩팥을 데우고, 발기부전, 정액이 소변으로 새는 것을 치료한다.
연꽃은 우산모양 꽃차례가 아니지만, 연밥 통이 우산모양 꽃차례 형태를 띠
기에 유사한 특성을 갖는다.(사진3 참조)

　수심 1.3미터 아래까지 가라앉고 진흙을 뚫고 들어가는 무거운 힘은 영
지버섯처럼 심장을 보호하고 마음을 안정시키는 힘으로 나타나는데, 불안
과 가슴 두근거림, 불면을 치료한다. 연밥 통은 초가을에 다 익으면 남쪽으
로 기우는데, 이 또한 심장에 작용한다고 할 수 있다.(뒤의 사진 참조) 불안
한 마음을 안정시킬 때는 속심과 연밥을 같이 생으로 씹어 먹는 것이 좋다.

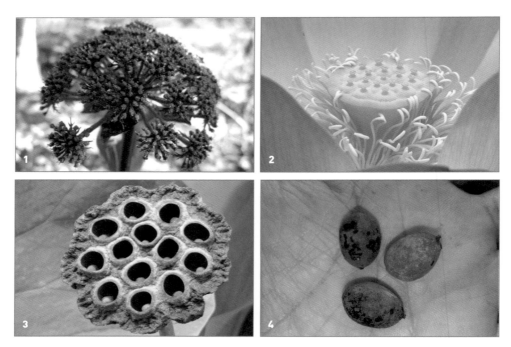

1 참당귀, 김현보　**2 연꽃의 암술과 수술**. T.Voekler Ⓦ　**3 연밥 통**. 3Point141Ⓦ　**4 연꽃 열매(연밥)**

오래 복용하면 마음이 안정되는 효과를 얻을 수 있다. 나이 드신 분들이 오래 복용할 때는 연밥으로 죽을 쑤어 먹는 것이 좋다.

연밥이 진흙 속에서 2000년을 버티는 힘은 장수와 관련이 깊다. 『동의보감』에서도 '연밥을 오래 복용하면 몸이 가벼워지고 늙지 않으며, 배고프지 않고 수명이 늘어난다'라고 했다. 껍질과 심을 제거한 후 가루 내어 죽을 쑤어 먹거나 밥에 넣어 먹으면 된다.

연밥을 깨뜨려보면 중간에 파란 속심이 있는데 이를 연자심이라 한다. 쓴맛이 매우 강하고 마음이 혼란한 것과 정신질환, 불면증을 치료한다. 성질이 차가우므로 가려서 써야 한다. 연밥은 9월부터 수확하는데, 덜 익은 연밥을 따서 껍질을 벗겨 파는 경우가 많다. 덜 익었을 때는 손으로도 껍질을 벗길 수 있지만, 다 익으면 망치나 돌로 내리쳐야 할 정도로 딱딱해지기 때문이다. 덜 익었을 때는 녹색이다가 다 익으면 껍질이 검게 변한다.

연밥은 수렴하는 약효를 이용하는 것이므로, 다 익어서 단단하고 검게 된 것이 좋다. 그래서 돌처럼 딱딱하다는 뜻을 가진 석련자石蓮子가 유명하다. 진흙에 떨어져 수십 년, 수백 년 동안 싹트지 않고 견딘 연밥의 약효가 더욱 좋다. 깊은 물속에 머물면서 물의 침투를 막으려는 방어력과 진액을 수렴하는 힘이 더 강해지기 때문이다. 약효는 연밥의 성분에서 나오는 것이 아니다. 수심 1.3미터에서 오랜 시간 단단해지고 물의 침투를 버틴 힘, 그 벡터 vector를 약으로 쓰는 것이다. 식물을 어떤 환경에서 재배하느냐에 따라 효능이 달라진다고 했는데, 열매나 씨앗을 어떤 환경에서 보관하느냐에 따라서도 효능에 차이가 난다.

명나라 때의 한의서인 『오잡조五雜組』는 다음과 같이 기술하고 있다. '지금 중국 조주趙州에서 나는 석련자石蓮子는 모두 진흙 속에 파묻혀 있던 것인데, 얼마나 오래된 것인지 알 수 없다. 지역 주민들이 진흙을 파서 종종 채취하는데, 그 껍질은 쇠나 돌처럼 단단하고 속살은 향내가 여전히 싱싱하다. 이 석련자를 물에 던져두었더니 연잎이 솟아났다. 이 석련자를 사람이 먹었더니, 몸이 가벼워지고 장수하며 설사와 이질 등 여러 질병이 나았다. 그런데 지금 의사들은 이런 것을 살피지 않고 갓 맺힌 연밥을 쓰고 있다. 갓 맺힌 연밥은 쓰고 떫고 비린내가 나서 씹어보면 구역질이 나는데, 어떻게 사람을 보익할 수 있겠는가?'

세상에 똑같은 사람이 없듯이, 똑같은 식물도 없고 똑같은 약재도 없다. 모든 것이 다르다. 종이 같다고 해서 약효가 같은 것이 아니다. 만약 약효가

남쪽으로 기운 연밥 통

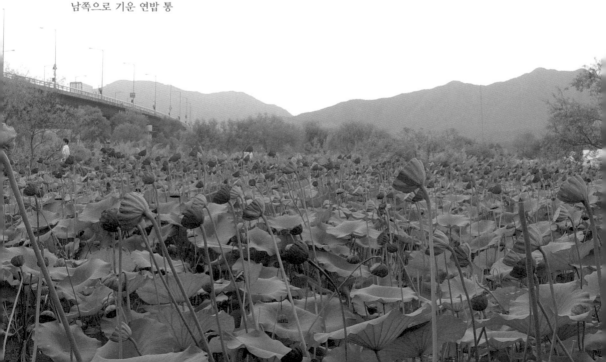

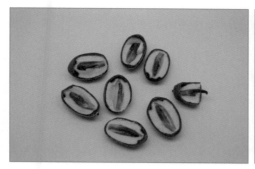
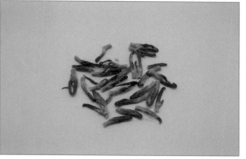

연밥 쪼갠 것, 김현보   **연자심**, 김현보

같다면 4년근 인삼과 100년 묵은 산삼의 가격이 같아야 할 것이다. 선천적인 유전자, 즉 종species과 함께 후천적인 생태환경을 살펴야 약효를 제대로 파악할 수 있다.

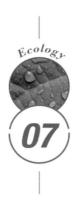

좋은 수원지에는
독초가 많다

해발 1,000미터 이상의 높은 산을 오르면 고도에 따라 식물 군락이 바뀌는 것을 볼 수 있다. 산자락의 비교적 큰 냇가에는 갈대와 물억새, 버들류, 익모초, 여뀌류, 쇠무릎, 새삼 등의 식물들이 주로 자란다.(사진1 참조) 산을 오르기 시작해 조금 작은 냇가에 이르면 고마리와 환삼덩굴, 으름덩굴 등이 많아진다. 산속 냇가로 들어가면 물가 근처에 고사리와 고비, 조금 떨어진 곳에는 다래와 칡 같은 덩굴식물이 자란다.

산을 더 올라 수원지 부근에 이르면 미치광이풀과 관중, 앉은부채, 금낭화, 승마, 투구꽃, 삿갓나물 등 독초가 많아진다. 검단산 북쪽 사면과 예봉산 남쪽 사면은 팔당댐 때문에 습도가 높아 이런 독초류가 많이 산다. 고산 습지에는 곰취와 참취, 박쥐나물, 동의나물, 피나물, 참당귀 등이 자란다.(사진 2~6 참조)

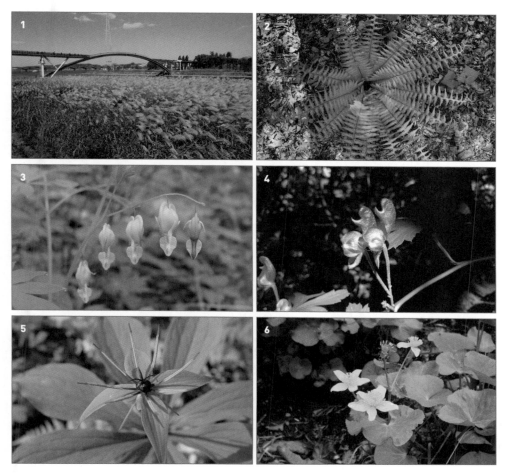

1 물억새, 정민호 **2 관중**, 점봉산 **3 금낭화**, 점봉산 **4 투구꽃**
5 삿갓나물, 설악산 **6 동의나물**, 곰배령, 신예슬

물이 생명의 필수 요소인 것은 모두가 안다. 그렇다면 어떤 물이 좋은 것

일까? 어떤 기준에서 '좋다, 나쁘다'를 판단해야 할까? 성분, pH, 자기장, 종

교적 힘, 운동성…, 기준은 많을 수 있지만 좋은 물은 몸이 먼저 안다.

좋은 물을 마시면 목구멍이 열린 듯 꿀꺽꿀꺽 넘어가고, 마신 뒤 한참이 지나도 입에서 침이 나온다. 배가 아프지도 않고 호흡이 편해진다. 유명한 수원지들은 그 생태환경에 공통점이 있다. 국화처럼 몸에 좋다고 알려진 식물도 제법 자라지만, 독초로 알려진 미치광이풀, 자리공, 투구꽃, 동의나물, 삿갓나물, 피나물, 투구꽃 등이 더 많이 자란다고 할 수 있다.

『동의보감』에서는 수원지에 국화가 피어 있으면 그 물은 장수에 좋다고 했다. 분류학적으로 현재의 국화를 말하는 것은 아닐 것이다. 아마 국화과 식물인 듯한데 국화의 성분이 그대로 물에 배어 나왔다고 이해할 수 있다.

맛이 좋고 몸에 좋은 물이 나온다는 산골 수원지를 가보면 미치광이풀이 뒤덮고 있는 경우가 있다. 미치광이풀은 가지과 식물인데 많이 먹으면 미친 사람처럼 행동한다고 해서 붙여진 이름이다. 그만큼 독성이 강하다. 하지만 아트로핀atropine 성분이 있어서 진정 작용을 하므로 약으로도 쓰인다.

미국자리공은 울산 화학공업단지 등 오염이 심한 곳에서 자라는 대표적인 공해지표식물이다. 얼마 전까지 미국자리공을 없애버리자는 말이 나올 정도로 공해와 토양 산성화의 주범으로 인식되었는데, 이는 사실과 다르다. 미국자리공은 토양을 산성화시키는 악마가 아니라, 산성화된 토양을 즐겨서 토양을 회복시키는 천사일 수 있다.

토양 산성화는 인간에게는 공해이지만, 미국자리공에게는 좋은 먹거리이기 때문에 오염된 곳에서 잘 자라는 것이다. 썩은 고기가 인간에게는 독소이지만, 곰팡이에게는 좋은 먹거리인 것과 같다. 오염된 물에 미국자리공을 심는다면 자연스럽게 정화가 이루어진다.

미국자리공에 비해, 자리공은 좀 더 깨끗한 수원지 근처에서 자란다. 지리산 왕산 자락의 유의태 약수터에도 자리공이 자라고 있다. 자리공 역시 독소를 흡수해 물을 정화한다.

조선 시대 사약의 주원료는 부자로 알려져 있다. 그런데 한국에서는 부자가 자생하지 않는다. 아마 투구꽃aconitum속 식물의 뿌리를 썼을 것으로 추정된다. 이렇게 독성이 강한 투구꽃이 자라는 지역의 물은 맛이 좋고 깨끗하다. 독을 빨아들여 물을 정화하기 때문이다.

맑은 물이 흐르는 수원지에 독초가 많다는 것은 어떤 의미일까? 인간에게는 해로운 독이 어떤 식물에게는 이로운 것이라 해석할 수 있다. 식물이 CO_2를 흡수하고, 사람이 O_2를 흡수하는 것과 같다. 미치광이풀, 자리공, 투구꽃은 모두 물속에서 인간에게 해로운 독소를 흡입하기에, 이들이 필터링한 물은 사람에게 좋은 물이 된다.

살아 있는 생명체는 두 가지 선택지를 가진다. 즉 환경에 순응하거나 극복하는 것이다. 사막의 생물은 말라버리거나 수분을 잘 보존할 수 있고, 한대의 생물은 차가워지거나 껍질을 두껍게 해 체온을 보존할 수 있다. 공해 지역에서는 독소를 즐기거나 깨끗함을 유지할 수 있고, 맑은 수원지에서는 더 맑아지거나 소량의 독소를 즐길 수 있다. 국화는 깨끗함을 유지하기로 한 것이고, 미치광이풀이나 자리공, 투구꽃은 독소를 즐기기로 한 것이다.

독초들이 살아 있을 때는 독초에서 흘러나온 물을 받아 마시면 아주 맑고 깨끗하다. 하지만 독초들이 죽었을 때는 유독할 수 있으니 주의해야 한다. 선인장도 살아 있을 때는 공기 중의 습기를 빨아들여 습기를 제거하지만, 죽어서 약초로 쓸 때는 보습하는 효과를 나타낸다. 이것이 생명체의 작용이다.

미래에는 도시 속 인공적인 생태환경 조성이 더욱 중요해질 것이다. 물을 맑게 하려면 이런 독초들을 더 많이 응용할 필요가 있다.

Ecology

08

민물과 바닷물을 오가는
물고기는 맛있다

바닷가에서 잡은 물고기에 민물을 부어주면 바로 죽어버린다. 민물고기는 바다에서 살지 못하고 바닷물고기는 민물에서 살지 못한다. 민물고기와 바닷물고기의 가장 큰 차이는 삼투압에 의해 몸속으로 물이 들어오고 나가는 방식이다. 삼투압은 농도가 다른 두 액체 사이에서 생기는 압력을 말한다. 막의 한쪽에 순수한 물이 있고 다른 쪽에 이온 농도가 높은 수용액이 있다면 농도가 낮은 순수한 물에서 농도가 높은 수용액 쪽으로 물 분자가 이동하는데, 이를 삼투 현상이라고 한다.

민물고기는 몸속의 이온 농도가 민물의 이온 농도보다 높다. 삼투압에 의해 몸 밖의 민물이 몸속으로 계속 들어올 수밖에 없다. 배설기관을 통해 물을 끊임없이 몸 밖으로 배출해야 한다. 이러한 작용 때문에 민물고기를 먹으면 소변이 잘 나오고 부기가 빠진다. 산후에 붕어, 잉어, 가물치를 먹고 부기를 빼고, 음주 후에 물고기 매운탕을 먹고 술독을 빼는 것이다.

바닷물고기는 몸속의 이온 농도보다 바닷물의 이온 농도가 높으므로, 몸에 있는 물이 외부로 계속 빠져나가게 된다. 바닷물고기는 탈수 현상을 막기 위해 바닷물을 계속 마셔야 한다. 이렇게 몸속으로 들어온 바닷물은 장 속에서 역삼투 방식으로 몸속에 흡수된다. 그리고 농축된 염분은 아가미에 있는 염분 배출 세포를 통해 밖으로 버려진다.

결론적으로 민물고기는 민물이 몸속으로 계속 들어와 물을 빼내야 하고, 바닷물고기는 몸 밖으로 물이 많이 빠져나가서 물을 많이 흡수해야 한다. 이러한 기능상의 차이 때문에, 민물고기는 민물에서 살아야 하고 바닷물고기는 바다에서 살아야 한다. 물론 바닷물고기도 물을 많이 마시고 많이 배설하기에, 민물고기처럼 소변을 잘 나오게 하고 부기를 빼는 효과가 있다.

그런데 민물이나 바닷물이 섞이는 곳이 있다. 이런 곳을 기수역汽水域: Brackish water이라고 하는데, 염도가 강물보다는 높고 바닷물보다는 낮다. 이곳에 사는 어류는 바다와 강을 오가는데 이들을 기수어라고 한다. 송어와 은어, 숭어, 전어, 연어, 뱀장어 등이 대표적인 어종이다.

우리나라 배가 특히 맛있는 이유는 일교차와 연교차가 큰 한반도 환경에 적응하기 위해 당도가 높아졌기 때문이다. 곶감도 일교차가 커야 단맛이 강하다. 봄에 나오는 고로쇠 약수도 일교차가 클수록 더 달고 더 많은 양이 솟아 나온다. 포도, 감 등 가을 과일도 일교차가 커야 당도가 높아진다.

한의학에서는 환경 변화가 심한 것을 풍風이라고 하는데, 풍을 이기려면

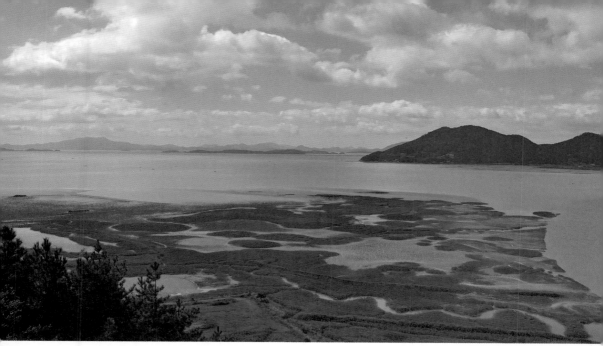

강과 바다가 만나는 기수역, 순천만

완충재에 해당하는 단맛이 있어야 한다. 민물과 바닷물을 오가는 물고기 역시 삼투압 환경의 급격한 변화에 적응하기 위해 단맛을 띠게 된다. 그래서 뱀장어, 연어, 은어, 숭어, 전어 같은 기수어는 대개 맛이 좋다. 강 하구 및 갯벌 또한 바닷물이 들었다 나갔다 하면서 급격한 염도와 수분의 변화가 생긴다. 참게와 꼬막, 뻘낙지, 재첩, 백합, 소라처럼 강 하구 및 갯벌에 사는 생물 또한 기수어처럼 맛이 달다. 기수어의 단맛은 침과 소변을 잘 나오게 하고, 식욕을 돋워 몸을 근본적으로 보해주며 풍 질환을 예방한다. 감정 기복이 심하거나, 체온 조절이 안 되거나, 체중 변화가 심하거나, 풍 질환이 있을 때는 기수어를 먹는 것이 좋다. 갯벌은 기수역이 확장된 영역이라 할 수 있는데, 우리나라는 전 국토의 3%를 차지할 정도로 갯벌이 풍부하다.

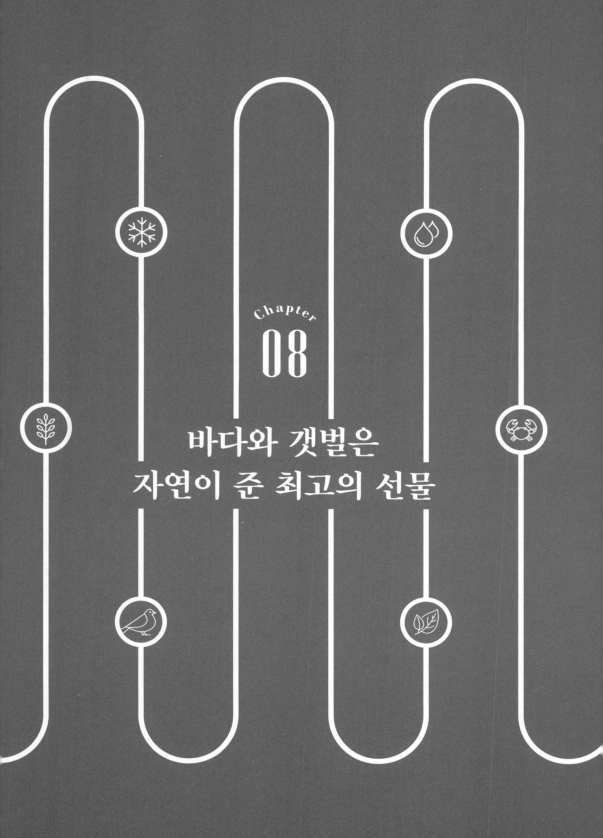

Chapter
08

바다와 갯벌은
자연이 준 최고의 선물

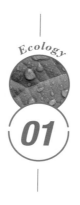

생태적으로 본
한반도

중국을 여행하다 보면 사과밭, 메밀밭, 배추밭이 지평선까지 끝없이 펼쳐진 풍경을 만난다. 얼핏 부럽다고 생각했는데, 다시 생각해보니 작은 범위만 놓고 보면 생태환경이 동일하다는 말이 된다. 물론 넓게 보면 티베트, 해남도, 하얼빈, 고비사막 등 다양한 생태환경이 존재한다. 한반도는 중국 중심부와 달리 산이 유별나게 많다. 따라서 산이 좋아 물도 좋고, 고도 차이에 따라 생태환경이 다양하며 약재의 약효도 좋다.

생물은 다양한 생태환경에서 살아남기 위해 노력할 때 힘이 응축되고, 서로 다른 생태환경이 충돌할 때 약효가 좋아진다. 6세기 본초서인『신농본초경집주神農本草經集註』에 고구려와 백제라는 지명이 종종 등장하는 것도 이 때문이다. 한반도는 지리적으로나 생태적으로나 독특한 위치에 있다.

다음의 표는 김준민 교수의『들풀에서 줍는 과학』에 나온 내용으로, 한반도와 비슷한 위도에 있는 해안 도시의 1월 평균 기온을 비교한 것이다. 그런데 위도가 비슷한 중강진과 로마의 1월 기온은 무려 27.8℃나 차이나고, 신의주와 뉴욕은 9.8℃, 서울과 샌프란시스코는 13.6℃나 차이가 난다. 우리나라에서 가장 추운 곳으로 유명한 중강진이 로마보다 위도가 낮다는 것이 놀랍지 않은가!

한반도 도시	위도	1월 평균 기온	외국 도시	위도	1월 평균 기온
중강진	41도 47분	−20.8℃	로마	41도 54분	7℃
신의주	40도 06분	−9.3℃	뉴욕	40도 42분	0.5℃
평양	39도 01분	−8.1℃	천진	39도 09분	−4.5℃
서울	37도 34분	−3.5℃	샌프란시스코	37도 37분	10.1℃
부산	35도 06분	−2.2℃	LA	35도 03분	12.8℃
제주도	33도 31분	−5.2℃	바그다드	33도 20분	9.3℃

평균 기온 비교(한반도 vs. 비슷한 위도의 해안 도시)

우리나라 겨울은 한랭 건조하다. 한반도가 편서풍 지대인 유라시아 대륙의 거의 동쪽 끝자락에 자리 잡고 있어서, 대륙성기후의 영향을 강하게 받기 때문이다. 반대로 여름 기온은 이들 도시보다 대체로 무덥다.

사막에는 사막 생물만 자라고 북극에는 극지 생물만 자라지만, 한반도는 다양한 생물이 자라고 있다. 대륙성기후와 해양성기후가 부딪히는 반도의 환경이라서 여름에는 고온 다습한 북태평양기단이, 겨울에는 한랭 건조한 시베리아기단이 강한 영향을 미친다. 또한 사계절이 뚜렷하게 존재하는, 연교차가 심한 온대 지방이다. 앞의 표에서 보듯이 겨울은 만주만큼 춥고, 여름은 동남아만큼 무덥다. 게다가 빙하기에서 해빙기로 넘어가면서 살아남은 눈잣나무, 세바람꽃 등의 남방 한계선도 설악산 등 한반도 권역이다. 여름에는 태풍이나 장마 같은 극단적인 환경도 존재한다.

서해안은 얕고 염도가 낮으며 섬이 많고, 황하의 영향으로 누런색을 띤다. 서해는 세계 5대 갯벌에 포함된다. 반면 동해안은 깊고 염도가 높으며 섬이 거의 없고 푸른색을 띤다. 한마디로 한반도는 경계와 경계가 충돌하는 곳이기에 변화風가 심하다.

동해안에서 활어를 차에 싣고 서울로 올 때, 활어만 싣고 오면 많은 물고기가 죽는다. 그런데 메기(천적) 한 마리를 넣어두면 대부분 살아서 서울에 도착한다고 한다. 살아남으려는 노력과 경쟁은 생명력을 높여 준다.

한반도의 극단적이고 변화무쌍한 환경, 경계와 경계가 충돌하는 환경에서 살아남기 위해서 생물들은 많은 전략을 개발해야 했고, 그 결과 우리나라의 생물종 수는 국토 면적에 비해 상당히 풍부하다. 이들은 지금도 서로 치고받고 경쟁하며 생존한다. 우리나라 사람의 기질 또한 그러하다.

가을철 단풍은 일교차가 클수록 아름답다. 그래서 단풍이 시원찮은 해가 있고 매우 아름다운 해가 있는 것이다. 하지만 세계적으로 단풍이 아름다운 곳은 그리 많지 않다. 북반구에서 가을 단풍이 유명한 곳으로 세 곳이 꼽힌다. 동북아시아 일대(한국, 일본), 북미 동부(오대호의 동쪽 끝 세인트로렌스만에서 남쪽 플로리다까지), 그리고 유럽 남반부(이베리아 반도)다.

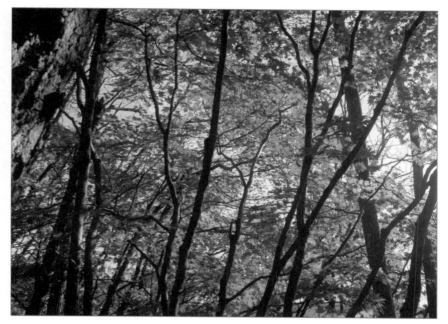

가을 단풍, 2009년 10월 가칠봉

동북아와 북미 동부는 편서풍 지역인 대륙의 동쪽 끝에 위치한다. 서쪽에서 시작된 바다 수분을 머금은 공기가 대륙을 관통하면서 수분이 말라버린다. 그래서 대륙 동쪽은 가을철 건조한 날씨가 이어진다. 건조하면 일교차가 심해지고 따라서 단풍이 곱다. 우리나라도 가을에 비가 많이 내린 해는 단풍이 시원찮다.

포르투갈과 스페인 등 유럽 남반부는 지중해성 기후가 나타난다. 따라서 봄, 여름, 가을에 비가 적고 건조하고, 겨울에 오히려 비가 제법 내린다. 포르투갈, 스페인은 건조한 고원 지대가 많은데, 이들 지역은 가을 일교차가

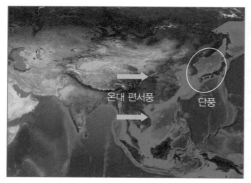 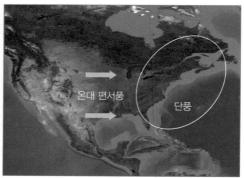

유라시아 대륙의 편서풍과 단풍   북미 대륙의 편서풍과 단풍

심해 단풍이 상대적으로 아름답다.

　일본의 가을 날씨는 우리나라와 비슷하지만, 남쪽 섬나라이다 보니 습도
가 더 높고 낮과 밤의 기온 차가 우리나라만큼 크지 않다. 한반도는 가을에
건조해서 단풍이 더 아름답다.[50] 과일도 일교차가 심해야 당도가 높아진다.
우리나라 과일이 더 달고 침을 더 많이 나오게 해 준다는 의미다. 단풍이 아
름답다는 것은 연교차와 일교차가 뚜렷하다는 것이다. 한반도는 다양한 생
태환경이 충돌하고, 다양한 종들이 생존 경쟁을 벌이는 장이다. 따라서 먹거
리와 약초들의 생명력과 약효가 뛰어나다.

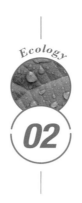

Ecology

02

순환과 반복이 만들어낸
서해안 갯벌

강화도나 석모도, 영종도에 가보면 바다 끝까지 갯벌이 펼쳐져 있다. 썰물 때 갯벌 끝까지 걸어보면 1킬로미터가 넘는다. 갯벌은 우리나라 면적의 3% 를 차지하는 매우 중요한 자원이다.

드넓은 갯벌, 민머루 해수욕장

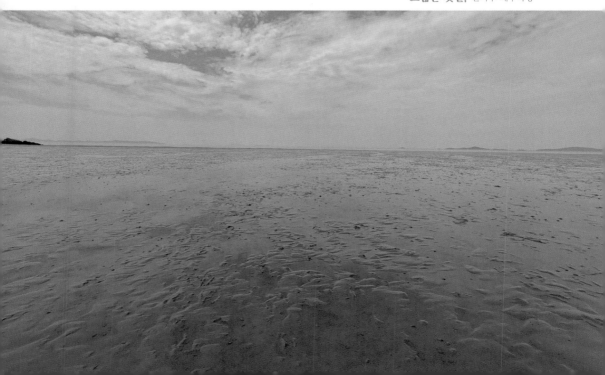

인산 선생은 죽염의 원료로는 꼭 서해안 소금을 써야 한다고 했다. 다음은 인산 선생의 말이다. "왜 꼭 서해안 천일염을 써야 하느냐? 감로정甘露精이거든. 같은 물이라도 서해 바닷물, 동해 바닷물이 아주 달라요. 서해 연안엔 감로정이 많아. 강물이 천 리를 흘러 내려올 적에 감로정 기운이 같이 내려오거든."[51] 감로정은 몸의 근본을 보충하고 침이 나오게 하는 좋은 단맛이라 할 수 있다. 인산 선생은 자연 현상과 생태를 관찰하고 거기서 약성을 파악해내는 능력이 탁월했다. 인산 선생은 서해안에서 무엇을 본 것일까?

인산 선생은 물고기가 공해상에 있을 때는 맛이 없지만, 우리나라 해안 100리 안에 들어오면 맛이 나기 시작하고, 30리 안에 들어와 사흘이 지나면 감로정을 받아서 더 맛있어진다고 했다. 태평양에서 들어오는 맛없는 막조기가 서해안의 영광 바다나 연평도 바다에 들어오면 사흘 안에 맛있는 참조기로 변하는데, 이는 감로정 때문이라는 것이다.

한강 수계와 서해안과 한강 유역의 물 순환 시스템

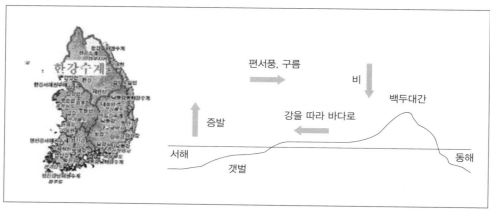

옆의 그림과 같이 남한강, 북한강, 임진강, 예성강의 넓은 유역에 내린 빗물의 마지막 출구는 강화도를 중심으로 한 경기만이다. 서해 바닷물은 태양열에 의해 증발하고, 이것이 구름이 되어 편서풍을 타고 경기, 강원 영서, 충북 권역에 두루 비를 뿌린 후 백두대간에 가로막힌다. 이 빗물은 독특한 한반도 생태환경과 동식물, 땅을 거쳐서 다시 서해로 흘러 들어간다. 이것이 바로 '서해-구름-비-한반도 생태환경-강-서해'로 순환하는 '느슨하게 닫힌' 순환 시스템이다.

서해는 한반도와 중국에 삼면이 가로막혀서 느슨하게 닫힌 바다이고, 동해는 태평양을 향해 열린 바다다. 그러기에 서해안에만 세계적인 갯벌이 형

서해와 동해

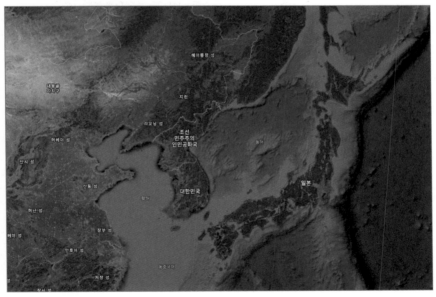

성된 것이다. 느슨하게 닫힌 순환 시스템을 위해서는 동해가 아니라 서해가 좋으며, 유역 면적이 넓은 강이 흘러들어 올수록 순환이 원활하다. 서해에서 이런 순환이 오랜 시간에 걸쳐 반복되면서, 몸에 좋은 감로정이라는 성분이 바닷물 속에 농축된다. 이 감로정을 먹고 자란 생물은 끝맛이 달다.

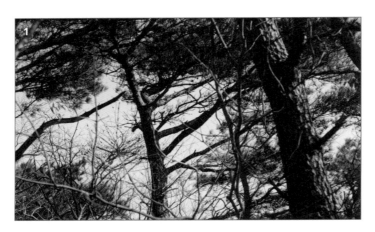

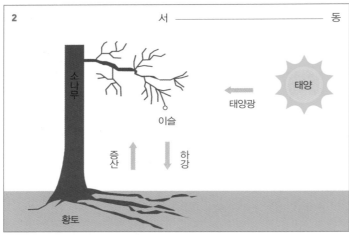

1 동남방으로 가지 뻗은 소나무, 백운산. 정민호 **2 소나무와 황토의 물 순환 시스템**

옆의 그림처럼 자연에서 자라는 소나무는 대부분 동남방으로 가지를 뻗는데, 무게중심을 잡기 위해 뿌리도 대부분 동쪽으로 뻗는다. 소나무 뿌리는 저녁에 황토의 기운을 빨아들여서 새벽에 동쪽으로 뻗은 솔잎을 통해 그 기운을 내보낸다. 솔잎에 맺힌 이슬은 새벽의 맑은 기운을 머금었다가 아침 햇볕을 받고 방울지면서 다시 소나무 뿌리로 떨어진다. 즉 동쪽으로 뻗은 가지와 뿌리 사이에는 미시적인 물 순환 시스템이 이루어진다.

이 순환 시스템 역시 완전히 폐쇄된 것이 아니라 느슨하게 닫혀 있다. 느슨하게 닫힌 것은 김장독에 숨구멍이 있어 숨 쉬는 것과 같은 작용을 한다. 이 순환이 오랜 시간에 걸쳐 반복되면서 더 좋은 감로정이 만들어진다. 인산 의학에서 동쪽으로 뻗은 소나무 뿌리가 좋다고 하는 이유가 이것이다.

고인 물은 썩는다는 것은 진리다. 물은 순환해야 그 생명이 유지된다. 고인 물이라도 수생식물을 넣어놓으면 썩지 않는데, 물과 식물 사이에 끊임없는 순환이 이루어지면서 더는 고인 물이라 할 수 없기 때문이다. 황토가 좋은 것도 순환 시스템으로 설명할 수 있다. 황토는 늘 물을 머금고 있지만, 약간씩 물을 더 머금었다 다시 내뱉었다 하면서 황토와 물 사이에 미세 순환이 일어난다.

우포늪 같은 늪지대도 그냥 고인 물이 아니라, 미생물 등에 의해 흙과 물 사이에 미세 순환이 일어나서 물이 썩지 않고, 약성이 축적된다. 1억 4천만 년 동안이나 우포늪에 축적된 약성은 미래의 치료약 개발에 큰 힘이 될 것이다. 갯벌도 마찬가지다. 썰물이라도 갯벌은 마르지 않고 물을 항상 머금고 있는데, 서해안 갯벌은 이런 과정을 8,000년 이상 반복하고 있다. 이 역시 느슨하게 닫힌 순환 시스템이다. 따라서 인산 선생은 감로정의 보고인 서해안 갯벌에서 채취된 천일염으로 죽염을 구웠다.

흐르는 물은 썩지 않고, 음식은 오래 씹을수록 단맛이 난다. 어항은 주기적으로 물갈이를 해야 물고기가 건강하고, 미시령 황태는 겨울철 찬바람에 얼었다 녹기를 반복해야 더 단맛이 난다. 물을 오래 휘저었을 때나 물을 적정 온도에서 오래 끓였을 때 달달해진다. 이렇게 지속적인 반복은 단맛을 만든다. 순환은 생명력을 키우고, 오래도록 반복하면 단맛이 만들어진다.

몸에 좋은 물이란 느슨하게 닫힌 시스템 내에서 오래도록 순환을 반복하면서 생명력을 가지게 된 물이다. 이런 물을 마시면 금세 입에 침이 나온다. 빗물이 한반도의 생태환경과 땅, 동식물을 거치면서 감로정을 끌고 서해로 흘러 들어가기를 수천 년간 반복한 결과가 서해 갯벌이다.

김칫독을 땅에 파묻는 것, 과일주나 약주를 담그는 것, 발효 작용 또한 느

약탕기 내 감로정 순환 시스템

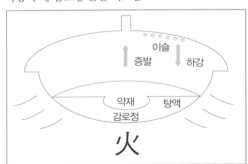

장독대, 윤옥희

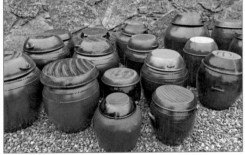

슨하게 닫힌 순환 시스템을 이용해서 감로정을 합성하는 과정이라 할 수 있다. 천천히 오랜 시간 발효시키면 끝맛이 달고 침이 고이며 몸에 좋다. 오래 묵은 보이차, 오래 묵은 김치, 오래 묵은 포도주, 오래 묵은 식초가 비싼 것이 다 이런 이유 때문이다. 발효라고 해도 속성 발효시킨 청국장은 단맛보다 톡 쏘는 맛이 강하다. 가뭄이 들거나 홍수가 나도 수량이 일정한 약수를 최고로 치는데, 이 역시 느슨하게 닫힌 순환 시스템이 적용된 것이다.

세계 베스트 레스토랑 2위에 오른 '엘 세예 데 칸 로카El celler de can roca'의 셰프 호안 로카Joan Roca는 이렇게 말했다. "일본에도 간장과 된장이 있지만 최근 요리계에서는 일본 것보다 한국 것이 우월하다고 본다. 한국 장은 발효 기간이 긴 만큼 맛이 깊고 다양하며 자연스러운 맛을 낸다."[52]

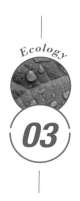

Ecology

03

저평가된
갯벌의 가치

2021년 7월 26일, 한국의 갯벌이 유네스코 세계자연유산으로 최종 등재 결정됐다. 갯벌은 우리나라 면적의 3%를 차지할 정도로 한국인에게는 자연스러운 곳이지만, 사실 세계적으로 갯벌은 그리 흔한 지역이 아니다. 실제로 갯벌은 생태, 경제, 치유라는 관점에서 매우 높은 가치를 지닌 소중한 곳이다.

오랫동안 갯벌은 주목받지 못했다. 간척을 통해 쌀 생산을 늘릴 수 있다는 측면에서만 가치를 인정받았을 뿐이다. 서해안의 간척사업은 삼국시대부터 이어져 온 것으로 추정되는데, 고려시대에는 대몽 항쟁을 위해 강화도로 천도한 후 간척사업이 적극적으로 이루어졌다. 우리는 단군 신화가 깃든 마니산이 강화도에 있다고 알고 있지만, 원래 마니산은 고가도에 있었다. 1700년대 초 조선 숙종 때 간척사업이 이루어지면서 고가도가 강화도와 연결되었고, 그때부터 고가도 마니산은 강화도 마니산이 되었다.

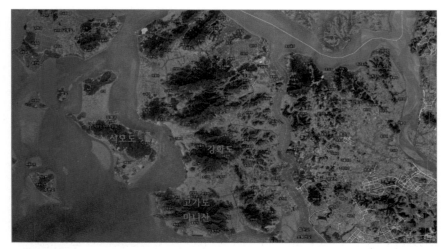

마니산과 강화도

　우리나라에 간척지가 많다는 것은 갯벌이 넓다는 방증이다. 최근에는 갯벌의 가치가 재평가되면서 간척지를 다시 갯벌로 되돌리려는 역간척 사업이 추진되고 있다.

　갯벌이란 조류에 떠밀려온 미세한 흙이 파도가 잔잔한 해안에 오랫동안 쌓여서 생기는 평탄한 지형을 말한다. 이 미세한 흙의 정체는 육지의 하천에서 유입되는 토사와 해수에 의해 침식된 물질이다. 다시 말해 갯벌은 밀물과 썰물 운동으로 운반된 퇴적물이 파도가 약한 평탄한 해안에 쌓여서 만들어진 해안 퇴적 지형이다. 밀물과 썰물의 순환이 오래도록 반복되어 생긴 것이란 말이다.

　갯벌은 밀물에는 물속에 잠기지만 썰물에는 드러나는 것이 특징이다. 밀

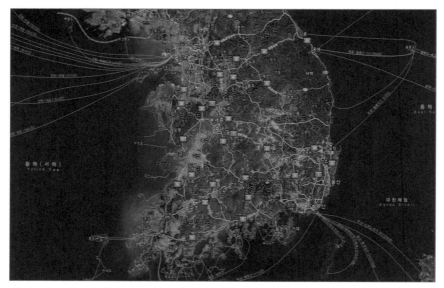

경기만과 전남 서해안에 발달한 갯벌

물과 썰물의 높이 차이를 조차潮差라고 한다. 이 조차가 최대 10미터가 넘는 경기만 주변과 전라남도에 갯벌이 대규모로 발달해 있다. 항공사진으로 보면, 이 두 곳의 바다가 뿌옇게 보인다. 조차가 크면 갯벌 면적이 넓어지고, 조차가 작으면 갯벌 면적이 좁아진다.

갯벌 중에서도 펄이 퇴적된 곳은 펄갯벌mud flat, 모래가 퇴적된 곳은 모래갯벌sand flat이라고 하고, 펄과 모래, 작은 돌 등이 섞여 있는 곳을 혼합갯벌이라고 한다. 작은 퇴적물 입자인 펄 알갱이는 조류의 흐름이나 물의 운동량이 적은 곳에 잘 가라앉는다. 따라서 펄 갯벌은 조차가 크고 육지 쪽으로 깊이 들어간 만과 섬으로 가로막힌 해안에서 잘 발달한다.

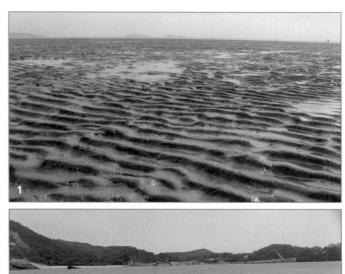

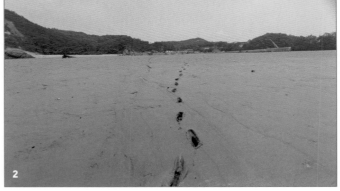

1 혼합갯벌, 민머루 해수욕장 **2 펄갯벌**, 석모도

펄 갯벌은 대개 경사가 완만하고 벌판의 폭도 넓은데, 가장 넓은 곳은 5킬로미터가 넘기도 한다. 하지만 태안반도나 변산반도처럼 바다 쪽으로 튀어나온 곳은 밀물과 썰물 운동보다 파도의 작용이 우세하기에, 모래 갯벌이 발달하고 갯벌의 폭도 좁아진다. 전형적인 펄갯벌에는 갯골이라고 하는 크고 작은 수로가 존재하지만, 모래갯벌에는 없는 경우가 많다. 이들 갯벌은 서식

하는 생물도 각각 다르다.

갯벌 생태계는 해수와 담수가 만나는 경계 지대인 기수역에 형성된다. 생물의 종류가 많고 영양 염류와 에너지가 풍부해서 여기서 잡은 물고기, 낙지, 게, 조개는 대부분 맛있다.

해양 생태계의 먹이사슬은 갯벌에서 시작되므로 연안 해양 생물의 66%가 갯벌 생태계와 직접적으로 연결되어 있다. 대부분의 어류와 무척추동물이 산란과 생육 장소로 갯벌을 이용하기 때문에 연안 해양 생물의 90%가 직, 간접적으로 의존하고 있는 셈이다. 다양한 물새와 일반 조류들도 먹이와 휴식, 산란과 번식 장소로 갯벌을 이용한다. 서해안의 경기만과 천수만 일대의 갯벌은 철새들의 주요 서식지인 동시에 좋은 자연 학습장이다.[53]

수렵 채취 시대에는 생산성 높은 갯벌이 인간의 거주 조건 중 제1순위였다. 조개를 쉽게 캘 수 있다는 것은 인간의 식단에서 가장 귀한 것으로 여겨져 온 동물성 단백질을 쉽게 확보할 수 있다는 것을 의미한다. 수렵 채취 시대의 사람들은 이런 곳에 거주하려고 했고, 오래 살면서 먹고 남은 조개껍데기를 버려서 '패총'이 만들어지기도 했다.

세계적으로 패총의 규모가 크고 가장 많이 발견되는 곳은 우리나라 서해안이다. 동시에 세계적으로 고인돌이 가장 많이 몰려 있는 곳이 우리나라 강화도와 전북 고창인 것도 같은 이유다. 이 사실만으로도 우리나라 서해안이 인간 거주에 가장 알맞은 조건을 갖추고 있음이 증명된다.[54]

갯벌은 육지와 바다 사이에 놓여 있어 서로 다른 두 환경 사이에서 완충

작용을 한다. 한마디로 경계와 경계가 충돌하는 곳이기에 변화風가 심하다. 갯벌의 흙은 많은 양의 물을 저장할 수 있기에 홍수가 났을 때 하천이 범람하는 것을 막아준다. 일종의 완충재라 할 수 있다. 갯벌에 사는 다양한 생물들은 하천을 통해 흘러들어 오는 오염 물질을 분해하여 깨끗하게 만들어 준다. 갯벌은 신선한 공기를 제공하고, 지구상의 가스 순환을 원활하게 하는 소중한 생태계이기도 하다. 지구의 산소 중 70%는 숲이 아닌 바다에서 만들어진다.[55] 특히 갯벌의 식물 플랑크톤이 배출하는 산소의 양은 어마어마하다. 진정한 지구의 허파는 갯벌이라 할 수 있다.[56]

우리나라 서해안은 조차가 크고 해안선이 복잡하여 파랑의 영향이 적다. 또한 황하, 양자강, 한강, 금강 등에서 운반된 하천 토사의 공급량이 많아 갯벌 발달에 유리하다. 우리나라 총 갯벌 면적의 83%가 서해안 지역에 분포한다. 특히 한강과 임진강, 예성강 등의 대하천이 유입되는 경기만이 가장 탁월하다. 그래서 강화도, 웅진군, 영종도, 대부도 주변에 넓은 갯벌이 생성되

서해로의 토사 유입

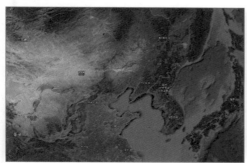

북해로의 토사 유입

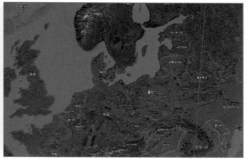

어 있다.

서해안 갯벌은 캐나다 동부 해안, 미국 동부 조지아 해안과 북해 연안, 아마존강 유역과 더불어 세계 5대 갯벌로 꼽힌다. 5대 갯벌 중에서도 우리나라 서해안은 황하로 인해 토사 유입량이 가장 많다. 앞의 사진을 보면 유럽 북해와 우리나라 서해의 토사 유입량의 차이가 한눈에 드러난다.

서해, 남해, 동해 중 바닷물 염도가 가장 낮은 곳이 서해다. 우리나라 강의 대부분이 서해로 흘러 들어가고 중국의 황하가 서해로 유입되는 것에 반해, 동해에는 민물의 유입이 거의 없기 때문이다.

서해안 갯벌은 '서해-구름-비-한반도 생태환경-강-서해'로 이어지는 느슨하게 닫힌 순환 시스템을 통해 만들어졌다. 오랫동안 순환을 반복하면서 몸에 좋은 약성이 농축되었기에, 갯벌의 맛을 보면 그다지 짜지 않고 끝맛이 달다. 여기서 잡힌 낙지, 짱뚱어, 바지락, 꼬막 등 어패류는 맛이 좋고 입에 침이 고이게 한다.

약한 짠맛은 열을 내리고
가래를 눅인다

고대 중국에서는 국가가 소금을 전매했다. 로마에서는 병사들에게 소금
으로 급료를 지급해서 '소금salt'이란 말에서 '봉급salary'이 유래되었다고 한다.
사막의 캐러밴들은 목숨을 걸고 사막을 횡단하며 암염을 캐어 판다. 그만큼
소금이 중요했다. 우리 선조들에게도 소금은 귀한 생필품이어서, 소금 장수

소금사막의 캐러밴, A.Savin®

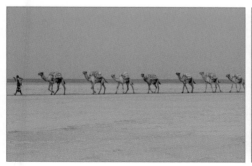

염전, 시도

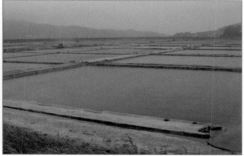

들이 바닷가 염전에서 내륙까지 소금을 지어 날랐다. 소금에는 강한 짠맛과 약한 짠맛이 있고 이를 구분하는 것이 매우 중요하다고 얘기하면, 처음 듣는 사람들은 어리둥절해 한다.

어릴 때 바다에 빠져 허우적댄 적이 있는데, 그때 들이켠 바닷물은 매우 짰고 끝에 쓴맛이 났다. 그 후 한참 동안 고추냉이 먹은 듯 목이 칼칼했고 열이 머리까지 치고 올라왔다. 물을 아무리 들이켜도 갈증이 가시지 않았다. '혈압이 올라간다는 게 이런 느낌이구나'라는 생각이 들 정도였다.

바닷물과 마찬가지로 갓 만든 천일염이나 정제염도 강한 짠맛에 끝맛이 쓰다. 침이 나오지 않아 입안이 바짝 마르게 하고, 머리에 열이 치솟게 하며 혈압을 올린다. 몸을 붓게 하고 콩팥에 부담을 주는 것은 이런 강한 짠맛이다. 강한 짠맛은 가급적 피해야 한다. 단 체했을 때나 복통, 곽란이 일어났을 때 구토를 유도하기 위해서 쓸 수는 있다.

우리 조상들은 지혜롭게도 천일염을 바로 먹지 않았다. 몇 년을 묵혀 간수를 빼고 먹거나 구워서 먹었다. 이렇게 하면 강한 짠맛이 약한 짠맛으로 서서히 변하면서 끝맛이 달아진다. 죽염도 고온에서 여러 차례 구울수록 짠맛이 덜해지고 끝맛이 달아지면서 입에 침이 고인다. 강한 짠맛과 약한 짠맛을 구분하는 기준은 '끝맛이 달콤한가'와 '입에 침이 나오는가'이다.

과음 후 해장할 때 조개탕과 재첩국을 즐겨 먹는다. 술을 자주 마시면 혈압이 높아지는데, 염분 섭취 역시 혈압을 높인다고 한다. 그러면 음주 후에 짠맛의 조개탕을 먹는 것은 잘못된 일이 아닐까?

조개탕과 재첩국의 짠맛은 부드럽고 끝맛이 달면서 입에 침이 고이게 한다. 사골국도 뼈에서 짠맛이 우러나는데 이 역시 끝맛이 달면서 입에 침이 고인다. 퉁퉁마디 같은 염생식물이나 김, 미역 같은 해조류도 살짝 짜다가 끝에 침이 고이면서 단맛이 느껴진다. 생명체가 머금은 짠맛은 강한 짠맛일 수 없다. 강한 짠맛으로는 생명 자체가 유지되지 않기 때문이다. 정제염이나 갓 만든 천일염을 먹으면 혈압을 높이고 열이 나지만, 퉁퉁마디, 칠면초, 나문재처럼 식물들에 의해 처리된 염분은 반대로 고혈압과 발열을 치료한다. 이것이 우리 몸이 원하는 약한 짠맛의 비밀이다.

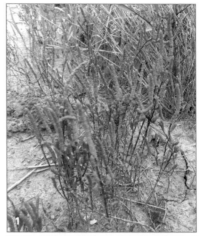

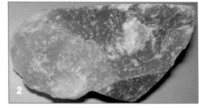

1 퉁퉁마디, 장중엽
2 히말라야 암염, James St. John Ⓦ

강한 짠맛과 약한 짠맛은 염화나트륨(NaCl)의 농도를 말하는 것이 아니다. 정제염을 물에 소량 녹였다고 해서 약한 짠맛이 되지 않는다. 그저 강한 짠맛이 약한 것이다. 같은 논리로 조개탕을 농축한다고 강한 짠맛이 되지 않는다. 그저 약한 짠맛이 강한 것이다. 끝맛이 달고 침이 고이면 약한 짠맛이고, 끝맛이 쓰거나 떫고 입이 마르면 강한 짠맛이다. 이 둘은 별개의 것이며, 작용도 서로 반대이다.

인공 조미료는 달지만 끝맛이 텁텁하거나 쓰고, 먹고 나면 물이 당긴다.

갓 만든 천일염도 끝맛이 텁텁하거나 쓰고 물이 당긴다. 천일염의 끝맛이 쓴 것은 간수와 관련되어 있다. 천일염을 몇 년 묵혀 간수를 빼내면 끝맛 쓴 것이 덜해진다. 땅에서 캐는 소금인 암염巖鹽은 바다가 지각 변동으로 융기하면서 고열, 고압에 물이 마르고 염분만 남은 것이다. 소금에 고열과 고압을 가한 것이니 군소금이나 죽염처럼 짠맛이 덜하고 끝맛이 달달하다. 암염은 약한 짠맛이다.

천연 조미료나 잘 발효된 된장은 끝맛이 달고 구수하며 침이 나와서 물이 당기지 않는다. 인체의 구성 물질인 정精, 기氣, 신神, 혈血을 보하면서 살찌게 하지 않는다.

약한 짠맛은 몸에 필수적이며 염화나트륨을 비롯한 다양한 미네랄이 포함되어 있다. 피를 맑게 하고 어혈을 풀어 줄 뿐 아니라 열을 내리고 대변을 잘 나가게 한다. 그러므로 고혈압, 당뇨, 통풍 등 성인병 환자, 육류를 많이 먹어서 피가 탁한 사람, 머리로 열이 치솟는 사람, 편도선, 임파선, 갑상선 등 목이 잘 붓는 사람, 고환 주위가 잘 붓는 사람에게 좋다.

약한 짠맛은 염증을 빨리 가라앉혀 주므로 관절염, 기관지염, 위염, 피부 질환 등에 좋다. 특히 과식으로 인한 성인병이 많은 요즘, 해조류와 염생식물이 더욱 필요하다. 만성 피로 역시 피가 맑지 못한 것으로 봐야 하므로 해조류와 해초류, 염생식물이 좋다. 또한 대변을 잘 나가게 해서 피부가 고와진다. 물론 아무리 좋다고 해도 과하게 먹는 것은 피해야 한다. 특히 콩팥 질환이 있는 사람은 주의하는 것이 좋다.

김장 배추에 소금을 뿌리면 배추가 눅듯이, 약한 짠맛은 결핵성 경부 임파선염과 몸에 생긴 멍울, 종기, 종양을 눅여 주는 효과가 있다. 물에 사는 염생식물과 해조류, 조개류의 약한 짠맛은 소변을 잘 나가게 하고 술독을 풀어준다. 약한 짠맛은 가래도 삭혀 준다. 예전에 할아버지가 뜨거운 재첩국을 먹고 시원하다고 하신 것은 음주나 노화로 생긴 가래를 조개탕의 약한 짠맛이 삭이고 열을 내려주기 때문이다.

죽염, 군소금은 허열虛熱도 내리고 더위도 풀어준다. 중국 음식점에 가면 평소에는 단무지와 생양파만 식탁에 오르지만, 여름에는 소금이 꼭 올라온다. 콩국수, 우뭇가사리, 삼계탕, 보신탕에 소금을 넣는 것은 무더위를 풀어주고 허열을 내려주기 때문이다. 이런 효과를 얻으려면 당연히 죽염이나 암염, 군소금을 써야 한다. 사막을 횡단하는 사람에게 소금이 필수인 것도 같은 이유에서다.

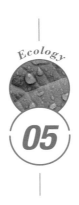

Ecology

05

갯벌은 폐, 위, 콩팥의
습기를 조절한다

척추동물은 어류에서 시작해 양서류, 파충류, 조류, 포유류로 진화해 왔다. 아가미로 호흡하는 어류가 뭍에 올라오기 위해서는 폐 호흡이나 피부 호흡이 필요하다. 물과 뭍, 양쪽에서 살 수 있다는 의미의 '양서류'를 살펴보면 어류가 어떻게 뭍으로 이동했는지 추정할 수 있다. 올챙이는 물에서 아가미 호흡만 하다가, 앞다리와 뒷다리가 나오면서 폐 호흡과 피부 호흡이 가능해지는데 이 상태에서 뭍으로 올라온다. 자연이 어떤 능력을 개발하는 것은 결코 장식이나 사치가 아니다. 주어진 생태환경에서 살아남기 위한 치열한 노력이다.

아가미 호흡에서 폐호흡, 피부 호흡으로 변화하는 장소는 물과 뭍의 경계인 갯벌과 진흙이다. 갯벌 위를 뛰어다니는 짱뚱어는 아가미 호흡, 폐호흡, 피부 호흡을 모두 할 수 있다. 갯벌의 말뚝망둑어는 아가미 호흡과 피부

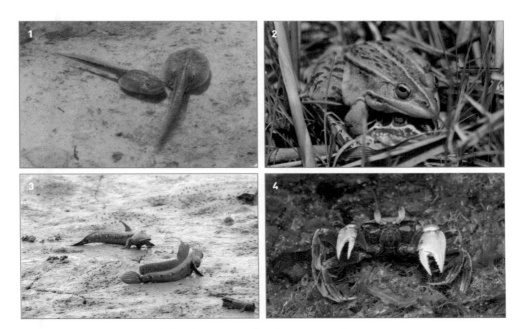

1 올챙이, Wing-Chi PoonⓆ **2** 참개구리, 권경숙 **3** 짱뚱어, budakⒻ **4** 게(갑각류), budakⒻ

호흡을 할 수 있다. 남아메리카, 아프리카 등지의 강과 호수 진흙 속에 사는 폐어류肺魚類, lungfish는 아가미 호흡과 부레를 이용한 폐 호흡이 가능하다. 개구리와 도롱뇽은 진흙 속에 알을 낳는다. 즉, 폐는 갯벌과 진흙에서 생겨났다.

갯벌 생물로는 갯지렁이류, 조개와 고둥류, 갑각류가 가장 많다. 갯지렁이류는 약한 짠맛이 나고 서늘하다. 열을 내리고 해독하며, 헌데를 아물게 하고 새살이 돋게 한다. 이는 한의학적으로 폐 기능과 관련되어 있다. 조개와 고둥, 새우, 갑각류는 딱딱한 껍질이 있어 갑류甲類라고 부르는데, 이 역시 한의학에서는 폐에 해당하는 생물이다. 갯벌은 폐가 생성된 곳이며, 이곳에서 자라는 생물 또한 폐와 관련이 깊다.

가을 대표 음식이라면 집 나간 며느리도 돌아온다는 전어, 이름 자체에 가을이 들어간 추어탕, 서해안의 대하와 낙지 등이 있다. 모두 연못이나 갯벌 인근에서 채취하는 생물들이다. 폐는 호흡을 주관할 뿐 아니라 몸속의 습기를 조절하는 기관인데, 진흙과 갯벌의 생물을 먹으면 폐를 도와서 몸속의 습기를 순환시킨다. 건조한 피부는 촉촉하게 해주고, 병적인 습기는 소변으로 빼낸다.

가을이 되면 피부는 건조해지고 몸속은 습해진다. 건조해서 생기는 피부병은 악화되고, 습기가 많아서 생기는 피부병은 호전된다. 건성 아토피나 건선, 안구건조증 등은 악화되고, 습성 아토피, 어루러기 등은 호전된다. 몸속은 살이 찌면서 습기가 더 강해진다. 우울증이 심해지고 디스크와 관절염도 안 좋아진다. 가을에는 폐와 관련된 코와 호흡기의 질환이 생기기 쉽다. 가을철 건강을 위해서는 폐를 도와주는 갯벌과 진흙에 사는 생물들을 많이 먹는 것이 좋다.

서해안 갯벌은 형성된 지 8,000년 이상 되었고, 우포늪은 1억 4천만 년의 역사를 간직하고 있다. 오래된 갯벌과 진흙 또한 끝맛이 달아 비위를 건강하게 해주므로, 갯벌과 진흙의 엑기스를 먹고 자란 물고기를 먹으면 소화 기능에 도움이 된다.

갯벌이 오염 물질을 정화하는 능력은 상상을 초월한다. 1996년 일본 미카

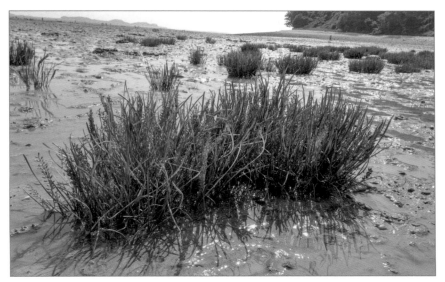

서해안 갯벌, 선재도

와만三河灣의 잇시키 갯벌 연구에 따르면, 10km²의 갯벌이 25.3km² 규모 도
시에서 10만 명이 배출하는 오염 물질을 정화한다.[57]

　우리나라는 인구의 절반이 넘는 2,650만 명이 수도권에 거주하고, 수도권
에서 발생한 오염 물질은 한강으로 모여 서해로 흘러 들어간다. 한강에 정수
처리장이 있지만 엄청난 인구가 쏟아내는 오수를 모두 정화할 수는 없는데,
다행히 바다로 들어가기 전 강화도 일대의 갯벌을 지나면서 정화된다. 서해
입구에 거대한 자연 하수종말처리장이 설치된 셈이다.[58] 지상에서는 늪이,
바다에서는 갯벌이 이러한 역할을 한다. 즉 갯벌은 지구의 콩팥이다.

　미래에는 더욱더 갯벌의 치유 효과가 주목받을 것이다. 치유 효과란 측면에서는 모래갯벌보다 펄갯벌이 중요하다. 더 오래된 진흙에 가깝고, 더 검으며, 더 많은 생명체를 먹여 살리고 있기 때문이다.

갯벌로 머드팩을 해보면, 첫째 피부가 고와지고 땀이 덜 난다. 이는 폐가 갯벌에서 만들어졌기 때문이고, 갯벌의 생명체처럼 피부 호흡을 좋게 해주기 때문이다. 따라서 피부병에도 좋다. 둘째 금방 허기가 지고 입맛이 돈는다. 오래된 진흙인 갯벌이 비위의 습을 제거해 위장을 움직여주기 때문이다. 오랫동안 배고픔을 느끼지 못했던 사람도 갯벌에 들어갔다 나오면 허기를 느낀다. 셋째 콩팥 기능을 돕는다. 갯벌의 약한 짠맛은 몸속의 병적인 습기와 부기를 삼투시켜서 빼낸다. 갯벌에 몸을 묻으면 부종이 빠지고 호흡이 편해진다. 이는 갯벌의 정화 능력 덕분이다.

민물인 목욕탕 물에 몸을 오래 담그고 있으면 몸이 부푼다. 삼투압 작용에 의해 물이 몸으로 스며들기 때문이다. 강한 짠맛의 바닷물에 몸을 담그면 몸속의 수분이 빠져나가면서 피부가 건조해진다. 민물과 바닷물의 중간인 갯벌은 약한 짠맛을 띤다. 갯벌로 머드팩을 하면 병적인 습기가 제거되어 몸이 가벼워지고 콩팥이 튼튼해진다. 또한 폐는 부담을 덜고, 소화가 잘 된다. 장수 마을은 고산과 바닷가에 많은데, 둘의 공통점은 생태환경이 인체의 습기를 조절한다는 것이다. 바닷가에서는 갯벌이 습기 조절의 핵심이다.

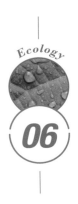

Ecology

06

퉁퉁마디는
피를 맑게 한다

여름, 가을에 인천공항고속도로를 달리다 보면 붉은색 식물이 바다를 뒤덮은 모습을 볼 수 있다. 이는 바닷가와 염수호의 가장자리, 암염 지대 등 소금기가 많은 곳에서 자라는 염색식물들인데 퉁퉁마디, 칠면초, 나문재, 해홍나물, 해송나물 등이 여기에 해당한다.

염생식물, 석모도

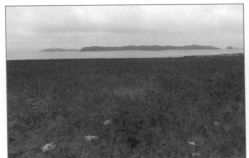

염생식물, 석모도

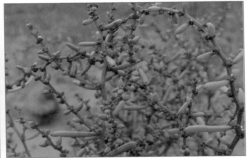

일반적으로 바닷가는 식물이 자라기에 적합하지 않은 환경이다. 건조하고 유기물 함량이 부족하며 땅에 소금기가 많기 때문이다. 소금기 머금은 강한 해풍이 불고, 바람에 모래가 날리기도 한다. 일반 식물들을 소금기 많은 땅에 심으면, 삼투압 작용으로 물을 빼앗겨 말라 죽는다. 즉 사막과 비슷한 환경이라 할 수 있다. 이러한 혹독한 환경에 적응해 살아가는 식물이 염생식물halophyte이다. 이들은 스스로 약한 짠맛을 띠어 물을 빼앗기지 않는 생존 전략을 선택했다. 퉁퉁마디, 칠면초 등 염생식물은 다육식물처럼 물을 머금어서 퉁퉁하게 부푼 모습이다.

그렇다면 염생식물은 왜 대부분 붉은색을 띠는 걸까? 염생식물 외에도 붉은색을 띠는 식물들이 제법 있다. 이름부터 붉은 붉나무는 가을 잎이 빨갛게 물드는데, 그 열매를 염부자鹽膚子라고 한다. 열매 껍질에 소금이 있다는 뜻이다. 옛날에는 내륙에서 소금을 얻기가 쉽지 않았다. 그래서 붉나무 열매 껍질에서 소금을 얻었고, 간수가 아닌 붉나무 열매를 이용해 두부를 만들기

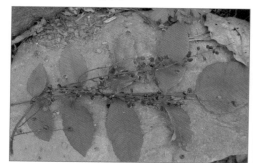

가을에 붉게 물든 붉나무

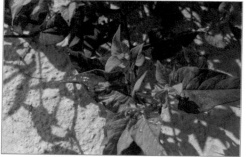

붉게 물든 고마리, 김현보

도 했다.

가을에 붉은색을 띠는 고마리와 여뀌는 물이 풍부한 환경에서 자란다. 고마리가 보이면 주변에 물이 많다고 생각해도 된다. 그런데 가뭄이 들어 물이 부족하면 고마리와 여뀌는 계절과 상관없이 붉게 물든다. 붉게 물들었다는 것은 물을 조금이라도 더 끌어당기기 위해 자신의 염도를 높였다는 뜻이다.

식물생태학에서는 단풍의 붉은색이 해로운 자외선을 막아줄 뿐만 아니라 나뭇잎의 세포가 추위에 얼지 않도록 부동제 역할을 하고, 곤충의 침입도 막아준다고 한다. 약한 짠맛이 부동제 역할을 하고 면역력을 강화하는 것과 같은 맥락이다.

붉은색을 띠는 식물이라면 고구마 싹이 떠오른다. 그런데 담쟁이덩굴과 단풍의 싹도 붉고, 작약의 싹도 붉다. 이 외에도 많은 식물의 싹은 붉다. 왜 그럴까? 인산 선생은 『신약神藥』에서 '만물은 염분의 힘으로 생겨난다. 특히 봄에 초목의 새싹이 돋고 잎이 피며 꽃이 만발할 때, 지구상의 염분은 대량으로 소모된다'라고 설명했다. 아이들도 자랄 때 미네랄이 많이 필요하고, 미네랄이 부족하면 성장통을 앓기도 한다. 식물의 싹도 급격히 성장하기 위해서는 대량의 미네랄이 필요하다. 그런데 미네랄은 대부분 염분에서 공급된다. 즉, 염분이 많은 것은 붉어진다.

바다에서 자라는 해조류는 모두 약한 짠맛을 띠는데, 색깔에 따라 녹조류, 갈조류, 홍조류로 나뉜다. 그중 김, 우뭇가사리, 꼬시래기, 개도박, 지누아리 등의 홍조류가 가장 깊은 바다, 즉 가장 염도가 높은 바다에서 자란다.

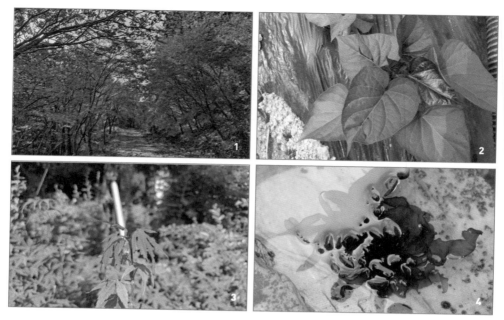

1 붉게 물든 단풍, 가평 연인산 **2 고구마의 붉은 싹** **3 단풍의 붉은 싹** **4 김**, 태안, 권경숙

염분이 많은 것은 붉다는 원칙에 그대로 부합한다. 따라서 홍조류의 약한 짠맛은 다른 해조류보다 강하다.

바다에서 오랜 시간을 보내는 선원들은 늘 소금기 섞인 해풍을 맞기에 유난히 얼굴이 붉다. 여름 휴가철에 바닷가에서 며칠만 머물어도 피부가 붉어지는 것은 자외선 탓만이 아니다. 자연에서 붉은색은 약한 짠맛이 함유되어 있는 것을 의미한다.

9월이면 염생식물이 바닷가를 붉은 비단처럼 뒤덮고 있다가, 10월 하순이 되면 시들면서 붉은색이 바랜다. 그런데 사진에서 보듯이 염도가 높은 바닷가 쪽 염생식물은 10월 하순에도 생생한 붉은색을 띤다. 가을의 건조한 기운에도 진액을 보존하고 있다는 뜻이다. 염도가 높은 생태환경에서 살아남으려면 더 많은 염분을 머금어야 한다. 이는 바닷가에 장수 마을이 많은 것과도 관련이 있다.

소금기 많은 땅에 염생식물을 심으면 땅의 소금기를 제거해서 서서히 일반 농작물을 심을 수 있는 땅으로 바꿀 수 있다. 일종의 소금 펌프 역할을 한다. 그러므로 간척지에 가장 필요한 것이 염생식물이다. 염생식물은 지나친 염분을 몸 밖으로 배출하는 방법을 개발했다. 또한 부족한 수분과 무기염류를 효과적으로 흡수하기 위해 잎과 줄기보다 뿌리가 발달했다. 잎과 줄기에 비해 뿌리의 부피가 2배 이상이다. 그런데 염분보다 수분을 더 많이 머금고

염도에 따른 염생식물의 생명력, 2017년 10월, 최경호

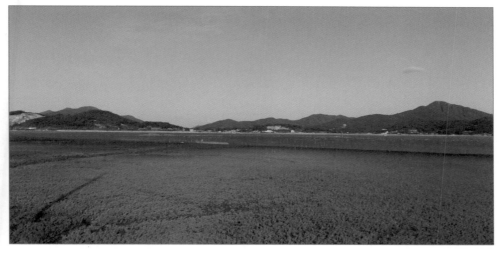

있는 내륙으로 갈수록 잎과 줄기의 부피 비율이 점차 높아진다. 재미있는 것은 일반 식물도 바닷가에 심어 놓으면 처음에는 많이 죽지만, 점차 염생식물과 같은 전략을 선택한다는 사실이다. 염생식물은 바닷물과 짠 바람, 강한 자외선으로부터 자신을 보호하기 위해, 두꺼운 잎과 반질거리는 큐티클cuticle층도 발달시켰다.

염생식물의 약한 짠맛은 피를 맑게 하고 어혈을 풀며, 열을 내리고 대변을 잘 나가게 한다. 목의 가래도 삭이고 멍울이나 종기, 종양을 눅여 주는 효과가 있다. 그러므로 고혈압, 당뇨, 통풍 등 성인병 환자에게 매우 좋다. 고지혈증, 상열감, 만성피로, 변비, 각종 염증에도 좋으며 편도선, 임파선, 갑상선 등 목이 잘 붓는 사람에게도 도움이 된다.

그런데 옛날 한의학 서적에는 염생식물이 거의 등장하지 않는다. 바닷가에서 염생식물을 채취해 내륙까지 가져오기 쉽지 않았을 것이고, 내륙 사람들은 염생식물을 먹는 식습관이 없었기 때문이라 추정된다. 현대인은 인스턴트 음식과 과식으로 피가 맑지 않고, 몸에 병적인 습기와 열이 많다. 아울러 무기염류는 부족하고 장의 운동이 원활하지 않아 노폐물과 피부병이 많다. 이런 상태를 개선하는 데는 염생식물의 약한 짠맛이 크게 도움이 된다. 아삭아삭한 식감도 좋고, 약한 짠맛이 입맛을 돋우기에 더욱 좋다. 게다가 우리나라 서해안에는 세계적인 갯벌이 있어 염생식물 재배에 매우 적합하다.

대표적 염생식물인 퉁퉁마디는 염분을 16%나 함유해, 염생식물 중에서도 염분에 대한 내성이 강하다. 흔히 함초鹹草라는 이름으로 통용된다. 퉁퉁마

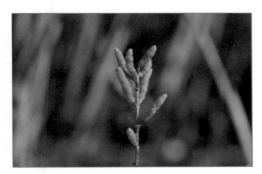

퉁퉁마디, 2008년 10월, 유건희

디는 바닷가보다 염도가 높은 염전 주변에 산다. 바닷물을 빨아들인 후 광합성 작용으로 물기는 증발시키고, 각종 미네랄 성분은 축적해서 삼투압을 유지한다. 염전에서 천일염을 만드는 과정을 스스로 해내는 것이다. 이렇게 미네랄과 수분을 머금으려는 퉁퉁마디의 노력이 약효로 나타난다.

죽염과 마찬가지로, 퉁퉁마디는 먹어도 그다지 목이 마르지 않는다. 천일염에서 독성이 많은 간수 성분을 고열로 없애버린 죽염은 끝맛이 달다고 했다. 퉁퉁마디 역시 스스로 간수를 처리하여 끝맛이 달달하다. 우리나라 서해안에서 나는 천일염으로 죽염을 만드는 것과 우리나라 서해안에 퉁퉁마디가 많은 것은 관련이 있다. 서해안은 느슨하게 닫힌 순환 시스템이 작동하기에, 몸에 좋은 약성이 갯벌에 농축된다.

물로만 치료하는 물 요법에서도 물에 약간의 토판염이나 죽염을 타서 마시라고 한다. 이렇게 하면 인체의 말단 세포까지 물 공급이 원활해져, 에너지 효율이 높아지고 피로감이 덜하다. 퉁퉁마디는 말단 세포에 미네랄, 수분이 흡수·유지되도록 도와준다. 따라서 피부와 대장을 촉촉하게 적셔 주어 변비를 치료하고, 눈과 손발에도 피가 잘 돌도록 해준다.

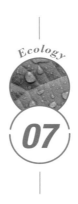

Ecology

07

세계자연유산,
한반도의 갯벌 치유

유네스코 세계자연유산에 등재된 우리나라 갯벌을 체험하기 위해 석모도로
향했다. 서울에서 한 시간 남짓 거리에 있어 접근성이 좋고, 갯벌뿐만 아니
라 다채로운 경험을 할 수 있어 좋다. 외포항에 일찍 도착해 석모도 간척지

염생식물 밭, 2020년 6월 석모도 장중엽

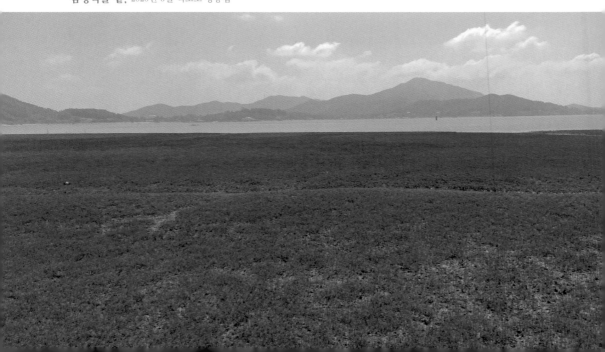

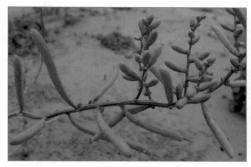

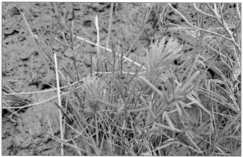

칠면초, 석모도   어린 나문재, 석모도

쌀밥에 꽃게 된장찌개를 먹고 갯벌가 트레킹을 시작했다. 붉은색 염생식물
이 갯벌을 온통 뒤덮고 있었다. 퉁퉁한 잎사귀를 하나 뜯어 씹어 보니 소금
처럼 짭짤하다.

　석모도 갯벌에는 염생식물 중에서도 주로 칠면초와 나문재가 자란다. 염
생식물들이 자라는 곳은 갯벌이긴 하지만 바닷물이 직접 들지는 않는 곳, 다
시 말해 바닷물이 드는 갯벌보다는 염도가 낮은 지역이다. 주로 영종도 가는
고속도로 다리 바깥쪽이나 영종대교 부근에 해당하며, 순천만도 담수로 희
석되어 염도가 높지 않은 곳에 주로 서식한다.

　갯벌에 가려면 반드시 물때를 확인해야 한다. 때를 잘못 맞춰 만조에 가
면 해안가까지 들어선 바닷물만 보고 오게 된다. 고들빼기, 자리공, 칡, 질경
이 등 석모도의 식물들도 내륙에서 보던 모습과는 다르다. 전체적으로 줄기
나 잎사귀가 더 크고, 질기고, 두껍고, 튼실하다. 장수 마을이 해안가에 많은
이유가 이해가 된다. 사람도 해안가에 살면 혹독한 자연환경을 견디며 식물

처럼 강해지는 것이다.

점심으로 갯벌 장어를 먹기로 하고 식당에 갔다. 그런데 알고 보니 갯벌에서 나고 자란 단순한 자연산 장어가 아니다. 석모도가 강화도와 다리로 연결되기 전부터 식당을 해왔다는 주인은 갯벌 환경을 활용한 '생태 양식'을 하고

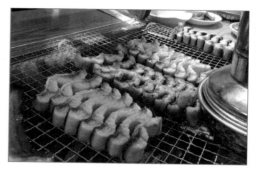

있었다. 즉, 내륙의 민물 양식 장어를 사다가 갯벌에 풀어놓고, 사료도 항생제도 주지 않으면서 갯벌 생태환경에 스스로 적응하도록 해 자연적인 생명력을 발현시킨 것이다.

양식장에서 사료를 먹고 비대해진 장어는 갯벌의 자연환경에서 직접 먹이를 구하러 다니면서, 지방은 빠지고 근력은 강화되어 소고기처럼 쫄깃해진다. 염분을 극복하고 갯벌 흙을 먹으면서 단맛도 증가한다. 항생제나 각종 공해로 인한 독소도 갯벌이 해독하고 정화시켜준다. 결과적으로 민물 양식 장어보다 찰진 식감과 감칠맛을 지니게 된다.

썰물 시간에 맞춰 석모도 민머루해수욕장에 도착하면 드넓은 갯벌이 눈앞에 펼쳐진다. 석모도 앞으로 주문도와 불음도도 보인다. 파도가 아닌, 조수간만의 차에 의해 운반된 미세한 흙이 바로 갯벌이다. 해안가 앞에 섬이 많으면 파도로 토사가 유실되는 것을 막아주어 갯벌 형성에 더욱 유리하다. 민머루 갯벌은 주문도와 불음도의 덕을 톡톡히 본 셈이다.

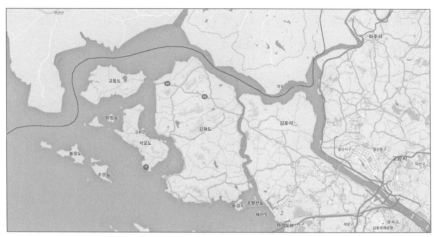

석모도 민머루해수욕장

　민머루해수욕장의 갯벌은 혼합갯벌에 속한다. 조금 단단한 편이고 발이 많이 빠지지 않는다. 갯벌은 밀물과 썰물이라는 지구상에서 가장 거대하고 긴 호흡이 이루어지는 곳이다. 바다 생물이 처음 뭍으로 나와 공기에 적응하면서 폐 호흡이 시작된 곳이기도 하다. 갯벌에서 천천히 심호흡하는 것만으로도 몸의 긴장이 풀리고 편안해진다.

　석모도 갯벌은 민머루 갯벌보다 더 입자가 고운 펄갯벌이다. 물을 더 많이 머금어 발이 빠지는데 부드럽다 못해 간지럽다. 펄에 몸을 파묻고 누우면 평소 호흡이 불편한 사람도 호흡이 편해진다. 혈액과 림프 순환이 좋지 않아 다리가 부은 사람은 부기가 바로 빠지며 몸이 가벼워진다. 30분 이내에도 충분히 효과가 나타난다. 부교감신경이 활성화되어 전신이 이완되고, 호흡이 깊어지며, 장이 움직이기 시작하고 수면이 개선된다. 갯벌은 각종 염증이나 피부질환, 심혈관계질환, 신경질환에 치유 작용을 한다. 머드팩이 피부 미용에 좋은 것은 널리 알려진 사실이다.

8개월째 환부가 아물지 않아 고생하던 봉와직염 환자가 있었다. 다리가 퉁퉁 붓고 염증 소견이 역력했으며, 수포가 발생하고 피부가 각화된 상태였다. 우선 민머루 혼합갯벌을 맨발로 30분 정도 걷게 하자 다리의 부기가 눈에 띄게 빠졌고 붉었던 피부색이 연분홍 정도로 돌아왔다.

다음으로 치유 효과가 더 큰 석모도 펄갯벌로 향했다. 펄갯벌은 입자가 매우 작아 몸과 접촉하는 표면적이 더 넓다. 갯벌 치유 효과를 높이려면 상의를 최대한 벗고 맨살로 갯벌에 파묻히는 것이 좋다. 30분 정도 지나니 환자의 몸에 변화가 일어났다. 환부의 수포가 대부분 사라졌고, 8개월간 계속 진물이 나오던 상처가 처음으로 아물어 있었다. 평소 다리가 부어 운전하기도 힘들었다는 환자는 스스로 운전해서 집으로 돌아갔다. 갯벌에서 자연치유력이 되살아난 환자의 몸은 2주가 채 되기 전에 봉와직염 환부가 치유되었다.

이 환자의 경우, 평소 심폐 기능이 약하고 신장 기능까지 떨어진 상태에서 봉와직염이 발병했다. 헌데가 아물지 않고, 진물이 나오고, 수포가 많고 부어 있다는 것은 한의학적으로 습열이 많은 상태를 의미한다. 갯벌은 약한 짠맛으로 습을 제거하고 열을 내린다. 폐와 피부를 강화해서 헌데를 아물게 하고, 정체된 수분과 부기를 소변으로 배설시킨다. 봉와직염이 오래도록 낫지 않은 것은 피가 맑지 않아서인데, 갯벌의 약한 짠맛이 피를 맑게 하고 신장을 강화해서 회복을 도운 것이다.

갯벌에는 수많은 생물이 살아가고 있다. 갑각류인 게부터 조개류, 고둥류, 갯지렁이류, 물고기, 낙지 등 셀 수 없이 많다. 갯벌 생물은 대개 연체동물처럼 미끌미끌하거나 조개류처럼 단단한 껍데기를 가지고 있다. 성분으로 따지자면 타우린taurine을 많이 함유하고 있다. 갯벌 생물은 갯벌의 약한 짠맛에 대응하기 위해 몸속의 염도를 스스로 높이는데, 타우린을 이용해 과도한 나트륨을 몸 밖으로 배설하는 것이다. 타우린은 눈에 작용해서 망막을 발달시키고 시력을 회복시키며, 콜라겐 형성에 관여해 피부 상처를 재생시킨다. 또 뇌에 작용해서 뇌세포를 보호하고 집중력을 길러 준다. 즉 습을 제거함으로써 망막, 피부, 뇌를 튼튼하게 해준다.

사람의 몸도 갯벌에 들어가면 갯벌 생물들처럼 미끌미끌해지거나 단단해지기 위해 피부를 활성화시키며, 갯벌생물이 타우린을 만들 듯 비슷한 작용이 몸속에서 일어난다. 그리고 그 노력이 환자의 피부 병소에서 재현되어 봉와직염이 나은 것이다.

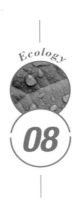

바닷가 식물은
소금과 바람에 저항한다

강가나 바닷가엔 늘 바람이 분다. 이 바람은 계곡에서 부는 바람과는 다르다. 자연의 바람도 계절에 따른 바람, 방위에 따른 바람, 위도에 따른 바람, 세기에 따른 바람 등 다양하게 분류할 수 있고 각각이 다른 특징, 다른 효능을 지닌다. 동의보감에서 물을 33가지로 분류해서 그 효능을 밝혔던 것과 마찬가지다.

강바람이나 바닷바람은 먼 곳에서 불어오는 바람인데, 멀리서 흘러 내려온 물과 비슷한 특징을 갖는다. 『동의보감』에서는 '천리수는 멀리서부터 흘러 내려오면서 이미 험난한 역경을 많이 거쳐 왔기에, 손끝과 발끝 등 사지 말단의 병을 치료하거나 대소변을 잘 통하게 할 때 쓴다'라고 했다. 바람 또한 이런 역할을 한다. 지리산 천왕봉이나 설악산 대청봉처럼 사방이 뚫린 산 정상에서 맞는 바람은 오장육부를 씻고 지나가는데 강바람, 바닷바람도 이

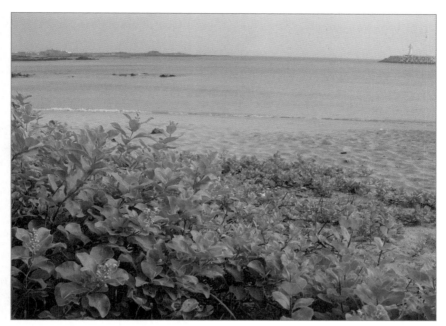

순비기나무, 모슬포

와 비슷한 느낌을 준다.

바람風은 그 자체로도 식물에 영향을 미치지만, 바람이 벌레虫를 싣고 다닌다는 점도 간과할 수 없다. 이 벌레虫가 식물 속으로 들어가 변화風를 일으키기 때문이다. 같은 종의 식물이라도 '어떤 바람을 맞고 사느냐'에 따라 생태가 다르고 약효도 다르다. 바닷가의 바람은 소금기를 띠고 있으며 먼 곳에서 불어온 바람이다.

바닷가에서 몇 시간만 해수욕을 해도 피부가 붉게 탄다. 강한 자외선은 식물의 DNA를 손상시키므로, 각 식물은 방어 시스템을 구축한다. 자외선

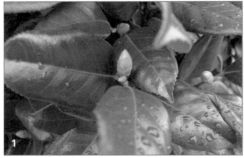
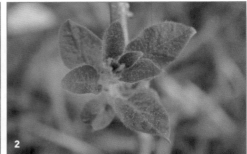
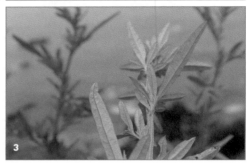

1 동백나무, 제주도, 김예지
2 바닷가 식물의 털, 다대포, 김영글
3 바닷가 쑥 뒷면의 흰 털, 대마도

이 강한 고산으로 올라갈수록, 자외선이 강한 열대 지방으로 갈수록, 그리고 자외선이 강한 바닷가로 갈수록 식물의 표피 조직은 왁스나 큐티클cuticle 층, 또는 미세한 솜털로 싸여 있다.[59]

동백나무나 돈나무의 잎을 만져보면 마치 코팅한 것처럼 매끈하다. 큐티클 층이 발달했기 때문이다. 그래서 짠 바닷물에 수분을 빼앗기지 않고, 강렬한 자외선에도 쉽게 손상되지도 않는다.

해국, 갯메꽃, 모래지치, 갯기름나물 등 바닷가 식물들은 유난히 털이 많다. 피부의 가장 바깥에 위치한 털은 바람을 통해 햇볕, 기온, 염도, 습도 등을 감지하고 방어한다. 능선에서 강한 바람을 맞고 자라는 에델바이스 꽃과 산오이풀의 열매, 털진달래의 잎, 산민들레의 꽃대에도 털이 많다. 바닷가에서 강한 해풍을 맞고 자라는 순비기나무와 쑥, 비파나무에서도 솜털을 확인할 수 있다.

질경이들은 대개 털이 없지만, 바닷가에서 자라는 개질경이는 털을 갖고 있다. 자연은 강한 바람에서 살아남기 위해 '털'이라는 전략을 개발했다. 식물생태학에서는 식물이 강한 자외선으로부터 자신을 지키기 위해 털을 만든다고 한다. 한의학에서는 자외선도 일종의 바람風, 즉 파동이라 본다.

바닷가나 강가에 사는 식물은 먼 곳에서 불어오는 바람에 적응해야 한다. 한강이나 바닷가 식물들을 관찰해보면 다른 지역에 사는 종에 비해 줄기가 붉고 잎의 폭이 좁아지는 경향이 있다. 염생식물 외에 바닷가에 자라는 일반 풀들도 여름철 붉은색을 많이 띤다. 붉은색은 진액을 빼앗기지 않으려고 스스로 염분을 머금었다는 의미다.(뒤의 사진 참조)

바닷가는 모래나 암석으로 이루어져 있고 염분 농도가 높은 물만 존재하기에, 식물이 수분을 머금기 쉽지 않은 환경이다. 반대로 선인장 같은 건조한 환경에 강한 식물들이 자라기에 좋은 환경이다. 실제로 제주도 월령리에는 백년초라고도 불리는 손바닥선인장이 자라고, 외국에도 해안가에 선인장이 자라는 경우가 흔하다.(뒤의 사진 참조) 손바닥선인장, 땅채송화, 솔장다리, 번행초, 해란초, 갯질경이 등은 약한 짠맛을 함유하고 있어 물을 많이 빨아들인다. 당연히 잎과 줄기가 통통하다. 털이라는 전략 대신, 다육식물 전

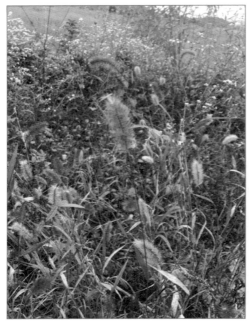

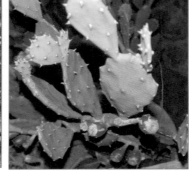

붉은 강아지풀, 소래 습지, 이영은   손바닥선인장, 제주도

략을 쓴 것이다. 이는 염생식물과 마찬가지다.

　같은 오디라도 바닷가 간척지 오디는 당도가 높고 즙액이 풍부하다. 간척
지쌀도 마찬가지다. 바닷가 염분으로부터 살아남기 위해 약한 짠맛을 머금
고, 염분을 중화시키고 바람을 견디기 위해 담미가 증가하여 입에서 침을 유
도하기 때문이다.

　인동, 마삭줄, 부처손처럼 산과 들에서 자라는 식물이 바닷가로 오게 되
면 잎이 두꺼워지고 윤기가 흐른다. 바람과 염분에 수분을 빼앗기지 않기 위

해서다. 수분을 머금으려는 힘은 폐의 열과 피가 뜨거워진 것을 식히고 대장을 적셔주어 대변을 잘 보게 해 준다. 어르신들 변비에 알로에즙을 많이 쓰는 이유가 여기에 있다.

해안가 식물들은 약한 짠맛을 띠기에 가래를 삭이고 피를 맑게 한다. 또 소염 작용을 해 관절염에도 효능을 보인다.

순비기나무, 갯방풍, 갯씀바귀 등은 줄기와 잎을 모래땅에 묻는 전략으로 바람을 이겨낸다. 강원도 바닷가에 흔한 갯메꽃은 두 가지 전략을 병행한다. 즉 모래땅 위에서는 줄기가 바닥에 납작 엎드려서 기듯이 자라고, 모래땅 아래서는 하얀 땅속줄기가 길게 뻗으며 자라 강한 바람에도 잘 버티는 것이다. 갯완두는 잎 끝 부분에 덩굴손을 발달시켜 다른 물체를 단단히 붙잡아 바람을 이겨낸다. 바람을 이겨낸 이들 식물들은 풍습비통風濕痺痛이라 하는 팔다리가 저린 증상을 치료한다. 즉 바람에 살아남으려는 힘이 바람이 든 증상을 치료한다.

쑥은 해풍을 맞으면
효능이 강해진다

쑥은 '쑥쑥 잘 자란다'고 해서 '쑥'이라 불렀다는 유래가 전해진다. 폐허가 된 곳을 쑥대밭이라고 하는 것도 쑥이 모진 환경에서 잘 자라기 때문이다. 원자폭탄이 떨어진 히로시마에 가장 먼저 자라난 풀이 쑥과 쇠뜨기라고 한다. 이처럼 생명력이 탁월한 쑥은 그에 걸맞은 약효를 지닌다.

쑥은 국화과 아르테미지아Artemisia속 식물로 이름부터 여성과 관련이 깊다. 아르테미스는 달의 여신이자 여성의 생리와 출산을 주관한다. 서양에서도 쑥은 여성을 보호하는 풀로 사용되었고, 일반적으로 남성보다 여성이 쑥의 향기를 더 좋아한다. 쑥은 자궁을 따뜻하게 데워 주는 기능을 한다. 자궁은 피의 저장 공간이다. 따라서 생리량이 너무 적거나 많은 경우, 아랫배가 차가워 생리통이 있는 경우, 생리 주기가 불규칙한 경우에 도움이 된다. 임신 초기에 태아가 제대로 자리를 잡지 못해 피가 비칠 때도 좋다. 냉이 많은

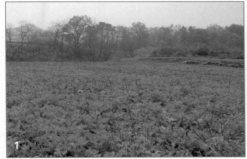
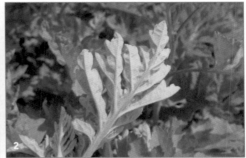
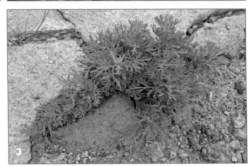

1 쑥대밭, 강화도
2 싸리 쑥, 강화도
3 사철쑥, 석모도

여성, 설사가 잦은 여성에게도 좋은 먹거리다.

쑥은 각종 출혈에도 효능이 있다. 코피와 피를 토하거나 대변에 피가 나올 때, 하혈을 할 때도 좋은데 몸이 뜨거운 사람보다 차가운 체질에 더 적합하다.

쑥의 향기는 식욕을 돋우고 몸의 습기를 말려 준다. 병적인 습기를 말려 습진, 치질 등의 증세를 호전시키고, 춘곤증으로 무거운 몸을 가볍게 해준다. 쑥은 향기만 맡아도 마음이 편안해지므로 스트레스 증상이 개선된다.

『풀들의 전략』을 쓴 이나가키 히데히로稻垣榮洋 선생은 쑥의 생태에 대해 다음과 같이 설명하고 있다. '쑥은 국화과의 잡초다. 국화과 식물은 대개 충매화인데, 쑥은 국화과 중에서는 드물게 풍매화다. 아마도 옛날에 쑥이 살았던 장소가 건조 지대라서 꽃가루를 옮겨 줄 만한 벌레가 마땅치 않았기 때문인 것 같다. 황야를 휩쓸고 지나가는 바람만이 쉬지 않고 불고 있었으리라. 쑥의 가장 큰 특징은 잎의 뒷면이 희다는 것인데, 이것도 건조 지대의 특징이다. 희게 보이는 것은 잎 뒷면에 털이 촘촘하게 나 있기 때문이다. 식물의 잎 뒷면에는 호흡을 하기 위한 숨구멍이 몇 개 있다. 숨을 쉬는 동안 이 숨구멍에서 물도 흘러나오게 마련인데, 메마른 땅에서 살아가는 쑥으로서는 수분을 잃어서는 안 된다. 쑥은 수분이 달아나는 것을 막기 위해 수많은 털을 촘촘히 얽어서 공기가 드나들지 못하게 했다. 거기다 털에는 초 성분도 있어서 내부의 수분이 빠져나가지 못한다. 뜸쑥은 쑥 잎의 뒷면 털을 모은 것이다. 뜸쑥이 촛불처럼 오랜 시간에 걸쳐 천천히 타들어 가는 것도 초 성분을 갖고 있기 때문이다.'

강화도와 백령도는 서해 해풍을 바로 맞서야 하는 곳이다. 바람과 염분이 식물의 수분을 말려버린다. 이런 곳에서 살아남기 위해서는 세 가지 생존 전략 중 하나를 선택해야 했다. 즉 '털을 많이 만들거나, 다육식물화하거나, 소금기를 머금거나'이다.

원래 건조한 지역에 살아서 잎 뒷면의 털이 발달한 쑥은 해풍이라는 더 건조한 환경을 맞아, 털을 더욱 강화했다. 해풍이 강한 곳일수록 쑥 잎의 털이 발달했다. 그래서 강화도에서도 해풍을 가장 직접적으로 받는 화도면 내리의 싸자리 쑥이 가장 유명하다. 전남 고흥에 '쑥섬'이라는 이름의 섬이 있는데, 말 그대로 이곳에서 자라는 쑥의 품질이 매우 뛰어나다고 한다. 이 섬은 남북으로 길쭉한 모양인데 남해안 바닷가의 강한 해풍을 맞고 자란다.

쑥으로 뜸을 뜨는 것은 한의학에서 매우 중요한 치료법인데, 오래 묵힌 쑥일수록 뜸쑥으로 좋다. 『맹자』에서는 '7년 묵은 병에 3년 묵은 쑥을 구한다'라고 했다. 서양에서는 쑥을 Gypsy's tobacco라고 불렀다. 집시들이 건조한 쑥을 태워 악귀를 쫓고 병을 치료했기 때문이다. 쑥으로 뜸을 뜨면 아랫배 단전이 따뜻해지고 그곳으로 기혈이 집중되어 면역력과 치유력이 높아진다.

쑥의 털에는 초 성분이 있어서 내부의 수분이 빠져나오지 못하게 튕겨내는 역할을 한다. 즉 습기를 배제하는 것이다. 쑥을 말릴 때 가급적 비와 이슬을 맞지 않도록 하는 것도 이런 특성을 유지하기 위해서다. 쑥의 잎 뒷면 털은 털의 속성대로 바람에 대응한다. 풍과 병적인 습기로 인한 질환에 강화도 싸자리 쑥을 쓰는 것이다. 풍이란 중풍, 구안와사, 감기처럼 몸속의 체온이나 상태가 급격히 변하는 질환을 뜻하며, 병적인 습기란 몸이 무겁고 붓는 것을 말한다.

쑥의 잎 내부는 털로 인해 습기가 보존되는데, 습기가 지나친 것을 막기 위해 향을 만들어낸다. 바닷가 쑥의 향기가 더 좋은 이유다. 석모도 하리 선착장의 돌 틈에서 자란 사철쑥은 향기가 일품이었다. 향기만 맡아도 입맛이 돌고, 비위와 폐의 병적인 습기를 제거해 몸을 가볍게 해주며 우울증을 풀어준다. 바람이 불면 안개가 걷히듯, 향기는 병적인 습기를 날려버린다.

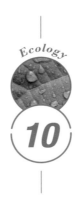
해안가의
생태치유

사람도 자연의 일부로, 바닷가에 살면 바닷가 식물들과 비슷하게 환경에 대응한다. 한의학에서는 정精, 기氣, 신神, 혈血을 몸의 기본 구성요소로 본다. 바닷가의 식물이 물을 빼앗기지 않으려고 노력하듯, 바닷가 사람들은 정, 기, 신, 혈을 갈무리하려고 노력한다. 노화란 이런 구성요소들이 고갈되는 것인데, 바닷가 사람들은 이를 끊임없이 갈무리하므로 바닷가에 장수 마을이 많은 것이다.

해안가의 자외선은 강렬하다. 해수면과 모래 사면이 반사판 역할을 하기 때문이다. 도심 콘크리트의 자외선 반사율이 5~10%인 데 비해, 강과 바다의 수면 반사율은 80~100%에 이른다. 당연히 해안가에서는 비타민D 합성도 잘 된다. 그렇다고 도시인이 갑자기 바닷가에 가서 과도한 자외선을 쬐면 부작용이 더 클 수 있다.

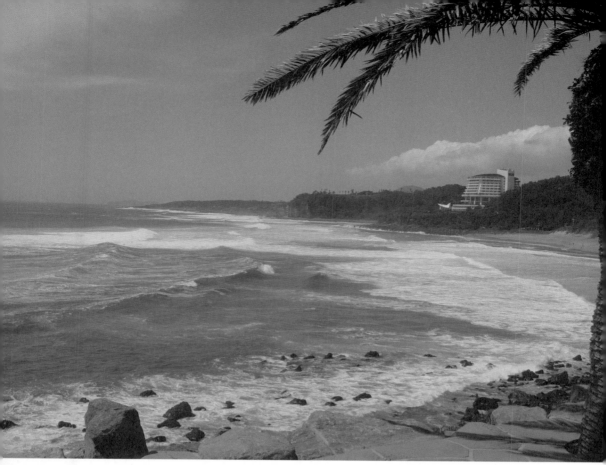

바닷가, 서귀포

　　바닷바람이 안개와 습기를 날려버리듯, 기가 뭉친 것을 흘어 주는 효과도
있다. 바닷가에서는 여성들이 장수하는 경향이 있는데, 남자보다는 여자가
기가 뭉치기 쉽기 때문이다. 여자가 바닷바람을 쐬면 뭉친 기운, 즉 스트레
스나 화병이 풀리게 된다.

　　민물에 몸을 담그면 삼투압 현상으로 수분이 몸속으로 들어와 몸이 붓는
다. 반대로 바닷물에 몸을 담그면 수분이 빠져나가 몸이 가벼워지고 부기가

내린다. 민물에서 자라는 미나리, 연근, 벼는 속이 비어 있는데, 밀려 들어오는 수분을 빼내기 위한 노력이다. 이런 노력은 소변을 잘 나가게 해서 부기를 빼는 약효로 나타난다. 반대로 염생식물과 해조류 중에는 속이 빈 것이 거의 없다. 바닷물에 수분을 빼앗기지 않으려는 노력이다. 이는 사람에게 진액을 보충해 주고 피부를 보습해주는 효능으로 나타난다.

우리나라 서해와 제주도의 해변에는 습기가 많은데, 이는 호숫가나 저수지의 습기와는 다르다. 습기에 염분이 가득 묻어 있다. 내륙의 습기는 몸속으로 밀려와 내 몸을 습하고 무겁게 하지만, 바다의 습기는 삼투압으로 내 몸의 습기를 빼내서 가볍게 해준다.

빨래를 말린다고 생각해보자. 습기 많은 호숫가든, 제주도 해변이든 빨래가 잘 마르지 않는 것은 마찬가지일 것이다. 하지만 사람이라는 생명체는 민물과 바닷물에 다르게 반응하고, 호숫가 습기와 바닷가 습기에 다르게 반응한다. 안개가 많이 끼어 축축한 날, 호숫가의 산을 오르면 무척 힘들고 진땀이 난다. 그러나 해무가 낀 바닷가 산을 오르면 몸이 개운하다. 독일 A. 멩거Menger 교수의 연구에 의하면, 해풍의 염분 농도는 해안에서 멀어질수록 급격히 감소한다. 해안선이 100%라면 약 10m 떨어진 곳은 절반으로 줄고, 100m 떨어진 곳은 10%로 줄어든다.[60] 염분이 많은 바닷가의 습기는 사람의 병적인 습기를 제거한다.

호흡을 통해 몸속 습기를 조절하는 기관은 폐다. 외부 습기가 많이 들어오거나 몸속에 병적인 습기가 많으면 가장 힘든 기관도 폐다. 몸이 무겁고,

숨쉬기 힘들고, 호흡이 짧아지는 증상이 나타난다면 폐가 힘들어 한다고 생각해야 한다. 『동의보감』에서는 '열에 아홉은 습열로 인한 병'이라고 했다.

호흡기 계통의 질병이 있다면 바닷가 근처에서 풍욕風浴을 하는 것이 좋다. 당연히 동해보다는 해풍이 강한 서해가 효과적이다. 온몸에 신선한 바람을 쐬어 피부를 자극하면, 병적인 습기가 제거되어 폐 기능을 강화하는 효과가 강해진다. 제주도 서귀포시 보목리는 바다에 게르마늄 성분이 많아 폐 질환 환자를 위한 해풍욕 장소로 잘 알려져 있다. 독일에서도 기관지와 폐 질환 환자에게 해풍 치료를 권한다. 하지만 피부가 약한 사람이 너무 강한 해풍이나 자외선을 쐬면 피부가 상할 수 있다. 해풍이 적당한 곳에서 노출 시간을 점차 늘려 가는 것이 좋다.

미역, 김, 파래, 톳, 다시마 등의 해조류는 바닷물을 정화하는데, 이러한 힘은 우리 몸에서 혈액을 정화하는 효과로 나타난다. 해조류에는 항산화 물질이 많아 LDL 콜레스테롤은 낮추고 HDL 콜레스테롤은 높여준다. 혈압을 내려주고 미네랄 공급에도 도움이 된다. 게다가 식이섬유가 풍부해 대변을 잘 나가게 하므로 독소를 배출한다.[61] 종합적으로 해조류는 심혈관계 질환의 예방과 치료에 탁월한 효과가 있다.

조개는 껍데기와
속살의 효능이 다르다

조개류는 우리에게 아주 익숙한 음식이다. 바지락, 모시조개, 재첩, 가리비, 홍합, 다슬기 등은 우리 식탁의 단골손님이다. 조개류는 생긴 모습도 제각각이고 사는 곳도 제각각이지만 차이점보다는 공통점이 훨씬 많다. 어떤 생물을 이해하기 위해서는 공통점을 먼저 알고 난 후, 차이점을 가리는 것이 순리다.

민물조개와 바닷조개를 막론하고, 모든 조개 껍질은 가래를 삭인다. 또한 모든 조개 속살은 피와 정액을 보충하며 소갈과 술독을 치료한다. 물에 살기 때문에 소변을 잘 나가게 해서 부기를 빼고, 열을 내려준다. 해장으로 조개탕과 다슬기국을 먹는 것은 술독을 풀기 위한 탁월한 선택이다. 그렇다면 이제부터 조개 속살과 껍데기에 대해 좀 더 자세히 알아보자.

조개류 속살은 단백질 덩어리로 대부분 당뇨에 좋다. 『동의보감 소갈』에도 조개류 속살 3가지가 나오는데 생굴, 방합, 우렁이다. 한의학적으로 당뇨는 열이 정액과 피, 진액, 근육과 피부를 말려서 생긴다고 보는데, 조개류 속살은 대부분 성질이 서늘해 열을 내려 주는 것이다. 특히 술로 인해 생긴 당뇨라면 굴을 생으로 먹는 것이 좋다. 그런데 모든 조개류 속살이 서늘한 것은 아니다. 전복, 꼬막, 홍합은 성질이 따뜻해 소갈에 적합하다고 하기 어렵다. 이런 따뜻한 조개 속살은 아랫배와 자궁을 데워 주고, 정력을 강하게 하며 정액과 피를 보충한다.

조개 속살의 미끈미끈한 성질은 눈에 대응한다. 눈의 활동성을 좋게 하고 눈이 밝아지도록 한다. 전복뿐 아니라 오분자기, 가리맛조개, 칼조개, 재첩, 다슬기, 우렁 등 조개는 대부분 눈에 좋다.

조개는 자라면서 속살을 살찌우는데 이때 껍데기도 함께 키운다. 즉 조개껍데기는 변하지 않는 구조물이 아니라, 물속 미네랄을 이용해 만들어낸 조개의 일부다. 그리고 이 미네랄은 약한 짠맛을 띤다. 사람은 몸속 가장 깊은 곳에 뼈를 배치했지만, 조개는 뼈를 가장 바깥쪽에 배치한 형태라 할 수 있다. 그러니 조개껍데기는 껍질이자 뼈다.

그렇다면 사람이 조개껍데기를 먹으면 뼈가 튼튼해질까? 그렇지는 않다. 상대적으로 작고 연약한 조개껍데기는 소나 돼지처럼 큰 동물의 뼈처럼 뼈를 튼튼하게 해줄 힘은 없다. 하지만 내 몸에 필요한 것을 수렴하고 필요 없는 이물질이나 찌꺼기를 몰아내는 데 탁월하다.

즉 조개껍데기는 정액이 새어나가는 것을 틀어막고, 소변이 잦은 것과 냉, 설사를 멎게 한다. 또한 탈항, 자궁하수를 수렴하며 지혈에도 좋다. 헌데 조개껍데기 가루를 뿌리면 새살이 돋고, 가루를 먹으면 위궤양이 아문다. 갑오징어의 뼈는 원래 조개껍데기였는데 속살 안으로 들어가 뼈처럼 변한 것이다. 이 역시 위궤양과 출혈에 치료 효능이 있다. 굴과 전복은 단단한 진주를 만들고 개오지, 돈개오지는 껍데기가 매우 단단하다. 이들의 단단한 성질은 불안한 마음을 안정시켜 주고 불면증을 개선하며 눈에도 좋다.

개오지는 인도양이나 태평양의 열대, 아열대 지역 등 비교적 따뜻한 연안에 주로 분포한다. 조개를 뜻하는 조개 패貝 자는 중국에서 청동기 시대부터 개오지 껍데기를 화폐로 쓰던 것에서 유래했다. 그래서 개오지를 보패寶貝라고도 부른다. 개오지 껍데기는 초자연적인 힘의 상징으로 유럽, 이집트, 아시아 전역에서 부적으로도 쓰였다. 특히 동양에서는 조개껍데기 안쪽의 세로로 파인 홈이 여성의 성기를 상징한다고 하여, 임신부의 순산이나 다산을 기원하는 뜻으로 몸에 지니고 다녔다. 남태평양 일부 지역에서는 지금도

전복 껍데기, Pancaketom①

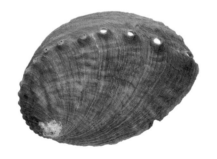

범개오지, Dezidor⑩

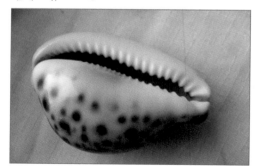

화폐로 사용한다. 아름다운 무늬를 가진 데다 종류가 다양하고, 다른 조개류보다 껍데기가 두껍고 단단해서 열쇠 등의 철물과 부딪혀도 부서지지 않는다는 장점이 있다.[62]

전복 껍데기는 다양한 이름으로 불린다. 석결명石決明이란 이름은 돌처럼 단단하면서 눈을 밝게 한다는 의미를 갖고 있다. 또한 천리광千里光이라고도 불리는데, 천리 밖을 볼 정도로 눈을 밝게 한다는 뜻이다. 구공라九孔螺는 9개의 구멍이 있다는 뜻이다. 전복 계열 중 제주도에서 자라는 오분자기 껍데기에는 호흡을 위한 구멍이 7~9개 있어서 구공라에 해당한다. 눈을 밝게 하기 위해서라면, 일반 전복 껍데기보다 오분자기의 껍데기가 더 좋다고 할 수 있다.

조개껍데기는 약한 짠맛이 있어 가래를 삭이고, 어혈, 멍울, 물혹, 적취 등을 삭인다. 그래서 술 먹은 후 목에 가래가 생겼을 때 짭짤한 조개탕이나 재첩국, 다슬기 해장국을 먹으면 가래가 제거되어 목이 시원해지는 것이다. 조개껍데기의 약한 짠맛은 위산을 중화시키는 효과도 있다. 조개껍데기는 기본적으로 물과 접하는 환경에서 살아가므로, 물을 배제하여 소변을 잘 나가게 하고 부종을 빼 몸이 무거운 것을 가볍게 해준다.

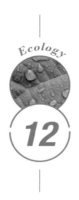

심해 생선은
피를 맑게 한다

해수면에서 10미터 내려갈 때마다 수압은 1기압씩 상승한다. 잠수를 해보면 수심 10미터만 되어도 몸이 쪼여 숨쉬기도 힘들어진다. 그런데 깊은 바닷속에서 사는 등푸른생선들은 이런 수압을 어떻게 견디고 살아가는 걸까? 더구나 심해에는 햇빛도 거의 들지 않는다.

압력을 견디기 위해서는 압력이 가해지는 쪽을 단단하게 만들어야 한다. 360도에서 수압을 받는 심해 물고기는 전신 근육이 단단해져서, 마치 잠수함처럼 단면이 동그랗게 변한다. 즉 단단하게 수렴하고 응집하는 힘이 강해지는 것이다.(사진1, 2 참조) 심해의 등푸른생선을 먹으면 이러한 생명력이 내 몸속에서 재현된다.

구조물에서 가장 단단하고 농축된 부분은 구형이나 원형을 띤다. 인체에서는 뇌와 눈, 척추가 가장 농축된 곳이고 식물에서는 씨앗이다. 이들 역시

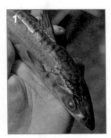
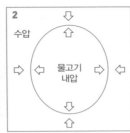
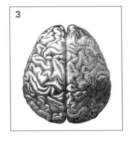
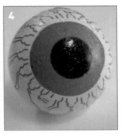

1 단면이 둥근 고등어, Wibowo Djatmiko Ⓦ   **2** 심해 물고기의 단면
3 뇌수, Muffinator Ⓦ   **4** 안구, Christian Guthier Ⓕ

잠수함 또는 심해의 등푸른생선처럼 단면이 원형이다.(사진3, 4 참조)

식물의 씨앗 중에서도 잣, 연자육, 은행, 호두 등의 견과류는 단단한 껍질에 의해 농축되어 있다. 견과류는 단단하게 응축하고 수렴하는 힘이 강해서, 사람의 몸속에서도 뇌와 눈, 척추를 튼튼하게 해준다. 호두처럼 오메가(ω)-3 지방산이 많은 견과류는 뇌와 눈에 좋고 심혈관계 질환에도 좋다.

심해의 등푸른생선도 마찬가지다. 참치, 고등어, 꽁치, 가다랑어, 장어, 정어리, 방어 등은 사람의 뇌와 눈, 척추를 농축시켜서 머리와 눈을 좋게 하고 뼈도 튼튼하게 해 준다.

호두, Rasbak Ⓦ

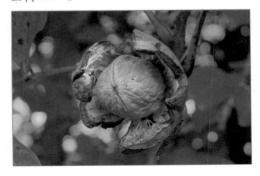

호두의 속살과 심해 등푸른생선은 강한 압력 속에서 살아야 하기에 DHA, EPA 같은 오메가-3 지방산을 다량 함유하고 있다. 오메가-3

지방산은 인체 내에서도 농축되고 압력이 높은 곳인 뇌와 눈, 척추에서 이용된다.

오메가-3 지방산은 뇌의 구성 물질이며, 뇌세포의 활동을 돕고 신경 호르몬 전달을 촉진한다. 등푸른생선에 풍부한 DHA는 망막에 영양을 공급하고 눈의 피로 해소와 시력 향상에 좋으며, 안구 건조를 막아서 노안도 예방한다. 또한 오메가-3 지방산은 뇌척수액의 구성 성분이기도 하다.

지방 성분은 크게 포화지방산과 불포화지방산으로 나뉜다. 돼지 기름처럼 상온에서 쉽게 굳는 것이 포화지방산, 올리브유처럼 낮은 온도에서도 액체 상태를 유지하는 것이 불포화지방산이다. 사람의 체온이 36.5℃인 데 비해, 소의 체온은 38.5℃이고 돼지의 체온은 38℃이다. 그러므로 길짐승의 기름은 25℃의 상온에서 금방 굳고, 36.5℃ 사람의 체온에서도 굳기 쉽다. 그래서 포화지방산이 많은 동물성 기름을 줄이고, 불포화지방산이 많은 식물성 기름을 먹으라고 하는 것이다.

그렇다면 심해의 물고기 기름은 어떨까? 심해의 수온은 1~4℃를 유지한다. 이처럼 차가운 물속에서도 잘 움직이기 위해서는 절대적으로 불포화지방산이 필요하다. 1~4℃에서 굳지 않는다면, 상온이나 인체 내에서는 당연히 굳지 않는다. 또한 심해의 농축된 환경에서도 윤활 작용을 하던 기름이므로 뭉치는 법이 없다. 따라서 심해 등푸른생선의 기름은 사람의 뭉친 피를 풀어서 맑게 하는 효과가 있다. 피를 맑게 한다는 것은 염증을 가라앉히고, 혈액 응고를 막으며, 콜레스테롤과 중성지방 수치를 낮춰 준다는 의미다. 다

만 불포화지방산은 열, 빛, 공기에 산패되기 쉬우므로 보관과 복용 시 주의
해야 한다.

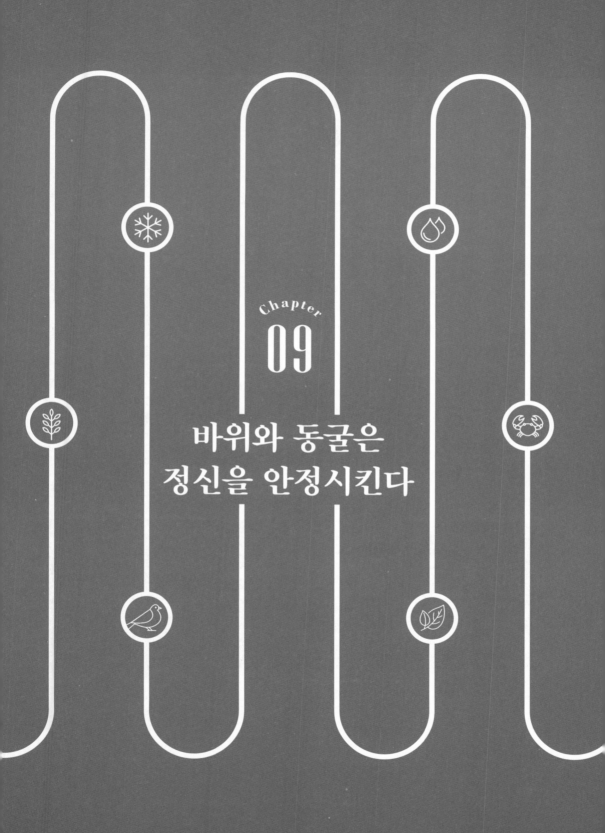

바위와 동굴은
정신을 안정시킨다

바위 생물은
진정 또는 수렴한다

지금은 큰 돌을 자를 때 간단하게 금속 기계를 쓴다. 옛날 성벽이나 건물을 짓기 위해서 돌을 자를 때는 놀랍게도 식물을 이용했다. 큰 바위에 정으로 몇 군데 구멍을 뚫은 뒤, 나무뿌리를 박고 물을 뿌리면 뿌리가 부풀면서 바위가 쪼개졌다. 연약한 나무뿌리가 바위를 갈랐던 것이다.

바위에 붙어 자란 소나무, 오봉산

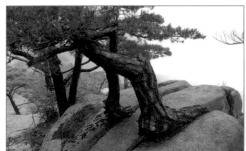

바위를 파고든 나무뿌리, 지리산

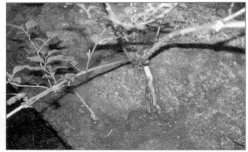

산에 가면 가끔 바위에 붙어 자라는 나무와 풀들을 만나게 된다. 끈질긴 생명력의 상징이다. 그렇다면 이들은 어떤 약효를 가질까? 광물과 돌은 본래 마음과 정신을 진정시키는 작용을 한다. 진정 작용을 하는 한약재는 주사, 자석, 금박, 은박, 쇳가루 등 대체로 광물석 위주의 무거운 성질을 갖고 있다.

바위와 돌에 붙어서 살아가는 생물들에겐 공통점이 있다. 납거미, 도마뱀붙이, 도마뱀 등은 광물의 정기를 빨아 먹으며 자란다. 돌의 무거운 정기를 받아서, 마음을 진정시키고 기침과 천식이 치솟는 것을 아래로 내리누르는 힘이 있다.

영지는 죽은 참나무 주변에서 자라는데, 뿌리에 해당하는 부분이 돌멩이에 붙어서 돌의 정기를 빨아 먹는다. 돌의 무거운 정기를 받은 영지는 정신과 혼백을 안정시키고 불면증을 치료한다. 그래서 영지를 달여서 마시면 묵직하게 가라앉는 기운이 느껴진다.

돌에 붙어 자라는 석이는 마음을 안정시키는 효과보다는 피가 뜨거워져 코피, 토혈, 피똥, 하혈하는 것을 지혈시키고 폐에 진액을 공급해 마른 기침을 멎게 하는 것이 주 효능이다. 바위에 붙어 자라는 바위손과 부처손을 권백卷柏이라고 하는데, 이 역시 피가 뜨거워져 출혈하는 데 좋다. 고산병에 특효약으로 꼽히는 돌나물과 홍경천도 고산 바위에서 자라고 지혈 효과가 있다. 돌에 붙어 자라는 지의류地衣類인 석기생, 고란초, 석쿨도 피가 뜨거워져 출혈하는 것을 멎게 한다. 바위에 붙어 사는 생물들 모두 새어나가는 것

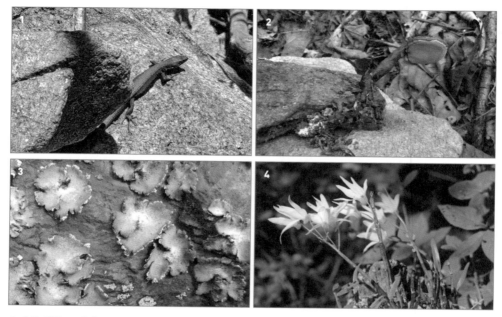

1 바위 위의 도마뱀, 금물산 **2** 돌에 붙어 자라는 영지, 장중엽 **3** 석이, Jymm⊞ **4** 석곡, Alpsdake⊞

을 수렴하는 효능이 강하다.

비슷한 생태환경은 분류학의 경계를 초월한다. 생명은 비슷한 생태환경
에서 살아남기 위해 비슷한 적응 방식을 채택하기 때문이다. 그리고 이러한
적응 방식이 약효로 나타난다. 그렇다면 마음을 안정시키는 영지'와 '지혈 작
용을 하는 석이버섯과 바위손'의 차이는 왜 생겼을까? 답은 뿌리에 있다. 영
지는 땅속 참나무 뿌리나 땅속 돌멩이의 기운을 빨아 먹으며 자라는데, 석이
버섯과 바위손 등은 그 뿌리가 공기에 노출된 채 바위 위에 붙어 자란다.

뿌리가 공기에 노출되었다는 것은 물을 지속적으로 공급받기 어렵다는 뜻이다. 바위 위의 이슬을 먹으며 근근이 살아갈 뿐, 돌멩이의 정기를 빨아 먹는 것은 아니다. 이들에게 가장 중요한 것은 수분을 빼앗기지 않는 것이다. 이것이 인체 내에서 피를 잃지 않으려는 지혈 효과, 혹은 석곡처럼 진액을 끌어모으는 효과로 나타난다. 비슷한 환경이라 할 수 있는 사막 선인장이 지혈 효과를 가지는 것과 같다.

한의학에서는 이끼도 약재로 쓰는데 돌담에서 자란 이끼, 흙에서 자란 이끼, 우물 안에서 자란 이끼, 기와지붕의 북쪽 응달에서 자란 이끼 등으로 구분해 효능을 설명한다. 모든 이끼는 성질이 서늘해 열을 내려 주는데, 지혈을 위해서는 돌담에서 자란 이끼를 쓴다. 돌의 단단한 정기를 받아 수렴 작용이 강하기 때문이다. 반면 영지의 뿌리는 땅속을 파고 들어가 물과 영양분을 충분히 공급받는다. 이에 더해 돌멩이의 무거운 정기도 함께 빨아들인다. 이것이 정신과 마음을 안정시키는 효능으로 나타난다.

바위와 돌은 무겁고 단단하다. 무거움은 진정하는 힘으로, 단단함은 수렴하는 힘으로 나타난다. 주먹으로 바위를 때리면 주먹이 상한다. 바위가 내 뼈보다 강하게 응집되어 있기 때문이다. 바위와 돌에 붙어 사는 생물은 진정하고 수렴하는 힘이 강하다. 동물은 주로 진정하는 힘을 받고, 식물은 바위에 붙어 필사적으로 수분을 머금으려 하기에 수렴하는 힘을 받는다. 도마뱀, 도마뱀붙이, 영지버섯 등은 돌의 진정하는 힘을 받아 놀란 것을 안정시키고, 천식을 완화하며, 뭉친 것을 깨뜨린다. 석이버섯, 석기생, 권백 등은 돌의 수렴하는 힘을 받아 진액을 수렴하고 지혈에 도움을 준다.

영험한 약초,
영지

옛날 진시황이 불로초를 얻기 위해 한반도로 사람을 보냈는데, 그들이 구해 간 약초가 영지靈芝였다는 전설 같은 이야기가 전해진다. 그만큼 영지는 오랫동안 영험한 약초로 여겨져 왔다. 약초 산행에서 영지를 처음 본 곳은 그리 높지 않은 산이었다. 산 주변을 둘러싸고 강이 흘러 약간 습한 느낌이 들

영지 윗면, 불곡산

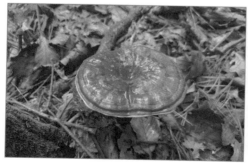

영지 아랫면, 불곡산

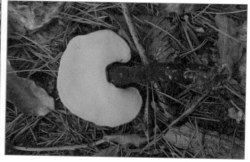

었다. 영지 또한 버섯이니 습하고 어두운 곳에서 자라지 않을까 했는데, 오히려 그늘진 계곡보다 햇빛이 잘 드는 양지바른 등산로 근처에 많았다. 또 침엽수가 아닌 참나무 숲에서 자주 볼 수 있었다.

산을 반 이상 올라갔을 때, 죽은 참나무 그루터기 근처에서 영지를 발견했다. 약재로 보던 영지와는 달리, 물감이라도 칠해 놓은 듯 색이 선명했다. 윗면은 갈색으로 반짝이고, 아랫면은 밝은 노란색이었다. 영지의 속명은 'Ganoderma'로 '반짝이는 껍질'이라는 뜻이다. 종소명인 'lucidum'도 빛난다는 뜻을 갖고 있다. 만져보니 갓은 단단했고, 버섯대는 코르크 마개와 질감이 비슷했다. 어린 영지와 붉은사슴뿔버섯을 오인해서 사고가 발생한다는 뉴스를 종종 접하는데, 실제로 보니 색과 질감이 달라서 구별이 크게 어려울 것 같진 않았다. 다만 말렸을 경우에는 초보자의 경우 혼동할 수 있어 주의가 필요하다.

산을 올라가다가, 갓이 덜 펴진 어린 영지와 갓이 활짝 펴진 영지를 만났

갓이 펴지지 않은 어린 영지

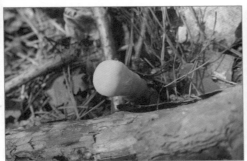

붉은사슴뿔버섯, Kouchanⓦ

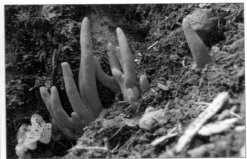

다. 갓이 펴지지 않은 영지는 길쭉한 모양이라 처음에는 영지인 줄도 몰랐다. 갓이 없는 버섯을 상상하지도 못했던 것이다. 어린 영지의 끝부분은 다 큰 영지의 갓 뒷면 색깔처럼 노란색이다. 나는 영지와의 첫 만남 이후 상당한 흥미를 느껴 8~9월에 산에만 가면 영지를 찾아 헤매곤 했다. 마치 어린 시절 보물찾기를 하는 것 같은 기분이 들었기 때문이다.

어느 날인가 선배와 함께 산에서 영지를 찾다가 길을 잃은 적이 있다. 우왕좌왕하다가 죽어 가는 참나무 밑 양지바른 곳에서 큼지막한 영지를 발견했다. 내 얼굴을 가릴 정도로 크기가 상당했다. 갓도 컸지만 버섯대도 굵직해 기운이 남달라 보였다. 이것이 가장 기억에 남는 영지다.

영지가 영험하다고 알려져, 마치 산삼처럼 오랜 세월을 살아온 것이라 생각하기 쉽지만 사실 영지는 1년생 버섯이다. 내가 발견했던 큰 영지도 그해에 자란 것이다. 생장 조건이 매우 좋아 크게 자랐을 뿐이다.

이후에도 영지를 자주 관찰하다 보니 독특한 점이 있었다. 참나무 그루터기에서 자라지만, 그 기부基部가 돌덩어리에 붙어 있는 경우가 많았던 것이다. 돌은 영지에게 정기를 빨려서인지 부스러지기 쉬운 상태였다. 이렇게 돌의 정기를 먹고 자란 영지는 돌처럼 딱딱해져서, 다른 버섯과 달리 말려도 형태를 그대로 유지한다. 심지어 끓여도 절대 흐물흐물해지지 않는다. 이런 특성은 효능과 연결된다.

당종해 선생의 『본초문답』에는 이런 설명이 있다. '동물과 식물은 모두 진정시키는 작용이 없고, 오직 광물과 돌만이 본래 진정시키는 작용이 있다.

따라서 혼백과 정신을 안정시키고 진정시킬 때는 광물과 돌이 중요하다.' 실제로 영지는 정신과 혼백을 안정시키고 불면증을 치료하는 효과가 있다. 광물도 돌도 아닌 영지가 마음을 안정시키는 이유는 돌의 정기를 흡수했기 때문이다. 영지를 달여서 차처럼 마시면 잠을 잘 자게 된다는 얘기를 자주 듣는다. 그 외에도 오랜 기침과 천식을 치료하고, 항암작용과 관련된 연구도 상당수 진행 중이다. 동물 실험에서 암 성장을 억제하는 작용이 있다고 보고된 바도 있다.[63][64]

영지는 단단해서 씹어 먹을 수 없으므로 우려서 마셔야 한다. 유효 성분이 파괴되지 않도록 섭씨 70도 내외의 따뜻한 물에 가볍게 우리는 것이 좋다. 두세 차례 우려먹은 후에는 맛이 옅어지는데, 이때는 물에 30분 정도 끓여서 마시면 된다. 영지는 보관이 좀 까다로운 편이다. 벌레가 속을 잘 파먹기 때문이다. 그래서 짧은 시간 찐 다음 보관하기도 한다. 이 경우 고온에서 유효 성분이 어느 정도 손실되는 것은 감수해야 한다. 이후에는 바람이 잘 통하는 건조한 곳에 두면 오래 보관할 수 있다.

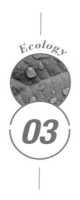
총명탕의 재료,
석창포

석창포石菖蒲는 머리에 좋다고 알려져 있다. 『동의보감』에서도 총명탕에 석창포가 들어가 있다. 그렇다면 창포 물에 머리를 감는다고 할 때의 창포와 석창포는 같은 식물일까? 모두 천남성과 아코러스Acorus속 식물이지만, 종이 다르다.

창포는 주로 호수나 연못가의 습지에서 자라는데, 물속 진흙에 뿌리를 박고 물 위에 잎과 꽃을 펼친다. 물속 뿌리에 산소를 공급해야 하기에, 잎 한가운데 잎맥이 툭 튀어나와 있다는 점과 독특한 향기가 특징이다.(사진2 참조) 석창포와 대비해, 물속에서 자란다는 의미에서 '수창포水菖蒲'라고도 불린다. 창포는 석창포보다 크게 자라고 약한 독성이 있어 주로 머리를 감을 때나 목욕물에 이용한다. 복용하면 가래를 제거하고 정신적 문제, 의식 장애를 치료한다. 단, 오래 먹는 것은 피하는 것이 좋다.

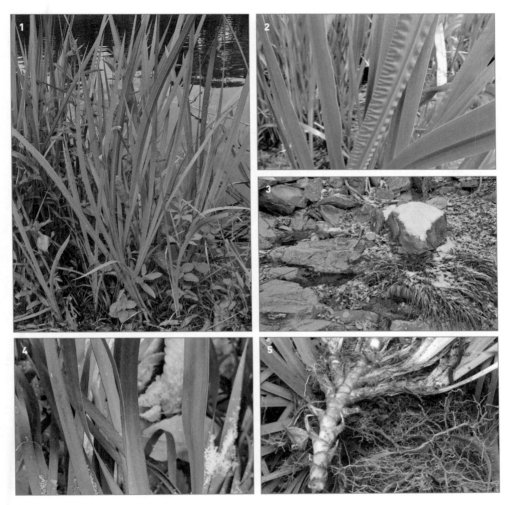

1 창포, H. Zell Ⓦ   2 잎 가운데 잎맥이 툭 튀어나온 창포, Krzysztof Ziarnek, Kenraiz Ⓦ
3 물가 바위 위에 자란 석창포   4 잎 중앙이 튀어나오지 않은 석창포   5 석창포의 뿌리 마디

　　석창포는 냇가나 산간 계곡의 흐르는 물가 바위틈이나 돌무더기 사이에

서 자란다. 뿌리가 바위에 붙어 자라서 석창포라 불리는데, 바위의 정기를

빨아 먹으며 자란다는 점에서 영지버섯과 유사하다. 돌에 붙어 자라면 진정 또는 수렴하는 효능이 강해진다. 돌 위는 척박한 환경이기에, 석창포는 빨리 자랄 수 없고 뿌리 마디 사이의 간격도 좁아진다. 뿌리 마디가 9개인 것이 좋다고 해서 구절창포九節菖蒲라고도 한다.

석창포는 무거운 성질로 놀란 것을 안정시키고, 소변으로 정액이나 냉이 새는 것을 수렴한다. 동시에 겨자처럼 머리로 치고 올라가는 향기가 있어서 머리를 총명하게 하고, 눈과 귀를 밝게 하며, 코가 막힌 것을 뚫어주고, 목과 기관지의 가래를 삭여주며, 말이 어눌하거나 목소리가 잘 나오지 않는 것을 치료한다. 머리가 띵하고 멍할 때, 어르신들이 사레 들 때도 석창포 가루가 아주 좋다. 커피처럼 각성만 시키는 것이 아니라 각성과 안정을 동시에 이루기 때문이다. 『동의보감 풀』에서는 여러 약초를 소개하고 있는데 먼저 나올수록 오래 먹어도 좋은 보약이다. 석창포는 두 번째로 나오므로 노인에게도 안전한 약재다.

석창포와 창포는 모양이 비슷해 일반인은 구별하기 힘들고 식물 분류학적으로도 유사하지만, 자라는 곳이 달라서 약효와 독성이 달라졌다. 석창포는 그 향기가 중요하기에, 물에 달여 먹는 것보다 가루 내어 입에 머금고 있는 것이 좋다. 조금 있으면 침이 나오면서 화한 향기가 코와 머리로 치고 올라가며 약효를 나타낸다.

동굴에 가면
저절로 호흡이 깊어진다

설악산 금강굴과 경주 석굴암은 불교와 관련되어 있다. 돈황 석굴, 용문 석굴, 운강 석굴, 맥적산 석굴, 병령사 석굴처럼, 중국의 종교 유적에서도 석굴을 자주 접할 수 있다. 수백 개의 동굴이 한 데 모여 있는 경우도 있다. 그들

석굴암, 강일웅Ⓦ

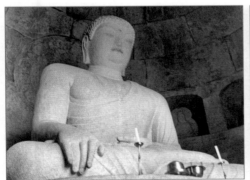

금강굴, 설악산, Sohyeon BakⓌ

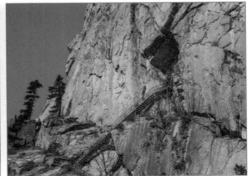

은 왜 이렇게 석굴에 집착했을까? 그 옛날 석굴을 만들려면 지금은 상상도 하기 힘든 노력과 희생이 따랐을 것이다. 불교의 발원지인 인도에도 아잔타 석굴, 우아랑가바드 석굴 등이 있고 도교의 용문 석굴이 있다. 놀라운 것은 초기 기독교에도 석굴 유적이 있다는 것이다. 터키의 괴레메 석굴 교회, 마리아 석굴 교회 등이 대표적이다. 돌의 무거운 기운을 받아 마음을 진정시키고 깨달음에 이를 수 있다고 믿었기 때문일까?

그리스의 파르테논 신전 또한 무거운 돌을 쌓아 만들었다. 신의 엄숙함을 느끼게 하려는 의도였을 것이다. 무거운 돌을 쌓아 만든 교도소도 있는데 이 역시 수감자들을 진정시키고 억누르려는 의도일 것이다.

동굴을 생태적으로 이해하기 위해서는 동굴에 사는 생물을 이해하면 된다. 아시다시피 대표적인 동굴 생물은 박쥐다. 『동의보감』에서는 박쥐에 대해 이렇게 설명한다. '종유석 동굴의 박쥐는 종유석의 즙액을 먹고 사는데,

괴뢰메 동굴교회, 터키, Mehmet5445Ⓦ

파르테논 신전, Juan Pablo Aparicio VaqueroⒻ

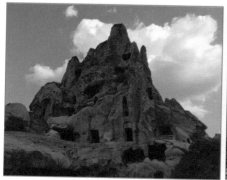
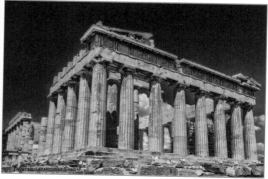

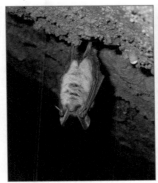
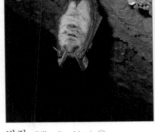

박쥐, Gilles San Martin Ⓦ   박쥐 자세

색깔은 희고 크기는 비둘기나 까치만 하며 모두 천년을 산다. 동굴 속에서 거꾸로 매달려 있는데, 이는 뇌가 무겁기 때문이다. 박쥐는 복식 호흡을 잘 해서 오래 살 수 있다.'

　박쥐는 포유류인데, 포유류는 몸집이 클수록 신진대사가 느려져 그만큼 더 오래 살 수 있다. 쥐는 1~2년을 살고, 코끼리는 60~70년을 산다. 사람은 예외로, 몸집 대비 상당히 장수하는 동물이다. 그런데 몸집 대비해 사람보다 수명이 긴 포유류가 19종 있는데, 그중 18종이 박쥐다. 몸무게가 7g인데 40년 이상 생존하는 박쥐도 있다. 요가에서 양다리를 양옆으로 곧게 뻗은 자세를 박쥐 자세라고 하는데, 복식 호흡에 도움이 된다.

　종유석은 기운을 하강시켜서 기침을 멎게 하고, 발기부전을 도우며, 젖 분비를 촉진한다. 종유석과 동굴의 기운을 받은 박쥐는 복식 호흡을 하기에 장수하는 것이다. 뇌가 무거워서 거꾸로 매달린다는 말은 뇌수가 꽉 차 있다

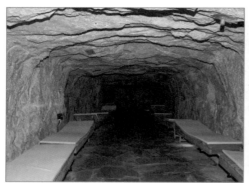
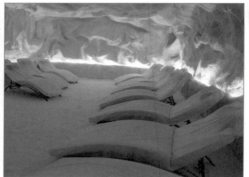

라돈 동굴 치료, 바트 가슈타인, Karl Gruber Ⓦ   소금 동굴 치료, Saltium Ⓦ

는 말이다. 사람이 노화하면 뇌수가 줄어 눈과 귀가 침침해지는데, 박쥐는 평생 이를 보완하는 행위를 하기에 오래 살 수밖에 없다.

'휴양의학'이란 산림, 해양 기후, 자연 환경, 자연 자원을 활용해 질병 예방, 건강 증진, 재활 치료를 목적으로 하는 모든 치유 행위를 말한다. 독일을 중심으로 유럽에서는 이미 오래전부터 산, 바다, 온천수가 나오는 곳을 중심으로 휴양의학센터나 헬스 리조트들이 성행했다. 동굴 요법도 그중 하나인데, 동굴 속에서 하는 호흡 치료법을 'speleotherapy'라고 한다.

오스트리아 바트 가슈타인Bad Gastein에서는 동굴 속에서 뿜어져 나오는 라돈을 이용해 관절염, 피부병, 알레르기, 만성 호흡기 질환을 치료하고 있다. 폴란드 비엘리츠카Wieliczka 소금 광산에서는 호흡기 질환과 알레르기 질환을 주로 치료한다. 독일과 동유럽에서 소금 동굴 요법을 통해 만성 폐쇄성 폐 질환을 개선시켰다는 연구 결과도 있다.[65]

동굴은 온도가 일정하며 쾌적하다. 중국 모택동 주석이 연안에서 살 때 토굴에 거주했다고 한다. 중국 섬서성은 예로부터 토굴에 사는 주민들이 많았는데, 현대화가 진행되면서 토굴에서 살지 않아도 되도록 정부에서 새로 집을 지어 주었다. 하지만 몇 년 지나지 않아 다시 토굴로 돌아가는 원주민들이 많았다고 한다. 토굴이 더 살기 좋다고 판단한 것이다.

현재도 지구상에는 동굴에서 살아가는 사람들이 있다. 동굴은 바위의 무거운 기운으로 화가 치솟고 마음이 동요하는 것, 정신 불안과 분노를 가라앉힌다. 즉 스트레스를 풀고 마음을 안정시켜 주는 것이다. 동굴은 호흡기 질환과 피부 질환, 알레르기 질환에도 좋다. 박쥐의 사례와 고승들의 설화를 종합해보면, 동굴은 기운을 끌어내려 단전 호흡에도 도움을 준다고 할 수 있다. 한의학적으로 이러한 동굴의 효능은 모두 폐와 관련되어 있다. 동굴은 기본적으로 폐에 작용한다. 석굴인지, 토굴인지, 종유석 동굴인지, 금광인지에 따라 차이가 있을 뿐이다. 석굴은 마음을 안정시키는 데 좋고, 토굴은 소화기 질환에, 종유석 동굴은 폐 질환에 좀 더 좋다고 하겠다.

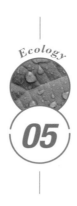

움파는 움파,
대파는 대파

'움파'란 말이 생소한 사람이 많을 것이다. 하지만 대파의 밑둥을 화분이나 정원에 심어 놓고 자라나는 부분만 잘라서 먹을 수 있다는 사실은 대부분 알 것이다. '움파'란 베어낸 줄기에서 다시 자라 나온 파, 겨울철 움 속에서 자란

파, 2021년 1월, 이문숙

대파의 흰 밑동, 2021년 1월, 이영은

일반 대파, 조호경

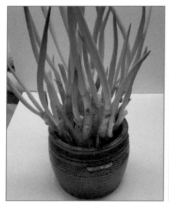
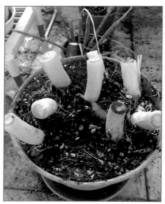
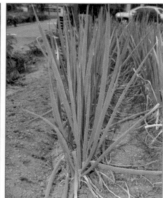

파를 의미한다. 냉장고가 없던 시절에는 땅에 큼직한 구덩이를 파고 배추, 무, 파 등의 채소를 저장해두었는데, 이 구덩이를 '움'이라고 했다. 움파는 여기서 유래된 것이다. 파의 윗부분을 잘라 먹고, 겨울철 흰색 밑둥을 움 속에서 다시 키우면 줄기가 노란색으로 바뀌며 자라는데 일반 파보다 연하고 달며 신선한 맛이 특징이다.

『동국세시기』에는 '입춘에 경기도 산골 지방에서 움파, 산갓, 당귀 싹을 진상했다'는 기록이 있고, 『규곤시의방』에도 '겨울에 움에서 당귀, 산갓, 파를 길러 먹었다'라고 서술되어 있다. 이미 조선 시대부터 움파는 겨울철 즐겨 먹는 채소였던 것이다.

그렇다면 움파는 일반 대파와 어떤 차이가 있을까? 같은 식물이니 당연히 학명은 같다. 움파는 유전자 개념이 아니라 생태적 개념에서 이해해야 한다. 앞서 언급했던 생태형이라고 할 수 있다. 재배 시간과 재배 공간이 달라짐으로써 색깔, 맛, 효능에 차이가 생기는 것이다.

한 번 잎을 베어낸 후에 다시 자란 잎이 처음 잎과 맛, 성분이 똑같을 수는 없다. 식물은 기계가 아니다. 동물이나 곤충이 살아 있는 식물의 일부를 먹어 치운다면, 여기에 자극받아 그 식물의 물질 대사와 호흡, 대사 물질의 이동 등이 크게 변화한다. 이런 변화가 사람에게 이로울 수도 있지만, 식물이 자신을 방어하기 위해 만든 독성 물질로 인해 사람에게 해를 끼칠 수도 있다.[66]

남아공의 한 농장에서 쿠두kudu 영양이 대량 괴사한 적이 있다. 그런데 이상하게도 울타리 속에 방목한 쿠두 영양만 죽고 인근의 야생 쿠두 영양은 멀쩡했다. 말이 울타리이지 거의 방목 수준으로 울타리의 규모가 방대했으므로 좁은 공간 탓이라고는 할 수 없었다. 조사 결과 놀라운 사실이 밝혀졌다. 쿠두 영양이 15분 이상 한 나무의 잎을 따 먹으면 나뭇잎 속 탄닌tannin의 농도가 급격히 상승한다는 것이다. 탄닌이 영양의 위장에서 영양분이 흡수되는 것을 방해해 결과적으로 영양들은 굶어 죽은 것이다. 야생에서 자라는 쿠두 영양은 한 나무에서 10분 이상 잎을 따 먹지 않는다고 한다.[67] 처음 먹은 잎과 10분째 먹은 잎, 15분째 먹은 잎의 성분이 각기 다르다는 뜻이다.

움파의 성분을 따로 분석한 논문은 없지만, 일반 대파와 다르다는 것은 직관적으로 알 수 있다. 움파를 생태적으로 분석해 보자. 형태는, 햇볕이 없는 어두운 움 속에서 햇볕을 찾느라 옆으로 많이 갈라지며 자란다. 색깔은, 광합성이 부족해 연한 노랑을 띠게 된다. 대파의 매운맛은 약해지고 단맛이 증가한다. 추운 겨울을 극복하며 보양하는 효능을 갖게 된다.

움파는 많이 갈라지는 것이 특징이다. 많이 갈라지는 형태는 대부분 기운을 흩어주는 효과로 나타나지만, 우산모양꽃차례 식물의 갈라짐은 양기를 강화하는 효과로 나타난다. 특히 겨울철의 갈라짐은 더욱 그렇다. 대파는 대표적인 우산모양꽃차례 식물이다. 버섯대가 많이 갈라져서 올라오는 팽이버섯이 폐의 양기를 강화하듯, 움파는 폐의 양기를 보충해서 감기를 예방하고 기관지를 데운다.

움파는 결구배추의 속이나 봄동의 가운데처럼 노란색을 띠면서 단맛이

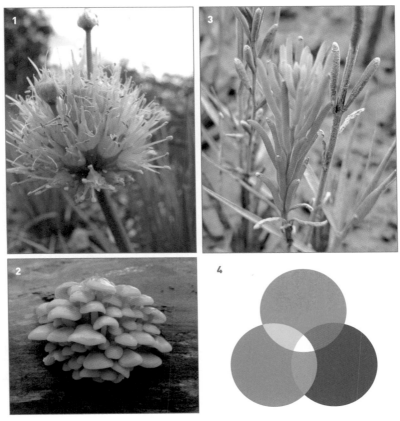

1 대파의 꽃(우산모양꽃차례), Forest and Kim Starr Ⓦ   **2** 자연산 팽이버섯. Lukas Ⓦ
3 나문재, 석모도   **4** 노랑=녹색+빨강

강하다. 이들의 노란색은 시들어 가는 가을 단풍의 노란색이 아니라, 햇볕을
받기 위해 노력하는 노란색이다. 빨간색과 녹색을 혼합하면 노란색이 된다.
식물에서 빨간색은 약한 짠맛(미네랄)을 의미하고, 녹색은 광합성이 활발하
다는 것을 의미한다. 위의 그림에서 볼 수 있듯이, 염생식물인 나문재는 염

분을 빨아올리는 아랫부분이 붉고, 그 다음이 노랑, 광합성을 하는 윗부분은 녹색이다. 빨강과 녹색의 중간이 노란색이라는 방증이다.

대파에는 붉은색을 띨 만큼 미네랄 성분이 풍부하지 않다. 새싹 나물이나 고로쇠 약수에 미네랄이 풍부한 것은 엄마가 자식에게 모든 것을 주듯, 뿌리가 지상부의 순에게 미네랄과 영양분을 최대한 공급해서 이후 광합성을 하게 하려는 것이다. 햇볕을 거의 받지 못한 움파의 뿌리는 햇볕을 찾아 모든 에너지와 미네랄을 지상부의 순을 키우는 데 투자한다. 움파의 노란색은 햇볕을 받으려는 노력이자, 미네랄이 풍부하다는 표시이기도 하다. 봄철과 달리 미네랄이 부족한 겨울철에 움파는 매우 고마운 식재료가 된 셈이다. 일반 대파를 먹으면 매운맛이 확 치고 올라오지만, 움파는 맛이 온화하다. 또한 대파보다 침이 잘 나오게 한다.

다른 식물들도 지하에 두거나 햇볕을 받지 못하면 노랗게 변하는 경우가 많다. 콩나물, 보리길금, 발아현미처럼 곡물을 발아시킬 때는 어두운 환경을 만든다. 움파와 발아시킨 곡물들은 뚫고 나오는 힘이 있으므로 체하거나 막힌 것을 뚫어 주는 효능이 있다. 그런데 콩나물, 보리길금, 발아현미는 모두 뿌리가 땅속으로 내려가면서 자란 것인데, 움파는 지상부가 위로 자란 것이다. 콩나물, 보리길금, 발아현미는 몸의 독소, 물혹, 덩어리, 체기를 빼내고 삭이는 데 비해, 움파는 소화를 도우면서도 몸을 보하는 효과가 상당하다. 따라서 허약한 사람과 노인에게도 좋다.

움파는 겨울에 자라난 순이므로, 순의 특징과 겨울이라는 특징이 혼합되

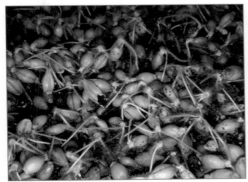

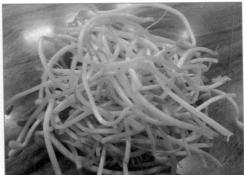

보리의 발아   콩나물

어 있다. 순은 몸속의 습열을 제거하므로 황달에 좋다. 고사리, 봄나물, 밀
순, 보리순, 새싹 나물이 모두 그렇다. 겨울에는 몸에 살이 붙고 지방이 끼면
서, 습해지고 뜨거워진다. 이런 습열을 없애려고 겨울철에 동치미나 막국수,
냉면, 팥앙금을 먹는 것이다. 대파의 순인 움파도 몸속의 병적인 습기를 제
거해 소화를 돕고 몸을 가볍게 한다.

　움파는 겨울에 자라나 봄에 솟아오를 준비를 하기에 봄나물이나 봄동과
유사한 효능을 갖는다. 즉 기운을 끌어올려 춘곤증에 대응한다. 정약용의 둘
째 아들인 정학유가 지은 『농가월령가』에서는 '음력 정월에 움파와 미나리를
무 싹에다 곁들이면, 보기에 새롭고 싱싱하니 오신채를 부러워하겠는가?'라
고 했다. 『동의보감』에서도 '파는 겨울에 먹는 것이 좋다'고 했다.

　수백 년 전 겨울에 먹던 대파는 당연히 움파다. '쪽파는 동총凍葱이라고
하는데, 겨울을 지나도 죽지 않기에 붙인 이름이다. 이것이 식용이나 약용에

제일 좋다.' 이는 『동의보감』에서 쪽파를 설명한 내용이지만, 움파에도 어느 정도 적용된다. 겨울을 나며 약효가 좋아지기 때문이다.

같은 맥락에서 '봄 부추는 사위에게도 주지 않는다'는 옛말이 있다. 부추는 원래 양기를 보충하는데, 겨울을 나면 아랫배의 양기를 더 강하게 해주어 정력에 좋다는 말이다. 이 역시 움파에게도 어느 정도 적용이 된다. 부추는 원래 후끈한 맛으로 양기를 보충해 주는데, 겨울 기운을 받으면 보리나 밀처럼 수렴 작용이 강해지는 것이다. 겨울을 나면서 대파의 흩는 매운맛은 움파의 수렴하는 후끈한 맛으로 약효가 어느 정도 이동한다. 그러니 움파는 겨울이 제철이다. 이렇듯 신시불이身時不二는 매우 중요한 개념이다.

일반 대파와 움파를 좀 더 상세히 비교해보자. 대파는 땀을 내서 겉의 찬 기운을 풀고, 양기를 소통시키며, 해독하고 살충한다. 즉 보하는 것이 아니라 발산하고 흩어서 감기를 치료한다. 반면, 움파의 효능은 세 가지로 요약된다. 첫째, 겨울철 소화를 돕는다. 약한 짠맛과 단맛을 의미하는 노란색이 소화를 돕고, 순이기에 막힌 것을 뚫어 주고 몸을 가볍게 한다. 둘째, 약한 짠맛은 미네랄 등의 영양분을 공급해서 겨울철에 뼈를 단단하게 하고, 겨울이라는 수렴하는 힘을 받아 단전의 양기를 보양한다. 셋째, 봄에 솟아오를 준비를 하기에 봄나물이나 봄동처럼 기운을 끌어올려 춘곤증에 좋다.

일반 대파는 속이 비어 있어 먼저 위장관을 뚫어 준 후, 폐와 피부로 가서 땀을 흘리게 한다. 그래서 고기 먹을 때 곁들이고, 감기 걸렸을 때 치료제로 쓴다. 움파 역시 먼저 위장관을 뚫어 주는 것까지는 똑같지만, 이후 단전으로 내려가 몸을 따뜻하게 데워서 복식 호흡을 돕는다. 그 후에 폐로 기운을 끌어올려 몸을 가볍게 하고, 피부를 데워 찬 기운의 침범을 막지만, 땀을 흘리게 하지는 않는다. 겨울에는 대파와 같은 매운맛을 주의해야 하는데 움파는 그런 걱정을 안 해도 된다. 겨울철 노인 보양과 몸이 차갑고 무거운 사람에게 좋은 식재료라 할 수 있다.

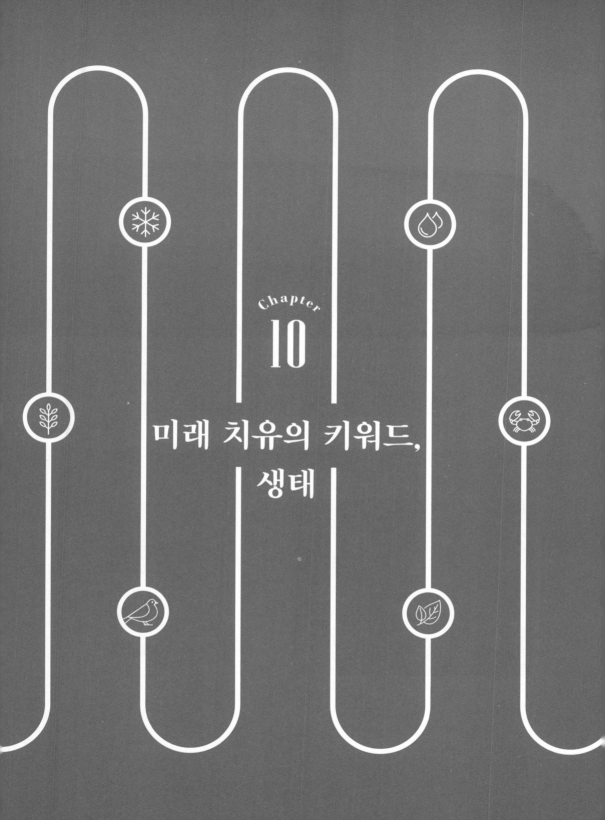

Chapter
10

미래 치유의 키워드,
생태

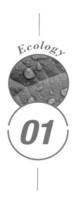

생명 vs 인공,
담淡 vs 부담不淡

건강에 대한 관심은 자연스럽게 좋은 먹거리로 이어진다. 그렇다면 좋은 먹거리란 무엇일까? 만약 좋은 사과가 비타민이 많이 함유된 사과라면 굳이 사과를 먹을 필요 없이 고단위 비타민 제제를 먹으면 될 일이다. 하지만 우리

사과, Simon Thomasⓓ

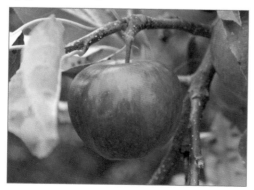

합성 비타민 제제, Charlieajaⓓ

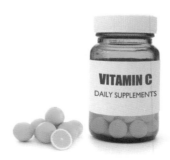

는 그게 아니라는 것을 본능적으로 알고 있다. 2013년 12월 하버드대 공공보건대학원 연구팀은 12년간의 긴 연구 끝에, 종합비타민과 미네랄 제제는 심장 질환과 암 발생률, 기억력 저하를 막는 데 효과가 없다고 발표했다. 그러니 종합비타민제 구입에 돈을 낭비하지 말고 과일, 채소, 견과류, 콩, 유제품 등을 먹으라고 권했다.

2016년 2월 한국 국립암센터 명승권 교수팀은 국제학회지에 발표된 임상시험 논문 7건을 메타 분석했다. 그 결과, 보충제의 형태로 비타민C를 복용한 실험 대상자와 위약을 복용한 실험 대상자의 암 발생률과 암 사망률에 차이가 없었다. 메타 분석을 주도한 명 교수는 다음과 같이 밝혔다.

'천연 비타민C가 풍부한 과일과 채소를 자주 섭취하면 암 발생률이 낮다는 연구 결과는 많지만, 보충제 형태로 비타민C를 복용하는 경우에는 임상시험 결과가 일관되지 않았다. 일각에서는 비타민C 보충제를 고용량으로 복용하면 암이나 심혈관 질환을 예방할 수 있다고 하지만 이는 임상시험을 통해 입증된 바가 없는 가설에 불과하다. 천연 비타민과 합성 비타민은 화학 구조식이 같지만 입체적 구조가 다르기에, 화학 성분이 같더라도 효과가 다를 수 있다.'

생명체는 자연에 적응하고 생존하기 위해 치열하게 노력한다. 즉 생명체에는 생명성과 운동성의 역사가 함께 기록되어 있다. 천연 식재료를 먹으면 이러한 기억이 내 몸에 재현되어 오장육부가 활성화된다. 약선藥膳과 한의학은 이런 토대 위에서 사람을 치유한다.

천연 식재료를 먹으면 첫맛은 각기 다르지만 끝맛은 비슷하다. 즉 담담한 맛, 구수한 맛, 은은한 단맛이라고 표현할 수 있다. 밥을 오래 씹었을 때 느껴지는 맛을 떠올리면 되는데, 이것을 담미淡味라고 하며, 끝에 침이 나온다. 담미는 몸을 근본적으로 보하면서도 살찌게 하지 않는다. 또 기혈을 순환시키고 소변을 잘 나가게 한다. 몸에 좋은 음식은 한결같이 끝맛이 은은하게 달다. 자연 숙성된 된장, 간장, 고추장도 끝맛이 달다.

꽃소금이라 불리는 정제염은 죽염과 같이 첫맛이 짜지만 끝맛은 다르다. 정제염은 끝맛이 쓰고, 잘 구운 죽염과 암염, 오래 묵힌 천일염은 약간 짜다가 이내 단맛이 돈다. 음식을 먹었는데 계속 물이 당기고 다음날 아침 찌뿌둥하다면 절대 좋은 음식이 아니다. 좋은 음식은 입에 침이 잘 나오고, 다음 날 아침이 개운하다. 침이 잘 나온다는 것은 부교감신경이 활성화되어 몸과 마음이 이완된다는 뜻이다.

『동의보감』에서는 '담미는 오래 먹어도 부작용이 없으므로 사람에게 큰 공이 있다'라고 했다. 사람의 근본인 정기신혈精氣神血을 보충하는 것은 바로 이 담미다. 담미란 담백한 맛과도 일맥상통한다. 자극적인 맛은 몸의 근본을 손상하는데, 안타깝게도 요즘 우리가 먹는 대부분의 음식은 자극적이다. 장기 보관을 위해 공장에서 만들어졌거나 자극적인 맛을 위해 화학조미료가 듬뿍 들어갔기 때문이다.

인공 식재료에는 살아남으려고 노력한 기억이 없다. 생명성이 없어서 움직임도 없다. 천연 식재료를 원료로 썼더라도 가공 과정에서 생명의 기억이 사라질 수 있다. 이런 음식은 오장육부를 비활성화시킨다. 기혈 순환이 안 되니 물살이 찌고, 동맥이 딱딱해지고 소변이 원활하지 않다. 밥을 먹어도 잘 내려가지 않는다. 배가 더부룩하고 위하수가 생길 뿐 아니라 대변도 잘 나가지 않는다. 합성 식재료나 가공식품의 맛은 담미淡味의 반대인 부담不淡 이라 표현할 수 있다.

부담은 끝맛이 텁텁하거나 쓰다. 침이 나오지 않으니 입안이 마른다. 침이 나오지 않는 것은 교감신경이 항진되어 몸과 마음이 긴장하고 있다는 의미다. 인공조미료가 많이 들어간 음식을 먹으면 입이 텁텁하고 물이 당기며, 다음날 몸이 붓고 소변이 시원치 않다. 입이 텁텁한 이유는 입안과 혀의 진액이 순환하지 못하고 정지 혹은 마비되었다는 말이다. 물이 당기는 것은 멈춘 것을 다시 흐르게 하려는 몸의 노력이다.

음식은 오래 씹을수록 담미가 강해진다. 밥도 대충 씹어 꿀꺽 삼키면 단맛을 느낄 틈이 없다. 오래 씹어야 서서히 단맛이 스며 나온다. 즉 침이 나오는 것이다. 오래 씹어야 몸에 좋다는 이유가 바로 담미에 있다.

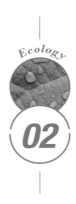

부담不淡의 세계에서
담淡의 세계로

수백만 년 동안 인류는 담淡의 세계에서 살았다. 전쟁이나 기아, 전염병이라는 재난이 있었지만, 기본적으로 조화와 균형, 자기 치유가 저절로 이루어지는 세계다. 그런데 최근 반세기 동안 인류는 거의 대부분 부담不淡한 것들

햇볕 쐬며 잠든 고양이, Serenity Ⓦ

LED 빛, Alexofdodd Ⓦ

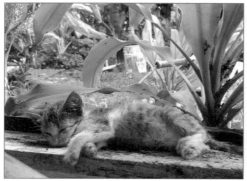

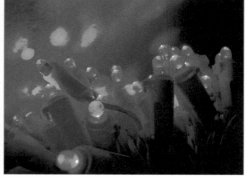

만 접하고 있다. 문제는 우리의 몸에는 부담에 대한 경험도, 부담을 극복할 장치도 없다는 것이다. 음식에만 해당되는 이야기가 아니다. 원인 불상의 체기, 가래, 어혈은 문명이란 이름으로 치장된 여러 가지 부담으로 인해 우리 몸이 상처 입고 있다는 방증이다. 지금부터 빛, 물, 공기, 소리, 향으로 나눠서 담과 부담의 차이를 살펴보자.

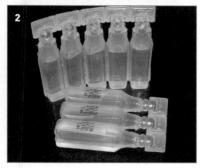

1 지리산 계곡물, 정민호
2 증류수, Saltanat ebli Ⓦ

양지바른 곳에서 잠든 고양이는 사람이 다가가도 모른 채 곤하게 잠들어 있는 경우가 많다. 봄나들이나 산행을 해서 따사로운 햇볕을 한가득 받고 오면 졸음이 쏟아지는데, 이럴 때 한숨 자고 나면 몸이 가뿐하다. 인공 조명 아래에서는 꿈도 못 꿀 일이다. 햇빛은 눈과 피부에 담淡으로 작용하지만, 인공적인 빛은 부담不淡으로 작용한다. 인체의 생명력과 운동력을 마비시키므로, 오래 쬐면 눈과 입, 피부가 건조해지고, 혈액이 순환되지 않으며, 소화도 안 되고, 머리가 무겁다. 온종일 숲을 보거나 하늘만 보고 있다고 해서 눈이 피곤해지지는 않는다. 하지만 모니터나 스마트폰은 1~2시간만 연속해서 봐도 눈이 건조하고 피곤해진다.

물도 마찬가지다. 등산을 하다가 바위틈에서

흘러나온 석간수를 마시면 목구멍이 활짝 열린 듯 물이 잘 넘어간다. '내가 물을 이렇게나 마실 수 있나?' 싶을 정도로 많이 들어간다. 물을 마신 후에도 침이 흘러나와 소화가 잘 되고 머리도 맑아진다. 그런데 도시인 대부분은 수돗물을 정수 처리한 정수기 물을 마신다. 정수기 물은 침이 고이지도 않고 입이 금세 마른다. 담미淡味를 띤 물을 마실 때는 몸이 잘 받아들이지만, 부담不淡한 물을 마실 때는 몸이 저항하는 것이다. 의식과 상관없이 몸이 반응한다. 물의 '미네랄 성분이 어떻고 대장균이 어떻고'가 중요한 것이 아니다.

예전에는 모두가 자연 속에서 살았다. 흙이나 돌, 나무, 짚으로 집을 지었으므로 실질적으로 자연이 집이고 집이 자연이었다. 지금은 대부분 콘크리트, H-빔, 페인트, 단열재 등 인공 재료로 집을 짓는다. 인류 전체 역사에서 이런 인공 환경에서 거주한 역사는 매우 짧다. 우리 유전자에게는 매우 낯선 환경이다. 게다가 현대인은 온도와 습도까지 인공적으로 조절한다. 공기까지도 담淡이 아니라 부담不淡이다.

냉난방이 되는 실내에서는 억지로 하려고 해도 숨을 깊이 들이쉴 수 없지만, 설악산 대청봉에 가면 숨이 저절로 깊어진다. 몸에 부담을 주는 부담한 공기는 조금씩 마시고, 담한 공기는 양껏 들이마신다. 냉난방이 되는 실내에서 긴 시간을 보내는 현대인들은 흔히 피부와 안구 건조, 목과 코의 마름, 두통 증세를 겪는데 이 모두 부담한 공기 탓이다. 여기에 미세먼지 등 공해까지 가세하니 숨이 갈수록 얕아진다. 우리의 기도와 폐가 자신을 보호하기 위해 닫히기 때문이다.

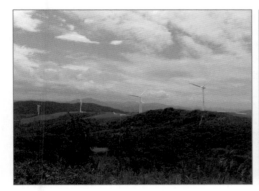
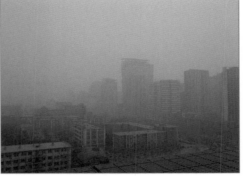

대관령의 바람, 이영은   도시의 공해, Kentaro IEMOTOⓌ

소리와 향기도 그렇다. 새소리, 계곡 물소리, 숲을 스치는 바람 소리를 들으면 마음이 편안해지고 호흡이 깊어진다. 하지만 현대인들은 자연의 소리보다는 TV와 스마트폰 등을 통해 인공적인 소리를 훨씬 많이 듣는다. 인위적인 음향과 전파 또한 부담不淡한 것으로 귀의 기능을 마비시킨다. 전자파 부작용에 관한 보고는 이미 많다. 꽃 향기, 나무 향기 역시 숨을 깊이 들이마시게 해주고 스트레스를 풀어 준다. 진한 향수나 방향제 등은 코의 기능을 마비시켜 심한 경우 머리가 아프고 속이 메슥거릴 수 있다. 이렇게 부담한 것들은 어혈과 가래를 생기게 하고, 몸이 막히고 붓게 만든다.

자연과 인공의 차이를 한마디로 설명하긴 어렵지만, 자연적인 것은 일정하지 않고 예측할 수 없다는 사실은 명확하다. 오늘 산책하다 쬔 햇볕은 매 순간 그 파장과 온도, 자외선의 양이 다를 것이다. 오늘 11시에 떠먹은 석간수와 내일 11시에 떠먹을 석간수는 성분부터 운동성까지 모두 다를 것이다.

오늘 들은 새소리와 오늘 맡은 라일락 향기도 마찬가지다. 자연은 늘 변화한다. 표준화할 수가 없다. 반대로 인공은 늘 일정하다. 하나의 성분, 하나의 파장, 일정한 비율로 정의되고 예측 가능하다. 우리의 뇌를 자극해 생동감 있게 만드는 것은 변화하는 것이다. 뇌는 변화하지 않는 것에 금방 흥미를 잃는다. 자연은 무상無常하기에 사람에게 좋고, 인생도 무상無常해야 담미淡味가 있다.

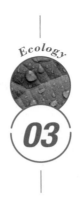

Ecology

03

술독을 풀어 주는
음식

술이 '독이냐 약이냐'의 논쟁은 무의미하다. 독과 약이 별개의 것이 아니기 때문이다. 사실 술만큼 강한 약은 많지 않다. 어떤 음식이나 약을 먹고 술만큼 강하고 빠르게 반응이 나타나는 것을 본 적이 없을 것이다. 술은 들어가자마자 열이 오르고, 가슴이 두근거리고, 감정이 격해진다. 누구는 구토를 하고, 누구는 졸고, 누구는 말이 많아지고, 누구는 화를 내고, 누구는 기분이 좋아진다. 술에 대한 반응은 제각각이지만, 과하게 마시면 독이 된다는 사실은 한결같다.

과음한 다음날 몸이 몹시 괴롭다. 머리가 깨질 듯 아프고, 온몸이 무겁고, 속도 편치 않다. 설사, 구토를 하기도 한다. 한의학에서는 이를 주습酒濕이라고 하는데, 스펀지에 물 먹인 것처럼 술의 병적인 습기가 쌓였기 때문이다. 술독은 폐를 말리고 방광에 문제를 일으킨다. 가래, 기침 등 호흡에 문제가

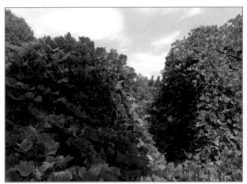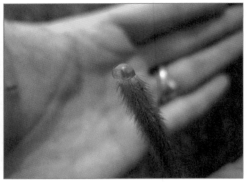

대표적 덩굴식물인 칡, 철마산   **칡 순**, 끊으면 진액이 솟구친다. 엄영신

생기고 소변이 잘 나가지 않으면서 몸이 붓는다.

술독을 치료하기 위해서는 앞에서 말한 증상을 반대로 뒤집으면 된다. 즉 폐의 열을 내림으로써 폐를 촉촉이 적셔주고, 방광에서 소변이 잘 나가게 하며, 온몸에 쌓인 병적 습기를 말리는 것이다. 폐의 열은 땀이나 소변, 호흡을 이용해 내린다. 『동의보감』에서도 '술독은 땀을 내거나 소변이 잘 나가게 하면 제거된다'라고 했다. 그래서 술 먹은 후, 운동이나 사우나로 땀을 빼거나 화장실을 들락날락해서 술독을 푼다.

생태적인 개념을 적용하면, 술독을 풀어 주는 음식이나 약재를 쉽게 찾을 수 있다. 여기에서는 여섯 가지로 나눠서 설명하겠다. 첫째는 덩굴식물이다. 구불구불 길게 뻗는 덩굴식물은 물을 잘 순환시키는 특성이 있다. 만약 사람에게 대롱을 통해 물을 위로 뿜어 올리라고 하면 채 2미터도 올리지 못할 것이다. 그런데 덩굴식물은 수십 미터 떨어진 말단까지 24시간 내내 물을 공급한다. 이런 특성이 몸에 정체된 병적인 습기를 순환시켜 소변으로 빼내는 효능으로 나타난다.

대표적인 덩굴식물인 칡은 1년에 무려 18미터나 자란다. 다시 말해 18미터 위까지 물을 뿜어 올린다는 뜻이다. 이런 힘으로 체내의 술독을 남김없이 소변과 땀으로 뽑아낸다. 그래서 음주 후에 칡즙, 칡차를 찾는 것이다. 칡꽃을 차로 마셔도 해독에 좋다. 게다가 향도 아주 좋다. 『동의보감』에서도 이렇게 설명한다. '갈근은 술독을 풀고 술에 취해 깨어나지 않는 것을 치료한다. 찧어서 즙을 내어 1~2되를 마시면 깨어나는데 달여서 마셔도 좋다. 칡꽃도 술독을 잘 풀어준다.'

술집의 과일 안주를 잘 살펴보면 공통점을 발견할 수 있다. 포도, 키위, 수박, 참외, 오이, 오미자, 토마토는 모두 덩굴식물의 열매다. 덩굴의 열매 역시 술독을 소변으로 빼내 준다. 덩굴 열매의 공통점은 열매 하나에 씨앗이 엄청나게 많다는 것이다. 포도나 오미자처럼 열매가 송이로 맺히는 것은 씨앗이 1~4개 들어 있는데, 송이 전체로 보면 엄청난 수의 씨앗이 있는 것이다. 덩굴식물은 물가에 뿌리를 내려서 수분을 다량 흡수하고, 넓은 잎으로 광합성을 하므로 열매가 커진다. 커진 열매에 씨앗을 많이 담아서 생존의 효율성을 높인 것이다. 어떤 과일이 덩굴식물의 열매인지 잘 모르겠다면, 그냥 씨앗이 많은 과일을 술안주로 하면 된다.

둘째는 콩이다. 사실 대부분의 콩은 덩굴식물이므로 소변을 잘 나가게 해서 술독을 몰아낸다. 콩은 해독하는 힘도 탁월한데, 그중 녹두를 최고로 친

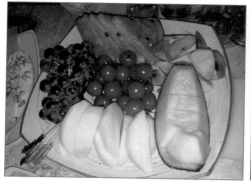
과일 안주

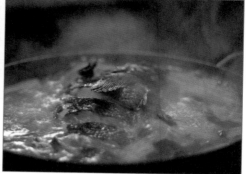
생선 매운탕, David Peterson Ⓦ

다. 그래서 녹두전, 숙주나물, 탕평채를 술안주로 많이 먹는 것이다. 콩을 싹 틔운 콩나물도 해장국으로 유명하다.

셋째는 물속 생물이다. 물에 살기 위해서는 몸 밖으로 물을 배제해야 한다. 배제하지 못한다면 부풀어 터져 죽을 것이다. 따라서 모든 민물과 바다 생물은 정체된 물과 병적인 습기를 몸 밖으로 빼내는 효능이 있다. 명태, 붕어 등 물고기는 소변을 잘 통하게 해서 술독을 몸 밖으로 몰아낸다. 미역, 다시마, 매생이 등의 해조류와 미나리, 연근, 마름 등 수생식물도 술독을 잘 풀어준다. 굴, 홍합, 재첩 등 조개류와 다슬기, 우렁이 등의 소라류, 해삼과 멍게도 술독을 푼다. 술집에 해산물 요리가 많은 것은 이런 이유 때문이다. 술독은 정체된 습기의 일종이므로, 정체된 물인 연못이나 갯벌에서 사는 생물이 더 효과적이다. 그래서 바닷가나 강가, 호숫가에 술집이 많은지도 모르겠다.

넷째는 습한 데서 자라는 식물이다. 술독을 푸는 것으로 유명한 지구자는 헛개나무의 열매다. 습기가 많은 지역에서 자라는 헛개나무는 술독을 소변으로 빼내는 효능이 탁월하다. 오리나무 역시 낮은 습지에서 자라기에 오리나무 껍질도 술독을 풀어 준다. 습지에 사는 미나리 역시 마찬가지다.

다섯째는 맵거나 향이 강한 식재료다. 해장국을 생각해보면 대체로 얼큰하다. 얼큰한 맛, 매운맛, 향기로 땀을 나게 해서 술독을 흩는 것을 '해장한다'라고 표현한다. 그런 면에서는 '생선 매운탕'이 최고다. 매운맛이 땀을 빼 주고, 생선이 소변을 잘 내보내 주어 이중의 효과를 얻기 때문이다. 유자차도 향기로 술독을 풀어 준다.

여섯째는 사과와 배다. 사과와 배는 달고 약간 시큼하면서 서늘하다. 과음으로 열이 떠서 갈증이 심한 경우에 좋다. 폐가 열을 받아서 말라 들어가는 것을 막아 주기 때문이다. 열을 가라앉히면서 폐에 진액을 공급해서 갈증을 멎게 한다. 우리나라의 음주 문화는 대개 사대부 집안에서 비롯되었다. 애초에 술안주들은 술독을 잘 풀어 주도록 설계되었다는 뜻이다.

이렇게 우리의 생활 속에서 생태를 먹거리와 치유에 활용할 수 있다. 모든 성분을 검사할 수도 없고, 성분과 학명이 같다고 해서 효능이 같은 것도 아니다. 그 생물이 생태환경에서 살아남기 위해 어떤 노력을 했는지를 관찰해야 하며, 그 생물이 극복할 것이 많은 환경에서 더 노력하게 함으로써 약효를 증가시키는 농법을 개발해야 한다.

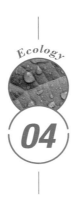

생태기능
식품이란?

1670년 경신 대기근 때 100만 이상이 아사餓死했다. 1695년부터 수년 간 이어
진 을병 대기근 때는 무려 인구의 20%가 굶어 죽었다. 우리 선조들의 지상 목
표는 굶어 죽지 않는 것이었다. 1960년대까지도 보릿고개를 겪을 정도로 곡
식이 모자랐다. 이런 상황에서는 무슨 짓을 해서든 생산량 증대가 최고의 선
善이었다.

몸에 해롭지 않은 깨끗한 식재료를 찾기 시작한 것은 1980년대가 되어서
다. 유기농이나 친환경 농법이 개발되기 시작한 것도 그때부터다. 2000년대
들어서 몸에 좋은 음식에 대한 관심이 부쩍 높아지면서 건강기능식품이 봇
물처럼 쏟아졌다. 내 몸에 약처럼 작용하면서 부작용이 거의 없는 식품을 원
하게 된 것이다.

사실 약선藥膳이나 보양식保養食 개념은 예전부터 있었다. 궁중 요리나 양

반가의 요리는 사람과 계절에 맞게 만들어졌다. 내의원과 수라간이 협력해서 수라상을 관리한 것만 봐도 식약동원食藥同源의 개념이 널리 받아 들여졌다는 사실을 알 수 있다. 먹을 것이 풍족하지 않은 상황에서는 어쩔 수 없었을 뿐, 몸에 좋은 것을 찾는 것은 인지상정이다.

20세기가 대량 생산의 시대였다면, 21세기는 소량 맞춤 생산의 시대가 될 것이다. 또한 건강기능식품에서 생태기능식품으로 발전해 나갈 것이다. 살아가는 생태환경에 따라 다른 기능을 갖게 된 식품이 생태기능식품이다. 일란성 쌍둥이도 어떤 환경에서 살았는지에 따라 성격이 달라지듯, 생물도 사는 장소에 따라 성격이 달라진다. 생태형ecotype이 다른 것이다. 더 나아가 모든 개체는 모두 다르다고 봐야 한다. 100년 묵은 산삼과 1년생 산삼이 같을 수 없고, 자연산 광어와 양식 광어가 같을 수 없다. 후천적 생태환경은 약효에 지대한 영향을 미친다. '어떻게 살아왔느냐'는 '어떻게 태어났느냐'보다 훨씬 중요하다. 귤이 회수를 건너면 탱자가 되는 법이다.

인삼, 김현보   산삼

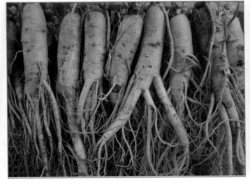 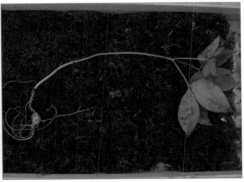

쌀이라고 해서 모두 같은 쌀이 아니다. 간척지쌀과 고랭지쌀, 밭벼, 안남미는 효능이 다르다. 여기에 '발아'라는 개념까지 들어가면 그 종류는 더 많아진다. 배추도 마찬가지다. 고랭지 배추는 부족한 산소와 이산화탄소를 더 받아들이려고 노력하고, 해남 배추는 간척지의 염분 속에서 살아남기 위해 미네랄을 더 머금으려고 노력한다.

우리는 성분을 먹는 것이 아니라 생명체가 살아남기 위해 투쟁한 노력과 생명력을 먹는 것이다. 백두산 정상에 식물을 심는다면, 고산의 저산소 환경, 극심한 일교차와 연교차, 강한 바람에서 살아남기 위해 노력할 것이다. 이런 노력은 항암 기능과 중풍 치료 효능으로 나타난다. 황기는 정선 황기가 좋고, 쑥은 강화 쑥이 좋다는 말은 다 이런 배경에서 나왔다.

인산의학의 유황 농법도 그렇다. 땅에 유황을 뿌리면 식물은 유황의 독성으로부터 살아남기 위해 노력한다. 이런 땅에서 자란 과일은 당도와 해독력이 높다. 또한 어떤 흙에서 자랐는지에 따라서도 달라진다. 마사토인지, 진흙인지, 부식토인지, 수경 재배했는지에 따라서 효능도 당연히 달라진다. 가리개를 이용해 동쪽 햇빛만 받게 하거나, 서쪽 햇빛만 받게 해도 달라진다. 같은 공간이라도 재배 환경을 바꾸면 모든 것이 달라지는 것이다. 이렇게 모든 생물은 생태환경을 통해 변화한다. 한 번 먹었을 때는 큰 변화가 없겠지만, 매일 먹으면 이슬에 옷 젖듯이 근본적인 변화가 촉발된다.

몸에 진액이 부족해서 입이 마르고 피부가 건조하다면 무엇을 먹어야 할까? 사막의 선인장과 알로에는 물을 악착같이 보존하려는 힘을 갖고 있어,

열이 많으면서 건조한 사람에게 좋다. 퉁퉁마디와 칠면초 등 염생식물도 바닷물에 물을 빼앗기지 않으려는 힘이 있기에 진액을 보충해 준다. 대부분의 다육식물이 좋을 것이다. 또한 진액에 해당하는 고로쇠 수액을 먹어도 좋고, 씨앗을 위해 새콤한 즙액을 지닌 가을 과일도 좋다.

출산 후 부기를 빼려면, 물에서 살면서 물을 배제하는 전략을 가진 생물이 좋을 것이다. 연못이나 갯벌에서 자란 물고기와 해조류가 여기에 해당한다. 보통의 연못보다는 우포 늪처럼 오래된 늪지대의 물고기가 더 좋을 것이다. 젖 분비를 위해서는 돼지 족발이 좋은데, 그중에서도 방목한 검은색의 젊은 암퇘지 족발이 좋다. 몸이 차다면 추운 곳에서 자란 식물을 먹으면 된다. 단, 추운 지역의 식물이 모두 따뜻한 기운을 띠는 것은 아니므로 주의해야 한다. 잘 모르겠으면 추운 곳에서 자란 여러 식물을 섞어 먹으면 된다. 반대로 몸이 뜨겁다면 열대 과일과 채소를 먹어 열을 내리면 된다.

한약과 약선은 약재와 식재료가 가진 생태적 힘을 조합해 인체의 생태환경을 변화시키려는 가장 강력한 수단이다. 그 다음이 음식인데 일상생활 속에서 실천할 수 있어 장기적인 변화를 유발할 수 있다는 점에서 중요하다. 마트에서 쇼핑을 할 때도 식재료들이 어떤 곳에서 어떤 노력을 하며 살았는지 한 번쯤 생각해보면 좋겠다. 식재료의 형태, 색깔, 기운, 맛, 성질, 산지를 종합하면 대략적인 약성藥性이 파악된다. 또한 생태 농법을 통해 식재료의 효능을 새롭게 개발해, 각자 자신에게 맞는 약초와 식재료를 선택할 수 있는 때가 오기를 기대한다.

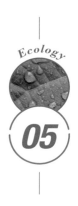

생태치유란?

공간 생태 치료

동일한 환경에서 살아가는 생명체들은 살아남기 위해 비슷한 노력을 한다고 했다. 고산에 사는 식물은 산소를 많이 빨아들이고, 고산 동물은 폐활량을 늘린다. 사람도 고산에 살면 폐활량이 늘어난다. 암은 세포 단위의 산소가 부족해 생긴다고 할 수 있다. 그러니 암 환자는 적당한 고산에서 사는 것이 좋다. 세포 단위의 산소 공급량이 늘어나기 때문이다. 물론 모든 생명이 같은 대응을 하는 것이 아니다. 산소가 부족한 환경에서 혐기성嫌氣性이란 전략을 택한 생명도 있으니 말이다.

추운 지역의 동식물들은 덩치를 키우거나 지방을 머금어 체온을 유지하려고 노력한다. 속이 찬 사람이 어느 정도 추운 환경에 살게 되면, 살아남기 위해 속을 따뜻하게 하려고 노력한다. 알레르기 천식으로 고생하던 학생이 있었다. 여러 치료를 받아도 효과가 없었는데, 유독 설악산 비룡폭포에만 가면 천식 증상이 사라졌다고 한다. 혹시 폭포의 음이온 효과 때문일까 해서 음이온 발생기를 샀지만 별 효과를 보지 못했다. 음이온이라고 해서 똑같은 음이온이 아니었기 때문이다.

큰 폭포는 급격한 기울기로 인해 유속이 빠르고 유량도 많다. 강력한 힘으로 아래로 누르는 효과가 있는 것이다. 『동의보감 물』에서 설명하는 '급류수'에 해당하는데, 이는 위로 뜬 열과 치솟는 기운을 아래로 끌어내리고 대소변을 잘 통하게 한다. 그래서 폭포 근처에 가면 무더운 여름철에도 시원하고, 화병 있는 사람은 마음이 편해진다. 스트레스로 화가 떠서 잠을 못 이룰 때, 녹음된 폭포 소리를 재생하면 도움이 된다.

천식을 한의학적으로 정의하자면, 폐가 위로 치받는 기운을 억누르지 못해 입과 코로 튀어나오는 것이다. 학생의 천식이 호전된 것은 아래로 내리누르는 폭포수의 힘이 위로 치받는 기운을 억눌렀기 때문이다. 실내의 음이온 발생기는 높이가 현저히 낮아서 아래로 떨어지는 힘이 부족했던 것이다. 자연은 스스로 하던 노력(운동성)을 사람의 몸속에서 재현하므로, 절벽이나 폭포 인근에 자생하는 풀도 천식 증상을 완화해 준다.

몸에 병적인 습기가 많은 사람은 고산이나 사막 등 건조한 곳에 가면 병이 호전된다. 호흡기 질환이나 종양이 있는 사람도 적당한 고산이 좋다. 폐활량이 늘어나면서 복식 호흡이 이루어지고, 구석구석의 세포까지 산소 공급이 원활해진다. 폐는 습기를 조절하는 기관이다. 맑고 건조한 고산에 가면 저절로 깊은 숨이 쉬어지고, 비 오는 날이나 안개 낀 날에는 숨이 얕아진다. 폐가 활성화되면 몸의 병적인 습기를 알아서 제거한다. 물론 어느 정도 기력이 있어야 가능한 일이다.

『동의보감』에서는 병을 일으키는 주요한 원인 중 하나로 '습기'를 꼽는다. 우리나라의 아토피 환자가 건조한 캘리포니아나 케냐, 사막 등지로 이주하면 병증이 사라지는 경우가 많다. 높은 습도를 버티지 못했던 몸이 건조한 곳에서는 여유롭게 병적인 습기를 제거할 수 있기 때문이다. 장수 마을이 바닷가에 있는 것도 습기가 없기 때문이다. 바닷가에 습기가 없다는 것이 이해가 안 될 수도 있다. 하지만 바닷가와 민물 물가는 다르다. 연못이나 강물에 들어가면 삼투압 작용에 의해 물이 몸속으로 들어오지만, 바닷물에서는 몸속 수분이 빠져나간다. 즉 습기가 제거된다.

민물에서 자라는 식물들은 속에 구멍이 뚫린 경우가 많은데 모두 습기를 극복하기 위한 노력이다. 이런 민물 식물을 먹으면 소변을 잘 나가게 해서 부기를 빼고 병적인 습기를 제거한다. 반면 바닷물에서 자라는 식물은 통통마디나 다시마처럼 몸이 퉁퉁하거나 매끈하다. 염도가 높은 바닷물에 수분을 빼앗기지 않기 위해서다. 이런 노력은 정액과 피를 보충하고, 진액을 만들고, 보습하는 효능으로 나타난다. 갯벌은 폐와 콩팥을 보강한다. 따라서 폐와 연결된 피부에 좋다. 갯벌 머드팩이 아토피에 좋다는 것은 이미 알려진 바다. 갯벌 생물은 콩팥과 방광을 보강해주므로 부종을 내리는 데 도움이 된다.

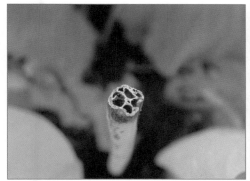
연의 줄기 구멍

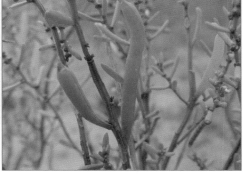
칠면초

생태는 현대의 공해 문제에도 힌트를 제공한다. 오염된 수원지에는 자리공, 미치광이풀, 미나리 등을 심는 것이 좋다. 오염 물질을 필터링 해서 맑은 물을 공급해주기 때문이다. 특히 마을 상류에 공장이 있다면 더욱 그렇다. 도시의 전자파와 오염 물질, 스트레스는 인체 내의 양이온을 증가시키는데, 한의학적으로 표현하자면 화火를 동하게 한다. 양이온을 중화시키는 음이온이 풍부한 환경이라면 화를 내릴 수 있을 것이다.

음이온은 폭포와 숲에서 많이 발생한다. 폭포는 높은 곳에서 낮은 곳으로 떨어지며 강력한 하강 작용을 한다. 나무는 꼭대기에 있는 잎의 기공에서 빠져나온 입자들이 아래로 가라앉으면서 하강 작용을 나타낸다. 그렇다면 폭포의 높이가 높을수록, 숲을 이루는 나무의 키가 클수록 음이온이 풍부하고, 화를 내리는 효과가 강할 것이다. 30~40미터의 울창한 침엽수 숲을 걸으면 누구나 마음이 안정된다. 나무 중에서도 침엽수가 더 좋은 것은 더 추운 곳

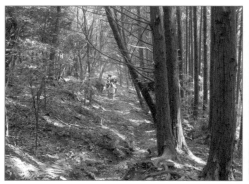 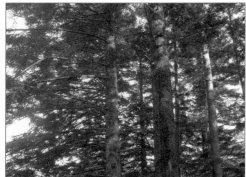

편백나무 숲, 대마도   **전나무 숲**, 광릉수목원

에서 더 높이 자라기 때문이다.

우리나라는 고령화 사회로 급속히 이동하면서, 노인 요양에 관한 관심과 수요도 증가하고 있다. 하지만 몸에 좋은 것을 먹는 것보다 몸 상태에 맞는 생태환경에서 거주하는 것이 중요하다는 것을 아는 사람은 드물다. 몸에 좋은 약, 몸에 좋은 음식, 몸에 좋은 공기와 환경 중 하나만 택한다면 무엇을 선택하겠는가? 최근 증가하고 있는 실버타운은 위치 선정부터 생태적 개념을 포함해야 한다.

식물 생태 치료

자신의 체질, 병증에 적합한 생태환경에서 사는 것이 가장 이상적인 치료다. 그곳 생태에 적응하는 과정에서 공기와 물, 땅, 햇빛이 병을 치유해 준다. 하지만 현실적으로 쉬운 일이 아니다. 아토피가 있다고 당장 사막으로 이민 갈 수는 없다. 그렇다면 차선책으로 나에게 맞는 생태환경에서 적응한 동식물을 기르는 방법이 있다.

집에서 동식물을 기르면, 그들은 살아남기 위해 자신에게 적합한 생태를 재현하려고 노력한다. 기르는 사람이 도와주지 않으면 어렵겠지만, 사람 역시 동식물을 살리려고 노력하다 보면 자연스럽게 그런 생태가 집에서 재현된다. 사람은 그렇게 만들어진 생태환경에 거주함으로써 몸의 상태가 호전될 수 있다.

정신적 스트레스가 극심해 간, 췌장의 문제와 녹내장으로 고생하는 환자가 있었다. 치료를 받아도 상태는 개선되지 않았고, 오히려 한쪽 머리의 마비감이 점점 심해졌다고 한다. 그러다 사업차 골프장에 가서 전나무와 소나무 숲속을 걷게 되었는데, 신기하게도 소나무 향기를 맡자마자 머리의 마비감이 바로 사라졌고 그 효과는 3일간 지속되었다는 얘기다. 식물의 치유 효과는 기대 이상이다.

집이 건조해 병이 생겼다면, 물에서 자라는 식물을 길러 안개 낀 물가 같은 생태를 재현하면 된다. 이끼류나 부레옥잠, 부들, 개구리밥, 미나리, 연꽃류가 좋다. 습진이나 습성 아토피 환자라면 다육식물, 선인장을 길러 건조한 사막 환경을 재현하면 된다. 아토피에는 산세베리아가 좋다고 알려져 있다. 덥고 건조한 환경에서 살아야 하는 산세베리아는 낮에는 기공을 닫아 물의 증발을 최소화하고, 밤에는 기공을 열어 산소와 음이온을 배출한다. 그래서 침실에 산세베리아를 두라고 하는 것이다. 효과를 극대화하기 위해서는 낮 시간 동안 산세베리아를 사막처럼 뜨거운 환경에 두면 된다. 밤에 기공을 열고 산소와 음이온을 더 많이 배출할 것이기 때문이다.

사군자 중 하나인 난초는 굳이 생태적인 분석을 하지 않더라도 마음을 평온하게 해 줄 것 같은 느낌이 든다. 『동의보감』에서도 다음과 같이 평하고 있으니 느낌이 틀리지 않았다. '잎에는 향이 없고 꽃에서만 향이 나는데, 화분에 심어서 앉는 자리의 옆에 놓아두면 온 방안이 향으로 가득 차게 된다. 다른 꽃의 향과는 차원이 다르다. 사람들은 난초의 꽃 향이 좋은 것만 알고 효과는 잘 알지 못하는데, 난의 향기는 오랫동안 스트레스로 기운이 막힌 것을 흩는데 아주 효과가 좋다.' 난초는 스트레스가 많은 사람, 속에 화가 많은 사람, 즉 화병 환자에게 적합하다.

자신과 궁합이 맞는 식물이 따로 있다. 보기만 해도 마음이 포근해지는 그런 식물 말이다. 모든 생명체는 독특한 장field을 형성하고 이 파동이 치유에 도움을 준다. 어떤 식물이 나와 맞을지는 생태를 보고 판단하면 된다. 뚱뚱한 사람에 맞는 식물, 마른 사람에 맞는 식물, 열 많은 사람에게 맞는 식물, 몸이 차가운 사람에게 맞는 식물, 우울한 사람에게 맞는 식물 등등으로 활용할 수 있다.

한의학에서는 인체 내부의 상태와 외부 환경을 동일한 기준으로 분석한다. 즉 풍風, 한寒, 서暑, 습濕, 조燥, 화火라는 6가지 상태다. 자신의 몸 상태를 한의학적으로 진단할 수 있다면, 그에 맞는 환경 상태에 서식하는 식물을 골라 집에서 기르면 된다.

식물을 기를 것인가, 먹을 것인가

식물을 기르는 것과 먹는 것은 효과가 다를 수 있다. 반대인 경우도 많다. 사막 식물을 예로 들어보자. 선인장, 알로에, 산세베리아 등 다육식물은 물을 머금어 사막의 건조함을 극복한다. 반면 마황, 악마의발톱은 사막에 동화되어 스스로 바짝 말라버리는 쪽을 선택했다. 식물 재배의 관점에서는 두 부류가 동일한 효과를 낸다. 즉 실내 습기를 빨아들여 공기를 건조하게 해 준다. 하지만 복용할 경우라면 정반대의 효과를 낸다. 다육식물은 몸에 진액을 공급하지만, 마황은 몸을 건조하게 말려버린다.

한약재인 부자와 황련은 식물학적으로 매우 유사하다. 사는 곳도 습기가 많고 안개가 자주 끼는 곳이어서, 이들을 재배하려면 습도가 높아야 한다. 집에서 부자와 황련을 기르려면 자연스럽게 집안 습도가 높게 유지될 것이다. 부자와 황련을 복용하면 모두 병적인 습기를 제거한다. 단 부자는 속을 데워 습기를 없애고, 황련은 열을 내려 습기를 말린다. 자연이 살아남기 위해 어떤 노력을 했는지를 관찰하는 것은 매우 중요하다. 지속적인 관찰과 관심을 기울여야만 자연이 그 비밀을 가르쳐 줄 것이다.

실내 생태치유의 시작,
플랜테리어

우리가 가장 많은 시간을 보내는 곳이 집과 사무실, 카페나 음식점 등인데 이런 공간의 인테리어에 식물을 응용하는 것을 '플랜테리어planterior'라고 한다. 당연히 식물에 대한 이해가 필수적이고, 그곳에 거주할 사람에 대한 이해도 뒷받침되어야 한다. 식물을 통해 정신적 안정과 육체의 건강을 꾀하려는 플랜테리어는 생태치유의 일종이다.

코로나19로 실내에 머무는 시간이 증가하면서 반려식물에 대한 관심이 점점 커지고 있다. 그런데 사람들의 고정관념과는 달리 동물과 식물은 별반 다르지 않다. 식물도 동물처럼 먹이를 먹고 소화를 시키고 배설을 한다. 식물의 먹이는 햇빛, 물, 이산화탄소이고 식물의 배설물은 산소다. 사람은 산소를 먹고 이산화탄소를 내뱉는데, 식물은 이산화탄소를 먹고 산소를 내뱉는다니 이보다 훌륭한 공생 관계가 없다. 애초에 자연은 식물과 동물이 어우

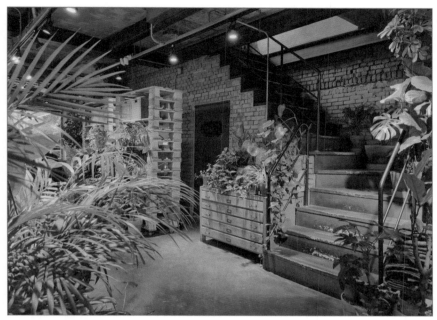

플랜테리어 카페, 고화선

러져서 살아가도록 설계된 셈이다.

　『식물의 정신세계』에 의하면 식물은 감정을 느끼고, 사고하고, 커뮤니케이션할 수 있는 영특한 존재다. 식물의 이러한 능력을 밝힌 사람은 클리브 백스터Cleve Backster로서 거짓말 탐지기 전문가다. 어느 날 그는 장난 삼아 거짓말 탐지기의 전극 하나를 식물의 잎사귀에 갖다 대었다. 그러자 검류계의 바늘이 감정 자극을 받은 사람과 유사한 반응을 보였다. 호흡이 빨라지고, 심장이 쿵쾅거리고, 혈압이 올라가고, 피부에서 땀을 분비하듯 불안 반응이 나타났다. 그는 그 후로 많은 실험을 통해 식물이 거짓말한 사람을 찾아내

고, 다른 동물이나 식물이 괴롭힘 당하는 것을 목격하면 고통스러워 한다는 사실을 발견했다.[68]

백스터의 실험은 놀랍게도 식물이 감정을 갖고 있음을 보여줬다. 이런 식물을 섭취하면 사람의 감정이나 생각에도 영향을 준다. 대표적인 예가 마약류다. 대마초를 피우면 환각과 흥분 작용이 일어난다. 다이어트와 감기 치료에 주로 쓰는 마황의 주성분은 에페드린인데 교감신경을 흥분시키고 뇌를 각성시킨다. 총명탕의 핵심 약재인 석창포는 뇌신경을 활성화해서 건망증을 치료하고 머리를 좋게 한다. 천마는 뇌혈관 장벽을 통과하여 도파민 신경을 보호하며 짜증과 무기력증을 개선한다. 이렇게 뇌에 작용하여 사람의 의식과 감정을 변화시키는 식물은 아주 많다.

식물을 대상으로 한 연구는 지금도 계속되고 있다. 춤추는 식물로 알려진 '무초舞草'는 소리에 반응해 잎자루에 있는 엽점이 마치 관절처럼 움직인다.[69] 어떤 식물은 습격당했을 때 이상한 냄새가 나는 물질을 분비하기도 한다. 식물의 촉각은 매우 예민해서 덩굴식물의 더듬이 부분은 자신에게 최적의 장소와 방향을 찾아 뻗어 나간다. 이렇게 식물은 생존을 위해 다양한 감각을 발달시켰다.

최근 플랜테리어에 대한 관심이 높아지면서 식물원처럼 꾸민 카페가 속속 등장하고 있다. 이런 곳에서는 가만히 앉아서 호흡을 하는 것만으로도 기분이 좋아지고 마음이 안정된다. 식물이 뿜어내는 촉촉한 산소가 우리의 폐와 피부가 편안하게 숨 쉬도록 해 준다. 미국항공우주국NASA은 15년간의 연구 끝에, 우주선 내부 공기를 정화하기 위해 식물을 이용하기로 했다. 오염된 밀폐 공간에 12개의 식물을 넣어 두었더니 24시간 내에 포름알데히드, 벤젠, 이산화탄소 등의 실내 오염물질이 80%나 제거됐다는 것이다. 이 연구에 참여했던 월버튼B. C. Wolverton은 공기 정화에 탁월한 식물을 선정했는데 아레카야자, 관음죽, 대나무 야자, 인도 고무나무, 황금죽, 아이비, 피닉스야자, 알리 고무나무, 보스턴 고사리, 스파티필름 등이다.

식물들은 산소만 내뿜는 것이 아니다. 음이온도 끊임없이 방출한다. 음이온은 체내에서 매일 발생하는 활성산소를 제거해주어, 산화적 손상으로부터 우리 몸을 보호해 준다. 활성산소는 노화의 주범이자 만병의 근원인 염증 유발 물질로 알려져 있다. 결국 식물은 만성 성인병인 당뇨, 고혈압, 암 등으로부터 우리 몸을 보호해 준다. 음이온 발생량이 많은 식물을 기르려면 잎사귀가 뾰족하고 두꺼운 것을 선택하면 좋고, 산세베리아와 스투키가 대

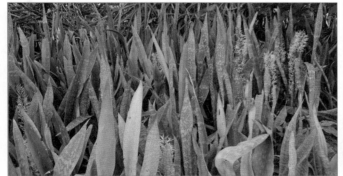

산세베리아, James St. John Ⓦ

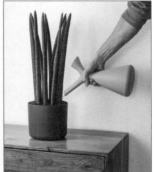

스투키, Severin Candrian Ⓤ

표적이다.

실내에서는 인테리어 자재, 가구뿐 아니라 매일 사들이는 다양한 소비재에서도 화학 독소가 방출된다. 음식, 식기, 옷, 침구도 예외가 아니다. 식물은 이런 화학 독소를 제거해 주는 고마운 존재다. 화학 독소를 넘어 외부의 미세먼지까지 정화해 주는데, 이런 효능이 강한 식물들을 '홈톡스hometox'라고 부른다. 특히 요리할 때마다 발생하는 유해 가스를 정화하기 위해, 주방에 식물을 들여놓는 것은 필수라 하겠다.

주방 벽에 걸어두면 좋은 식물로 무늬 접란이나 스킨답서스를 추천한다. 스파티필름은 포름알데히드, 벤젠, 아세톤, 암모니아 등 화학 독소 제거에 좋고, 에피프레넘은 초미세먼지와 담배 냄새 제거에 좋다. 실내 공기의 질뿐 아니라 습도도 중요한데, 식물은 증산 작용을 통해 천연 가습기 역할을 한다. 실내에 약 1.8미터 크기의 아레카야자를 놓아두었더니, 24시간 동안 약 1리터의 수분을 공기 중으로 방출했다고 한다. 실내 습도 조절을 위해서라면, 잎이 넓거나 잎사귀가 깊게 갈라진 식물을 택하는 것이 좋다. 대나무 야자도 증산 작용이 활발하다.

가전제품에서 24시간 방출되는 전자파도 인체에 상당한 악영향을 미치고 있다. 최근 과잉행동장애나 틱장애 아동이 늘어나는 것이 전자파 때문이라고 보는 시각도 있다. 전자파를 흡수, 차단해주는 스투키, 고무나무 등을 전자제품 옆에 두는 것이 좋다.

플랜테리어는 현대인에게 마음의 안정과 치유 효과를 제공한다. 인간은

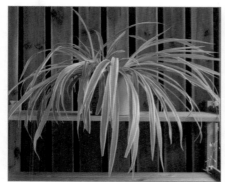
무늬 접란, W.carterⓦ

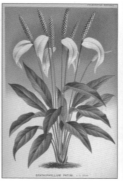
스파티필룸ⓦ

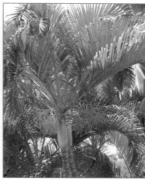
아레카야자, Forest and Kim Starrⓕ

초록색 자체에서 안정감과 평온함을 느끼게 된다. 생명체는 고유의 운동성과 고유의 파장을 갖고 있다. 식물의 고요하고 안정된 파장은 우리 몸의 거칠고 불규칙적인 파장을 중화시킨다. 특히 오랜 투병 생활을 하거나 발달장애로 실내에 머무는 시간이 대부분인 사람들에게는 반려식물이 신체 건강뿐 아니라 정신 건강까지 보듬어 주는 소중한 존재가 된다. 그렇다면 암 환자에게는 어떤 식물이 좋을까? 기본적으로 암세포는 산소가 부족한 환경에서 생긴다. 즉, 산소를 많이 공급하면서, 활성산소를 제거하는 음이온이 많이 나오는 식물이 도움이 된다.

열대 야자수들은 습열이 무성한 환경에서 자라기에, 증산 작용과 광합성이 활발하다. 공기 정화에 뛰어난 관음죽, 대나무야자, 아레카야자의 잎이 댓잎처럼 잘게 갈라진 것은 표면적과 가장자리를 넓혀서 자동차 라디에이터처럼 열을 식히고 습기를 제거하려는 것이다. 습열을 제거하려는 노력이 사람에게는 실내 온도를 내리고 음이온이 높아지는 효과로 나타난다.

옛날 목재나 황토로 집을 지었을 때는 벽이 알아서 습도를 조절했지만, 콘크리트나 철근으로 지어진 현대 건물은 그렇지 못하다. 게다가 벽에서는 포름알데히드, 벤젠, 톨루엔 등의 화학물질이 뿜어져 나온다. 사람이 피부 호흡을 통해 산소를 빨아들이고 노폐물을 제거하듯이, 집도 산소를 빨아들이고 노폐물을 제거해야 한다. 하지만 외부와 차단된 현대 건물은 피부병, 폐병의 증상을 겪고 사람에게도 이런 영향이 미친다. 대표적인 것이 새집증후군인데, 이런 문제도 식물이 도움을 줄 수 있다.

우리는 실내 습도라고 퉁치지만, 한의학에서는 병적인 습기와 몸에 좋은 습기를 구분한다. 비와 안개로 습도가 높은 것은 병적인 습기, 식물의 증산 작용이 활발해서 습도가 높은 것은 좋은 습기다. 사실 병적인 습기와 몸에 좋은 습기는 굳이 구분할 필요가 없다. 몸이 먼저 알기 때문이다. 병적인 습기는 입이 마르고 숨을 가쁘게 하며, 땀이 나고 몸을 무겁게 한다. 몸에 좋은 습기는 음이온, 음액, 진액이라고도 하는데, 입에서 침이 나오고, 호흡이 깊고 편안해지며, 화와 열이 가라앉아 마음이 안정된다. 식물이 뿜어내는 음이온은 병적인 습기와 미세먼지를 동시에 제거한다.

『동의보감』에서 '외부의 기운에 상할 때는 습열로 병이 되는 경우가 80~90%이다'라고 할 정도로 병적인 습기는 심각하다. 열대 야자수는 병적인 습기를 제거하고 음이온을 많이 뿜어내기에 실내 인테리어에 광범위하게 적용할 수 있다.

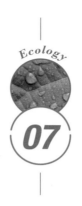

Ecology

07

현대인에게 가장 필요한
숲치유

진화론에 의하면, 인간은 약 500~700만 년 전 동아프리카 사바나 숲에서 탄생했다. 그래서 모든 인간에게는 태고의 고향을 그리워하는 '바이오필리아 biophilia'가 내재되어 있다는 가설을 주장하기도 한다. 본능적으로 숲에 끌리고 숲에 가면 심리적 안정을 되찾고 건강해지는 것이 그 증거라는 것이다.

4억 년 전 바닷가에 이끼류, 양치류가 등장했고, 3억 6천만 년 전 바닷가 숲에 양서류가 상륙했다. 3억 5천만 년 전에 겉씨식물들이 내륙에 숲을 형성했고, 3억 년 전부터 이 숲에서 파충류와 공룡이 등장했다. 1억 4천만 년 전에 속씨식물이 등장해서 과일을 공급하기 시작했으며, 이후 이 숲에 포유류가 나타났다. 숲을 이루는 식물들은 인간이 출현하기 훨씬 전부터 이 땅의 터줏대감이었고, 그 수도 훨씬 많다. 인간은 식물이 만들어낸 산소와 광합성으로 만든 당분에 의존해 살아가는, 식물과 뗄 수 없는 존재다. 어쩌면 식

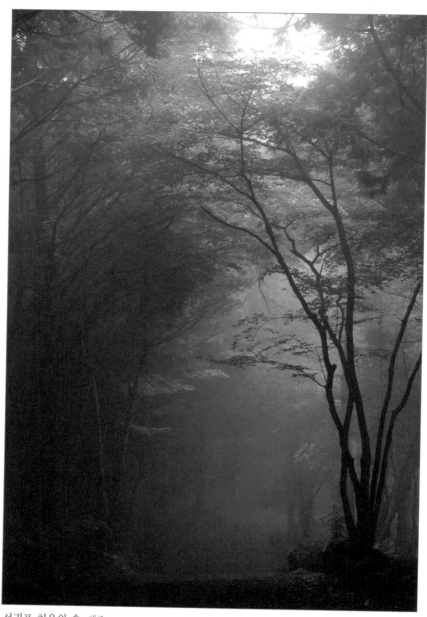

서귀포 치유의 숲, 제주

물이 번식하기 위해 가장 큰 진화를 이룬 개체가 인간인지도 모른다. 인간이 식물의 씨앗, 즉 곡식을 먹기 위해 직립하고 손을 사용하게 되었다고 보기도 하기 때문이다. 손의 사용은 뇌 발달을 촉진시켰고, 곡식의 섭취는 뇌 발달의 자양분이 되었다. 좀 더 많은 곡식을 얻기 위해 농사를 지으면서 인류 문명이 시작되었다.

식물의 입장에서 보자면 인류의 농업은 종족 번식이라는 면에서 쾌거였다. 문제는 식물 입장에서 번식 도구인 인간이 모태인 숲을 망각했다는 점이다. 스스로를 지구의 주인이라 착각하며 숲에서 멀어졌고, 심지어 숲의 파괴자가 되었다. 하지만 아무리 문명화되어도, 인간은 여전히 식물로부터 산소와 당분이라는 생명 에너지를 공급받지 못하면 단 한 순간도 살아갈 수 없다. 애초에 인간은 자생 능력이 없는 존재다.

문명화가 진행될수록 정신적, 육체적으로 병들게 된 인간은 다시 태고적 고향인 숲으로 돌아가야 한다는 것을 직감하게 되었다. 그 일환으로 예전에는 산림욕이 개인적인 차원에서 이루어졌다면, 이제는 '숲치유'란 이름으로 국가적 차원에서 투자·개발되고 있다. 숲치유란 숲의 환경 요소를 활용해 인체의 면역력을 높이고 정신적·신체적 건강을 회복하는 활동을 말한다. 산림욕보다 좀더 진화된 개념이다.

코로나19로 인한 우울감 개선을 위해 산림청이 숲치유 프로그램을 운영했는데, 정서 안정 효과가 뚜렷하게 나타났다. 또, '숲치유 활동', '등산·산림욕', '에어로빅'의 효과를 비교하는 실험을 했는데, 신체적 스트레스, 정신적 스트레스, 스트레스 저항력, 스트레스 지수의 모든 항목에서 긍정적 효과를 나타낸 것은 '숲치유 활동'이 유일했다.[70] 숲치유 효과를 연구한 논문들에서는 우울증 개선, 사회적 관계 능력 향상, 뇌 기능 증진, 심폐 기능 향상, 골밀도와 근육량 증가, 면역력 증강 등 다양한 효과를 입증했다.

유엔식량농업기구FAO의 발표에 의하면 대한민국 산림청의 경영 성과는 세계 1위다. 전국에 국공립 치유의 숲, 숲체원, 산림치유원, 산림교육센터 등을 40여 군데 이상 운영 중이며, 이곳에 숲치유사, 산림치유지도사, 숲해설가, 유아숲 지도사 등 다양한 전문가들이 소속되어 활동하고 있다. 그렇다면 숲의 무엇이 우리에게 이토록 많은 이득을 주는 걸까? 숲의 경관, 피톤치드phytoncide, 음이온, 풍부한 산소, 햇빛, 그리고 숲에서 나는 소리가 모두 합쳐진 결과이다. 숲치유의 요소들에 대해 하나씩 자세히 알아보자.

숲의 경관 자체가 치유력을 갖고 있다는 것을 못 믿는 사람도 있을 것이다. 1984년 사이언스지에 발표된 환경 심리학자 로저 울리히Roger Ulrich의 연구[71]를 한 줄로 요약하면, 병실 창으로 자연 풍경이 보일 때 환자들의 회복이 더 빨랐다는 것이다. 입원 중에 통증도 덜해 진통제 사용량도 적었다. 이 연구는 숲을 보는 것만으로도 치유 작용이 일어나고, 심지어 사진이나 영상만 보더라도 심신 건강에 도움을 준다는 것을 밝혀냈다. 실제로 로저 울리히의 또 다른 연구에서는 스트레스가 심한 사람들에게 숲의 풍경을 촬영한 비디오를 보여주자 10분도 되지 않아 혈압이 떨어지면서 심신이 이완되었다.[72] 우리나라 산림청이 숲에 가지 못하는 사람들을 위해 모바일 앱을 통해

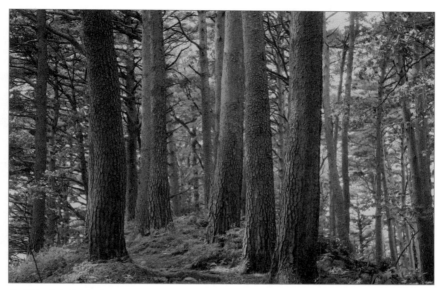

소나무, 강릉 대관령 치유의 숲

'숲치유 가상VR 서비스'를 제공하고 있는 것도 이런 이유 때문이다.

숲에서 나는 신선한 향기의 정체는 피톤치드다. 이는 식물이 병원균, 해충, 곰팡이로부터 자신을 보호하기 위해 내뿜는 항균 휘발성 물질로 특히 편백나무의 피톤치드가 유명하다. 피톤치드는 여러 가지 효능을 가진 것으로 알려졌다. 기본적으로 항균, 집먼지 진드기 억제, 탈취, 스트레스 완화, 숙면 유도, 아토피, 천식 등에 효과가 있다. 또한 심리적인 안정감을 주고 말초혈관을 단련시키며, 기관지 천식과 폐결핵 치료, 심장 강화에도 도움이 된다. 피부를 소독하는 약리 작용도 하는 것으로 보인다. 산 중턱의 숲 한가운데서 숨을 깊이 들이마시고 조금씩 내뱉는 복식 호흡을 하면 피톤치드의 효

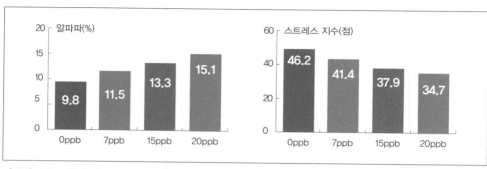

피톤치드 농도별 효과(한국산림복지진흥원)

과가 극대화된다.

　피톤치드의 주성분은 에센셜 오일의 일종인 테르펜terpene이다. 에센셜 오일류는 인간의 세포막 지질과 친화력이 높아서 세포 점막으로 빠르게 흡수된다. 특히 후각 통로는 중추신경계의 수용체에 도달하는 가장 직접적인 통로라서, 흡입의 효과는 매우 빠르게 나타난다. 흥분제, 진정제, 항불안제, 항우울제로 작용할 뿐만 아니라 기분, 기억력, 인지 과정에도 긍정적인 영향을 미친다.[73] 실제로 2주간 피톤치드를 흡입했더니 교감신경계 활성도는 낮아지고, 부교감신경계 활성도는 높아졌다고 한다. 일종의 아로마 테라피 효과를 내서 자율신경계를 안정시키고 스트레스를 완화한 것이다.[74] 피톤치드의 농도가 증가할수록 뇌를 안정시키는 알파파가 증가하고 스트레스 지수가 떨어지는 것을 그래프로 확인할 수 있다.

　숲속의 비타민이라 불리는 음이온은 우리가 활동을 하는 동안 발생하는 양이온(활성산소)을 제거해 준다. 현대인들은 체내에 양이온이 넘쳐나서 각종 염증과 성인병, 암을 유발하지만, 음이온을 공급받을 곳은 점차 사라지고 있다. 도시는 각종 전자제품 사용으로 양이온이 과잉되는 환경이다. 스트레스, 불안, 초조와 같은 기분 장애, 호흡 곤란이나 편두통과 같은 신체적 문제가 유발되는 것이다.

이럴 때 숲으로 가서 바람만 쐬어도 공기 중에 떠다니는 음이온이 우리의 몸으로 빨려 들어온다. 풍욕을 통해 피부로 최대한 흡수해도 좋고, 나무나 흙과 접촉해 더 많은 음이온을 받아들일 수 있다. 음이온은 폭포나 계곡, 해안가 파도처럼 물이 물리적 마찰을 일으켜 전하가 분리되는 곳에서 많이 발생한다. 이러한 물 입자의 충돌로 인한 음이온화를 '레나르트Lenard 효과' 또는 '폭포 효과'라고 한다. 유명한 장수 마을이 해안가에 많은 이유도 음이온이 풍부하기 때문이라 할 수 있다.

음이온은 식물들의 광합성 중에도 생성된다. 햇빛이 강한 고산 지대의 식물들이 더 많은 음이온을 생성할 것이다. 게다가 음이온은 지표면에서 멀어지려는 경향이 있으므로 자연스럽게 고산 지대는 음이온이 풍부한 환경이 된다. 산꼭대기나 침엽수처럼 뾰족한 형태는 '코로나corona 효과'로 공기의 이온화를 더욱 가속시킨다. 코로나 효과란 자연계에 존재하는 천연 방사선으로 인해, 공중에 노출된 뾰족한 물체에 상대적으로 큰 전하가 축적되고 전자가 자연스럽게 방출되는 현상을 말한다.[75] 고산 지대에 장수 마을이 많은 이유도 음이온이 풍부하기 때문이다.

숲은 양질의 고농도 산소를 공급하는 원천이기도 하다. 실제로 숲속 공기는 도시의 공기보다 산소를 2%나 더 많이 함유하고 있다. 우리 몸에서 산소를 가장 많이 소비하는 기관은 뇌이다. 체내 모든 신호의 컨트롤 타워인 뇌를 건강하게 유지하고 싶다면 맑은 산소를 충분히 공급해 주어야 한다. 또한 포도당이 에너지로 전환되는 과정에서 발생하는 활성산소를 제거해 주는 것도 산소이다. 운동이나 활동을 해서 생긴 젖산을 분해해 피로감도 풀어준다. 또한 산소는 산화질소의 분비를 촉진해 혈관을 확장시켜 주므로 천연 비아그라 역할도 한다.[76] 산소 부족은 암 발생의 원인이기도 하다. 숲에 가서 맑은 공기를 마시는 것만으로도 암을 예방할 수 있다.

숲에서 쬐는 햇볕은 뜨겁지 않고 따사롭다. 나뭇잎 사이로 들어와서 반사된 간접 햇볕이기 때문이다. 이는 직사광선의 단점을 배제하고 장점만 선물한다. 햇볕을 쬐면 우리 몸에서는 세로토닌이 활발하게 분비되고 비타민D도 합성된다. '행복 호르몬'이라고 불리는 세로토닌은 우울감을 없애준다. 밤에 자는 동안에는 멜라토닌으로 변환되어 숙면을 취하도록 해 준다.

햇볕을 쬐기만 하면 피부에서 비타민D가 합성되지만, 햇볕 볼 일이 없는 현대인들은 만성적인 비타민D 부족에 시달린다. 비타민D는 동맥경화 및 심혈관질환을 예방하고 뼈를 튼튼하게 해 준다. 당뇨 및 고지혈증과도 관련이 있다. 암을 유발하는 세포 증식을 억제하는 역할도 하는데, 실제로 18가지 암 발병률을 줄여주는 것으로 알려져 있다.[77]

우리는 종일 수많은 소음을 견디며 살아가지만, 자신이 소음에 고통 받고 있다는 사실조차 모른다. 국립산림과학원의 연구에 따르면, 숲의 소리는 20

데시빌로 도심의 60데시빌에 비해 음량이 1/3 수준밖에 되지 않아 청각에 스트레스를 주지 않는다. 또한 전 주파수별로 고른 분포를 띠어 편안함을 느끼게 된다. 시냇물 소리는 신체를 이완시키는 세타파를 증가시켜 교감신경을 억제하고, 두뇌 활동을 진정시켜 심리적으로 안정시켜 준다. 폭포 소리는 SMR파(알파파와 베타파 사이의 뇌파)를 증가시켜 집중력을 높이고, 학습 능력을 향상시킨다.[78] 다양한 요소들이 조화롭게 믹스된 숲의 소리를 들으면 스트레스 호르몬인 코르티솔 수치가 감소하고, 명상할 때 나타나는 알파파가 증가하며, 자율신경이 안정되면서 혈압도 떨어진다. 계절로는 봄 숲의 소리가 가장 효과적이다.[79] 더 자세한 내용을 알고 싶다면, 한국산림복지진흥원에서 연구 정리한 숲치유의 효과를 참고하면 된다.

어쩌면 주말에 숲으로 달려가는 것이 가장 쉽게 건강을 지킬 수 있는 방법일지도 모르겠다. 매주가 안 된다면 한 달에 한 번이라도 숲으로 떠나 보자. 등산과는 또 다른 느낌이다. 숲치유를 위해 조성한 '치유의 숲'은 몸이 불편한 사람들도 쉽게 접근할 수 있도록 넓고 평탄하게 조성되었다. 양평 치유의 숲, 장성 편백 치유의 숲, 김천 수도산 치유의 숲 등 대부분 지역마다 하나씩 있으니 접근성도 좋다. 이중에서도 피톤치드가 많다고 보고되는 곳은 강원도 대관령 치유의 숲과 제주도 서귀포 치유의 숲이다.

국립 대관령 치유의 숲에는 유난히 소나무가 많은데, 소나무 숲이 다른 숲에 비해 기분을 긍정적으로 개선하는 효과가 크다고 한다. 대관령의 솔잎으로부터 편백나무보다 더 많은 양의 피톤치드가 뿜어져 나온다. 보행이 어

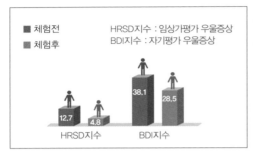

우울증상을 완화하는 데 효과

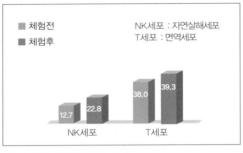

암 수술후 빠른 회복에 도움

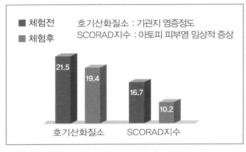

숲에서는 아토피피부염, 천식이 호전

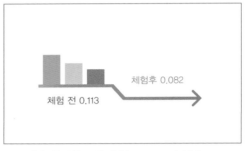

스트레스 호르몬 코르티솔(CORTISOL) 감소

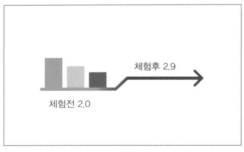

노화방지에 도움을 주는 항산화효소 증가

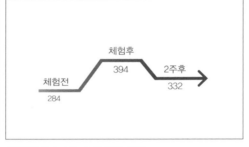

면역력을 높이는 NK세포 증가

려운 노인이나 유모차를 타야 하는 아기들도 문제없다. 왕복 1.2킬로미터의
데크로드가 설치되어 천천히 심호흡하면서 숲치유의 효과를 충분히 누릴 수

있다.

　이곳에는 숲치유사가 상주하면서 다양한 힐링 프로그램을 진행하고 있다. 건강 측정실에서 HRV(자율신경계 균형검사)와 혈압 등 신체 측정을 하고 개인에게 맞는 맞춤형 숲치유를 경험할 수 있다. 온열치료, 천연 아로마테라피 등이 포함된다. 숲치유의 하이라이트는 숲속 산책인데 데크로드를 천천히 걷다 보면 부정적인 감정은 어느새 사라지고 마음이 홀가분해진다. 이 밖에도 숲치유 명상, 숲속 체조 및 요가, 숲속 관찰놀이 등의 다양한 프로그램이 제공된다.

　다음에 소개할 곳은 서귀포시 해발 320~760m의 시오름에 위치한 서귀포 치유의 숲이다. 난대림, 온대림, 한대림 등 다양한 나무가 고루 분포되어 있다. 평균 수령이 60년 이상 된 전국 최고의 편백나무 숲이기도 하다. 숲에 들어서면 나무들의 어마어마한 크기에 압도당한다. 내륙의 숲과는 달리 원시

대관령 치유의 숲

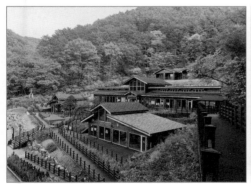

데크로드, 대관령 치유의 숲

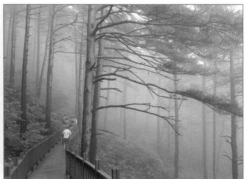

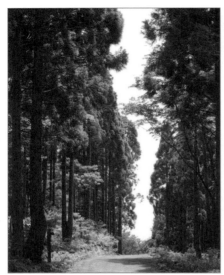 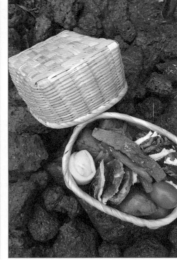

편백나무, 서귀포 치유의 숲　　　　　**차롱 치유도시락,** 서귀포 치유의 숲

림의 느낌을 뿜어낸다. 나무를 타고 힘차게 올라가는 덩굴들도 강한 해풍을 견디고 염분으로부터 수분을 빼앗기지 않기 위해, 잎사귀가 두껍고 탱글탱 글하다. 그렇게 머금은 수분으로 촉촉해진 숲속은 열대우림을 연상시킨다. 촉촉한 만큼 음이온도 많아 인체에 흡수가 잘 된다. 편백나무가 많으니 피톤 치드도 많고, 해풍과 소금기라는 척박한 환경을 견디면서 강렬하게 광합성 하는 식물들은 산소도 더 많이 내뿜기 마련이다. 숲치유 환경으로는 내륙보 다는 섬이 더 효율이 높다고 할 수 있다.

　힐링센터에서는 다양한 프로그램을 운영하고 있다. 치유 도시락, 맨발 걷 기 등이 대표적이다. 차롱 치유 도시락을 예약하면 대나무 도시락인 '동고량'

에 제주 토속 음식이 담겨 나온다. 맨발 걷기는 접지earthing라고도 한다. 우리 몸은 양이온 활성산소로 인해 평상시 3~6볼트를 띠는데, 음전하를 띤 자유전자를 만나면 0볼트로 떨어진다. 활성산소가 중화되어 배출되는 것이다. 노화와 질병의 원인인 양이온 활성산소를 대지에 넘쳐나는 음이온과 접촉하여 제거해 혈액을 정화하고 원활히 운행시키는 것이다. 스티븐 시내트라 Stephen Sinatra의 논문에 의하면, 끈적끈적한 혈액이 맨발 걷기 40분 후 맑아졌다고 한다.[80]

맨발 지압은 발바닥 신경을 자극해 오장육부와 면역체계를 활성화시키고, 코어(심부) 근육을 강화한다. 한의학적으로 흙은 해독 기능으로 대변된다. 디톡스의 정수가 바로 흙에 있다. 박동창이 쓴 『맨발 걷기의 기적』은 각종 난치병의 치유 사례들을 소개하고 있다. 이러한 접지 효과를 가장 크게 볼 수 있는 곳은 갯벌인데, 서귀포 치유의 숲도 습기가 많아 다른 숲에 비해 접지 효과가 크다. 푹신한 멍석길이 있어 맨발 걷기 초보자에게도 부담이 없다.

서귀포 치유의 숲 곳곳에는 치유샘이 졸졸 샘솟아 나온다. 돌 사이에서 나오는 화산 암반수가 무척 시원하고 달콤하다. 생태적으로 돌 사이에서 솟아 나오는 물은 돌의 기운을 머금고 있어 마음을 차분하게 가라앉히고 혼백을 수렴시킨다. 맨발 걷기를 하고 나서 개울물에 발을 담그면 피로가 가시고 스트레스가 날아간다.

몸과 정신을 보듬는
숲치유

숲치유로 건강을 되찾고 불우한 삶을 이겨낸 유명인이 있으니, 바로 화가 반고흐Van Gogh다. 어린 시절 정원을 가꾸는 어머니의 모습을 보고 자란 고흐는 식물에 관심이 많았다. 그가 동생 테오에게 보낸 편지에서도 자주 정원과 공원이 언급된다. 그가 거주했던 남프랑스 시골 마을 '아를'은 사방이 아름다운 식물들로 가득했다. 햇빛 아래 빛나는 노란 밀밭과 해바라기, 울창한 사이프러스 나무의 사시사철 변하는 색들은 그의 창조력에 날개를 달아주고 마음을 치유했다.[81] 숲 치유의 모든 요소를 갖춘 자연 속에서 파리의 도시 생활

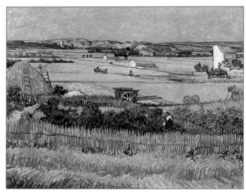

라 크로(La Crau)의 추수, 1888년 네덜란드, 반고흐 뮤지엄

로 병들었던 몸과 마음이 점차 회복되어 갔다.

우리는 각종 마음의 병으로 고통 받는 사람들이 넘쳐나는 세상에 살고 있다. 마음의 병은 만병의 근원이 된다. 고흐처럼 우리도 마음속에 각자만의 '아를'을 품고 살아야 한다. 내게 맞는 치유의 장소가 어디냐고 묻는다면, '마음이 끌리는 곳'이라고 답해주고 싶다. 괜히 기분이 나빠지는 곳이 있는가 하면, 반대로 기분이 좋아지는 곳이 있다. 우리 몸은 자신에게 맞는 환경을 무의식적으로 파악한다. 그리고 기분이 좋아지면 몸도 함께 활력을 찾기 마련이다.

자신의 체질과 몸 상태를 고려해 적극적으로 생태치유를 하겠다는 사람들에게는 자신의 몸 상태와 반대 환경을 갖춘 숲을 추천한다. 몸이 스펀지처럼 물 먹은 것 같은 상태이거나, 비 올 때 날궂이를 하는 사람이라면 건조한 곳에 가는 것이 도움이 된다. 즉 사람의 몸에서 습을 빼내는 고산 숲이나 해안가 숲이 적합하다. 그러나 반드시 그런 곳만을 고집할 필요는 없다. 앞에서 수차례 설명했듯이 생명체가 환경에 적응하는 방식은 조금씩 다르기 때문이다. 오히려 습한 곳에 사는 편백나무가 사람의 습을 제거하기도 한다. 편백나무의 주서식지는 일본으로 우리나라보다 따뜻하고 습한 기후를 좋아한다. 그래서 편백나무는 히노키라 불린다. 편백나무가 피톤치드라는 강한 향을 발달시킨 이유도 습한 환경에서 습을 배제하기 위해 부단히 노력한 결과다. 그래서 편백나무의 피톤치드는 습진이라 불리는 아토피 치료에 탁월하다.

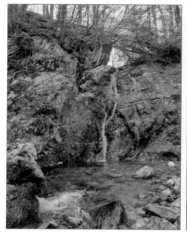 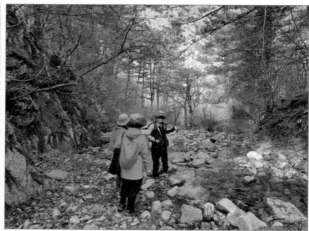

생태치유학교 야외수업, 가평, 고화선   **봄 숲 산행**, 가평, 고화선

그렇다고 해서 편백나무 숲만 고집할 필요는 없다. 소나무나 잣나무 같은 침엽수는 기본적으로 송진 같은 향을 띠면서 음이온을 배출한다. 향기는 몸의 병적인 습기를 없애고, 음이온은 몸의 양이온을 중화시켜 염증을 완화시키며, 몸과 마음을 안정시킨다. 그런데 같은 편백나무 숲이라도 오래되고 키가 큰 편백나무 숲이 좋다. 소나무나 잣나무도 마찬가지다. 더 높은 곳에서 떨어지는 음이온의 효과가 더 강하기 때문이다.

반대로 몸이 너무 건조하다면 계곡물과 폭포수가 풍부한 숲이 좋다. 호흡기 문제나 폐 질환이 있다면 소금기가 많은 해안가 숲을 이용하는 것이 좋다. 유럽에서는 소금 동굴에 들어가 치유하는 '할로 테라피Halo Therapy'를 대체 의학으로 활용하고 있다. 제2차 세계대전 당시 소금 광산을 공습 대피소로 사용했는데, 그곳에 들어간 사람들의 호흡기 질환과 피부 질환이 현저하게 개선되었다는 데서 유래한 치료법이다. 소금은 양이온을 음이온으로 변환시킨다. 일반적으로 1세제곱평방미터(cm³)의 공기에 약 600~700개의 음이온이 있는데, 소금 동굴 내부에는 3,000~4,000개의 음이온이 존재한다. 국내에서는 소금기를 머금은 해안가 숲이 대안이 될 수 있다.

하지만 자연의 가장 중요한 원칙은 다양성이다. 한 종류의 나무보다는 다양한 종류가 어우러져 있을 때 시너지 효과가 일어난다. 복잡하게 생각하지 말고 그냥 자연을 찾아가면, 인체는 알아서 균형을 찾아가는 현명한 존재다.

『동의보감』에는 솔잎과 측백나무 잎에 대한 설화가 한 편 실려 있다. 한나라 성제 때 섬서성 종남산에 어떤 사람이 있었는데, 옷을 입지 않고 몸에는 온통 검은 털이 났으며 나는 듯 구덩이를 뛰어넘고 시내를 넘어다녔다. 사람들이 그를 잡고 보니 여성이었다. 그녀는 이렇게 말했다. "나는 원래 진나라 황실의 궁녀였다. 항우가 침입해 진나라 황제가 항복하니 놀라서 산에 들어왔는데 굶주려도 먹을 것이 없었다. 이때 어떤 노인이 소나무와 측백나무 잎을 먹으라고 했다. 처음에는 쓰고 떫었지만 조금씩 먹는 것이 편해졌고, 마침내 다시 배고프지 않고 겨울에 춥지 않고 여름에 덥지 않았다."

설화의 연대를 잘 살펴보면 이상한 점이 있다. 그녀의 말에 따르면, 기원전 3세기경인 진나라 멸망 때부터 기원전 1세기경인 한나라 성제 때까지 무려 200여 년을 살았다는 이야기다. 수많은 풀과 나무 중에서도 유독 피톤치드를 가장 많이 배출하는 침엽수인 소나무와 측백나무의 잎을 추천했다는 것이 눈길을 끈다. 이 설화는 지금까지 설명한 숲치유의 모든 이점을 함축적으로 보여준다.

식물의 뿌리는 균류와 긴밀하게 상호 작용하여 공생 관계를 이루는데, 이를 균근菌根이라 한다. 생태삼림학자 수잔 시마드Suzanne Simard에 따르면, 나무들은 뿌리에 달린 균사체로 연결망을 형성하여 전지구적으로 연결되어 있다.[82] 이렇게 균근의 세계에서 나무는 서로의 생존을 돕는다. 땅속의 균근을 통해 서로에게 필요한 탄소, 질소, 인, 물을 주고받을 뿐 아니라 방어 신호, 대립 화학물질, 호르몬 정보까지 교환한다. 특히 엄마 나무는 멀리 떨어져 있는 자신의 아기 나무에게 더 많은 영양분과 정보를 제공하는 모성애마저 보였다.

실험을 통해 확인된 이 놀라운 균근망은 우리가 밟는 흙 속 모든 곳에 존재한다. 지상뿐만 아니라 지하에도 우리가 모르는 거대한 세계가 존재하고 있는 것이다. 우리도 이러한 땅속 균근 네트워크와 연결될 수는 없을까? 나무들처럼 연대해서 살아가는 공동체 정신이야말로 우리 인간에게 가장 필요하다는 생각이 든다.

인간은 '생각하는' 호모 사피엔스에서 '공생하는' 호모 심비우스Homo symbious로 그 정체성을 새롭게 자각해 나가고 있다. 생명다양성재단 최재천 교수가 하버드대 고전학과 교수와 함께 제안한 인간의 정체성을 규정하는 새 학명이다. 이를 통해 그가 알리고자 했던 것은 더불어 삶, 즉 공생의 개념이었다. 생태치유ecohealing에서 생태eco라는 말 자체가 공생을 의미한다. 생태eco의 어원은 그리스어 oikos에서 유래되었고, 그것은 집, 가정을 의미한다. 생태는 그 구성요소와 그 사이의 관계에 대한 학문이다. 생태계는 생명체 전체를 아우른다는 의미를 내포한다.

생태계 대부분은 숲으로 이루어져 있다. 숲에는 이름 모를 나무와 풀과 꽃들이 넘쳐난다. 이러한 다양성이 제공하는 시너지 효과가 매우 중요하다. 숲은 나무, 풀, 이끼까지 서로에게 영향을 주고받는 가족이다. 숲치유 전문가에 의하면, 실제로 단기간의 숲치유를 통해 단절된 가족 관계가 회복되었다는 사례가 많다. 숲은 위기에 처한 현대인을 살려내는 구원의 장소와 다름없다.

| 참고 서적 |

《대역 동의보감》, 허준 지음; 윤석희, 김형준, 최철한 옮김, 동의보감출판사, 2006

《도설 본초문답》, 최철한, 물고기숲출판사, 2016

《들풀에서 줍는 과학》, 김준민, 지성사, 2006

《맨발 걷기의 기적》, 박동창, 시간여행, 2019

《물은 답을 알고 있다》, 에모토 마사루, 더난 출판, 2008

《본초강목(本草綱目)》, 이시진 지음, 1590

《산림, 해양, 기후와 휴양의학》 이성재, 고려대학교 출판문화원, 2017

《살아있는 갯벌이야기》, 백용해, 창조문화, 1999

《생명의 물, 우리 몸을 살린다》, 김현원, 고려원북스, 2004

《소리 내는 잣나무》, 블라지미르 메그레 지음, 한병석 옮김, 한글샘, 2010

《숲으로 떠나는 건강여행》, 신원섭, 지성사, 2007

《식물은 똑똑하다》, 폴커 아르츠트 지음, 이광일 옮김, 들녘, 2013

《식물은 위대한 화학자》, 스티븐 해로드 뷔흐너 지음, 박윤정 옮김, 양문, 2013

《식물의 살아남기》, 이성규, 대원사, 2003

《식물의 정신세계》, 피터 톰킨스 지음, 황금용 옮김, 정신세계사, 1993

《식품재료학》, 홍진숙, 교문사, 2012

《신약(神藥)》, 김일훈, 인산가(인산동천), 2007

《신약본초(神藥本草)-전편》, 김일훈, 인산가(인산동천), 2008

《신약본초(神藥本草)-후편》, 김일훈, 인산가(인산동천), 2009

《우리 나무의 세계》, 박상진, 김영사, 2011

《체온 1도가 내 몸을 살린다》, 사이토 마사시 지음, 이진후 옮김, 나라원, 2010

《치유하는 나무 위로하는 숲》, 마르코 멘칼리, 마르코 니에리 지음, 박준식 옮김, 목수책방, 2020

《프리스틀리가 들려주는 산소와 이산화탄소 이야기》, 양일호, 자음과모음, 2011

《햇빛의 선물》, 안드레아스 모리스 지음, 정진근 옮김, 에디터, 2016

《Alpine plant life: functional plant ecology of high mountain ecosystems》, Christian Körner, Springer-Verlag, 1999

《Human heart, cosmic heart: A doctor's quest to understand, treat, and prevent cardiovascular disease》, Cowan, Thomas, Chelsea Green Publishing, 2016.

《Plants at the margin: ecological limits and climate change》, R.M.M. Crawford, Cambridge University Press, 2008

| 미주 |

1) 《물은 답을 알고 있다》 14~15p

2) https://namu.wiki/w/티라노사우루스

3) [네이버 지식백과] 진화는 돌아올 수 없는 다리 건너기 (이일하 교수의 생물학 산책, 2014. 12. 10., 이일하)

4) 《Plants at the margin》 68~69p

5) 나무위키

6) 조선pub. 〈햇빛에 타지 않는 사람들은 피부암 각별히 주의를!!〉 2014.7.1. 이동 윤.

7) 《들풀에서 줍는 과학》 118p

8) 《식품재료학》

9) 《식물의 살아남기》

10) 《식물의 살아남기》 105p

11) 《Plants at the margin》 373p

12) Hobday, R A. "Sunlight therapy and solar architecture." Medical History. 42(1997): 460.

13) https://en.wikipedia.org/wiki/Auguste_Rollier

14) Hobday, R A. "Sunlight therapy and solar architecture." Medical History. 42(1997): 460-463.

15) K. Vähävihu외 7명. "Heliotherapy improves vitamin D balance and atopic dermatitis." Brithsh Journal of Dermatology(2008).

16) Snellman E외 7명. "Supervised four-week heliotherapy alleviates the long-

term course of psoriasis."Acta Dermato–venereologica 73(5)(1993): 388–392

17) Grant, William B., Cedric F. Garland, and Michael F. Holick. "Comparisons of Estimated Economic Burdens due to Insufficient Solar Ultraviolet Irradiance and Vitamin D and Excess Solar UV Irradiance for the United States." Photochemistry and photobiology 81.6 (2005): 1276–86.

18) Harles Pierrot–Deseilligny, Jean–Claude Souberbielle, "Vitamin D and multiple sclerosis: An update, Multiple Sclerosis and Related Disorders", Volume 14, 2017, 35–45.

19) 《햇빛의 선물》

20) 건강소식. 〈세계의 장수촌을 찾아서–에콰도르 '빌카밤바'〉 2000년 24권 1호. 허용선.

21) 월간 산. 〈[정보 | 선크림도 필수 등산장비] 여름, 피부암 주의보!〉 2016.6.15. 서현우.

22) Kim, Nam–Seok, et al. "Effects of Allium hookeri on glucose metabolism in type II diabetic mice." Korean Journal of Pharmacognosy 46.1 (2015): 78–83.

23) 《햇빛의 선물》 127p

24) Han, Yoo Min, et al. "Risk factors for vitamin D, zinc, and selenium deficiencies in Korean patients with inflammatory bowel disease." Gut and liver 11.3 (2017): 363.

25) SCRAGG, ROBERT. "Seasonality of cardiovascular disease mortality and the possible protective effect of ultra–violet radiation." International Journal of Epidemiology 10.4 (1981): 337–341.

26) Human Heart, Cosmic Heart : A Doctor's Quest to Understand, Treat, and Prevent Cardiovascular Dr. Thomas Cowan MD. Chelsea Green Publishing Company. 2016.11

27) Liu, Donald, et al. "UVA irradiation of human skin vasodilates arterial vasculature and lowers blood pressure independently of nitric oxide synthase." Journal of Investigative Dermatology 134.7 (2014): 1839–1846.

28) 나무위키

29) 서울특별시 서울의료원 가정의학과 김무영 과장 연구팀. 2015년 서울시 거점 공공병원 노인병 클리닉에 입원한 65세 이상의 노인 환자 167명에 대한 비타민 D 검사

30) 다음백과

31) 장봉근의 자연치유이야기13. 햇빛과 암

32) 《햇빛의 선물》 213~214p

33) Haim, Abraham, and Boris A. Portnov. Light pollution as a new risk factor for human breast and prostate cancers. Dordrecht: Springer, 2013.

34) 《햇빛의 선물》 99p

35) 《햇빛의 선물》 104p

36) 《식물의 살아남기》 32~53p

37) 《식물의 살아남기》 42p

38) 《소리내는 잣나무》

39) 위키피디아

40) 《우리 나무의 세계2》

41) 《신약본초-전편》 361~362p

42) 《동의보감 身形문 단방 白粥》

43) Wang, Ke, Qingming Cui, and Honggang Xu. "Desert as therapeutic space: Cultural interpretation of embodied experience in sand therapy in Xinjiang, China." Health & place 53 (2018): 173−181.

44) Yujie, Y. E., and Z. H. U. Na. "Preliminary Discussion on Sand Therapy in Mongolian Medicine." Medicinal Plant 11.5 (2020).

45) Nurov, Ilmurat. "Effect of psammotherapy on cardiovascular system of patients with chronic obstructive pulmonary disease in stage of rehabilitation." Medical and Health Science Journal 1 (2010): 8−12.

46) http://lecheniebolezni.com/encreativework/lechenye−peskom−yly− psammoterapyya

47) Antonelli, Michele, and Davide Donelli. "Hot sand baths (psammotherapy): A systematic review." Complementary therapies in medicine 42 (2019): 1−6.

48) 《프리스틀리가 들려주는 산소와 이산화탄소 이야기》

49) 허북구, 박석근 저, 《우리꽃 이름의 유래를 찾아서》, 중앙생활사, 2002.

50) 《들풀에서 줍는 과학》 114~115p

51) 《신약본초-후편》 250~251p

52) 중앙일보. 〈미슐랭 스타 셰프의 비밀 소스는 한국의 '장류'?〉 2015.9.7. 배지영 기자.

53) 《살아있는 갯벌이야기》

54) 시사저널. 〈유라시아의 동쪽, 한반도가 가장 앞선 지역이었던 이유〉 2017.10.15. 이진아 환경・생명 저술가.

55) 《프리스틀리가 들려주는 산소와 이산화탄소 이야기》

56) 한국학중앙연구원

57) 青山裕晃. "干潟域の水質浄化機能——色干潟を例にして." 月刊海洋 28 (1996): 178−188.

58) 여행작가. 〈힐링 섬 기행 – 주문도 갯벌은 자연의 콩팥이다〉 2016.11. 김선인.

59)《식물의 살아남기》

60)《산림, 해양, 기후와 휴양의학》108p, 이성재, 고려대학교 출판문화원

61) Dousip, Amanda, et al. "Effect of seaweed mixture intake on plasma lipid and antioxidant profile of hyperholesterolaemic rats." Journal of Applied Phycology (2013): 1−10.

62) 나무위키

63) 한만덕, 김용현, 김완종. 영지(Ganoderma lucidum)의 β−Glucan에 의한 Sarcoma−180 육종암 생장 억제. 생명과학회지, 24(7), (2014): 721−727.

64) Cho, Jae−Han, et al. "영지버섯의 항산화 효능과 암세포 생장저해도." 한국버섯학회지, vol. 10, no. 4, 한국버섯학회, Dec. 2012, 203 – 207.

65) Levchenko, P. A., N. N. Dubovik, and R. I. Delendik. "Our experience with the application of the speleotherapeutic treatment based at the state healthcare facility" Republican Speleotherapeutic Hospital"." Voprosy kurortologii, fizioterapii, i lechebnoi fizicheskoi kultury 6 (2014): 26−29.

66)《식물은 위대한 화학자》215p

67)《식물은 똑똑하다》144p

68)《식물의 정신세계》

69) 독서신문. 〈무초〉 2015.6.2. 장종권

70) 박현수, 신창섭, 연평식, 김주연. (2014). 산림치유의 스트레스 회복 효과 비교. 한국산림휴양학회지, 18(1), 13−24.

71) Roger Ulrich, "View through a window may influence recovery", Science

224.4647, 1984

72) Roger S. Ulrich, "Stress recovery during exposure to natural and urban environments", Journal of Environmental Psychology, Volume 11, Issue 3, 1991, 201-230.

73) 《치유하는 나무 위로하는 숲》 108p

74) 김철규, 조미경, 김진일. "피톤치드 아로마테라피가 간호대학생의 스트레스, 스트레스 증상 및 심박변이도에 미치는 영향." 기초간호자연과학회지 14.4 (2012): 249-257

75) 《치유하는 나무 위로하는 숲》 148p

76) 《숲으로 떠나는 건강여행》 177p

77) 《숲으로 떠나는 건강여행》 44p

78) 경향신문. 〈숲 소리 들으면 공부도 잘 된다?'…산림과학원 뇌파실험으로 효과 확인〉 2015.4.23. 이종섭

79) 이원희, 박형우, and 배명진. "심리음향 파라미터 분석을 통한 봄 계절 숲소리 음향의 심리 안정화 요소에 관한 연구." 예술인문사회 융합 멀티미디어 논문지 8.11 (2018): 427-434.

80) Stephen T. Sinatra, "Earthing (Grounding) the Human Body Reduces Blood Viscosity—a Major Factor in Cardiovascular Disease", The Journal of Alternative and Complementary Medicine, Vol.19, No.2 2013

81) 제주신화월드 서머셋클럽하우스 "그대 나의 뮤즈 클림트 to 마티스" 전시회. 2021. 제이콘컴퍼니.

82) www.youtube.com/watch?v=Un2yBgIAxYs&ab_channel=TED

생태치유 학교로
당신을 초대합니다

· 생태치유학교 GRU 소개 ·

엘빈 토플러는 인류 문명의 발전에서 제1의 물결을 농업혁명, 제2의 물결을 산업혁명, 제3의 물결을 정보혁명으로 명명하였다. 그 결과로 현대인의 삶은 물질적으로 풍요롭고 편리해졌으나, 그 이면에는 육체적 · 정신적 폐해를 안고 신음하게 되었다. 이를 극복하기 위하여 인류는 다시 자연으로 돌아가 육체적 · 정신적 건강을 회복하는 방법을 활발하게 모색하기 시작하였다. 우리는 이를 제4의 물결로 보고 '생태혁명'으로 명명하였다.

생태치유학교는 '제4의 물결, 생태혁명'의 선봉에 서서 물질 문명으로 훼손되고 파괴된 자연생태를 회복하는 것에서 더 나아가, 건강을 회복하기 위한 자연생태와 공존하고 상호작용하는 이론체계를 제시한다. 한의학은 수천

년에 걸쳐 동의보감, 본초문답, 본초강목, 중화본초, 식물생태학, 동물생태학, 지리학을 통해 생태 체험의 빅데이터Big Data인 본초학을 남겼다. 생태치유학교에서는 이를 현대인에 맞게 분석하고 체계화하여, 약초가 약효를 나타내는 원리를 생태환경을 통해 도출해낸 생태약성론을 창안하였다.

생태약성론은 한마디로 '생명체가 자연에서 살아남으려는 노력이 약효로 나타난다'라고 할 수 있다. 생명체는 살아온 환경을 벗어나서는 살아갈 수 없다. 자라온 환경과 상호작용하는 과정에서 그 환경에 적응하거나, 혹은 극복하기 위하여 노력한 결과가 그 생명체의 모양과 성질, 특성 등을 결정하여 약효로 나타난 것이다.

생태약성론을 바탕으로 한 생태치유학교에서는 생명체가 생태환경에 어떻게 적응하고 극복하여 현재의 형태와 약효를 지니게 되었는지 구체적으로 배운다. 더 나아가 인류와 자연 간의 최접점에서 개개인의 다양한 삶의 분야에 구체적으로 적용할 수 있는 생태치유의 방법을 다각도로 모색하고 응용한다. 그리하여 생태치유를 보다 대중적으로 알리고 전 세계에 전파하는 명실공히 '생태치유 건강그루(가르침을 주는 구루guru와 나무 그루의 중의적 표현)'로서 자리매김하고자 한다.

· 생태치유학교 커리큘럼 ·

이 책은 그간 생태치유학교에서 강의하고 활동해온 내용들을 정리하여 발간한 첫 책이다. 강의는 생태약성론을 좀 더 쉽게 이해할 수 있도록 구성되어 있다.

왜 그런 형태를 갖추었는지, 왜 그런 색깔을 띠게 되었는지, 맛과 향은 어떤지, 그 생물만의 독특한 성질은 무엇인지, 시간이나 계절과 관련된 독특한 특징은 무엇인지, 서식 환경에서 살아남기 위해 어떤 노력을 하는지, 그 약용 부위는 어떤 노력을 하고 있는지를 살펴서, 그 생물의 다양한 노력을 한약이나 약선요리, 에코 건축, 실내 인테리어 등 다양한 실생활 속에 도입하는 것이 구체적인 내용이다.

더 나아가 생태약성론을 각자 관심 분야에 맞게 접목하고 실생활에 융합할 수 있도록 아이디어를 제공하고, 공동 연구를 계속해나가고 있다. 음식, 패션, 화훼, 건축, 인테리어, 조경을 비롯하여 거주지, 물, 불, 개개인 병증에 맞는 생태 재배, 생태기능 식품, 생태 상품 개발 등 다방면에 생태치유의 개념을 적용하는 방법을 제시하는 융합학교를 지향한다.

· 생태치유학교 참여 ·

늘 같은 자리에서 우리 곁에 있었지만 그 존재 가치를 인지하지 못하고, 제대로 경험하지 못했던 생태치유의 세계를 생태치유학교에서 경험해 보길 바란다. 생태치유학교 그루는 열린 학교로서 누구나 가입과 참여, 공동 연구가 가능하다. 생태와 직접적인 관련이 있는 분야는 물론, 전혀 관련이 없어 보이는 분야라 할지라도 생태를 배우고 이해함으로써 다양한 방식의 융합과 접목이 가능하다. 새로운 시각에서 각자의 분야를 바라보고 진일보하는 통찰을 얻어가기 바란다.

모든 생명공동체는 서로 돕고 의지하며 연대하여 살아간다. 생태치유학교 그루를 통하여 이를 깊이 깨닫고, 자연스러운 생명력이 부활하는 세상을 여는 데 함께하기를 권한다. 지구공동체에 생태치유의 물결이 방방곡곡 흘러넘치는 그날까지 필승을 다짐한다.

문의

카카오톡 채널	생태치유학교 그루 플친 맺기(http://pf.kakao.com/_aLdExb)
홈페이지	www.ecohealinggru.com
네이버 카페	http://naver.me/FNmoaKV6
유튜브	생태치유학교 그루(예정)